AYURVEDA DETOX

Un plan de 25 días para la salud y el bienestar

Con más de 60 recetas saludables

Traducción del inglés de Fina Marfà

KERRY HARLING

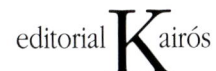

Título original:
THE 25 DAY AYURVEDA CLEANSE
A Holistic Wellness Plan Using Ayurvedic Practices
to Reset Your Health Naturally

© Texto: 2019 Kerry Harling
© de la edición en castellano: 2021 by Editorial Kairós, S.A.
www.editorialkairos.com

© traducción del inglés al castellano: Fina Marfà
Revisión: Amelia Padilla

Publicado por acuerdo con Page Street Publishing Co.
junto con International Editors' Co. Barcelona

Ilustraciones de yoga © 2020 by Bitsy McCann
Cubierta y diseño gráfico: Sara Pollard y Meg Baskis
Fotografías de comida: Toni Zernik

Créditos fotográficos:
Páginas 2 y 3: © Shutterstock/Mooshny, pág. 5: © Shutterstock/Zdenka Darula, págs. 5 y 17: © Shutterstock/Maridav, cubierta y pág. 10: © Shutterstock/Evgeny Atamanenko, pág. 18: © Shutterstock/Soloviova Liudmyla, pág. 21: © Shutterstock/everst, pág. 31: © Shutterstock/etorres, pág. 32: © Shutterstock/Fortyforks, pág. 33: © Shutterstock/paulynn, pág. 108: © Shutterstock/George Rudy, pág. 113: © Shutterstock/ZephyrMedia, pág. 114: © Shutterstock/Julia Sudnitskaya, pág. 120: © Shutterstock/Alliance, pág. 121: © Shutterstock/JPC-PROD, pág. 136: © Shutterstock/imtmphoto, pág. 144: © Shutterstock/ Pressmaster, cubierta y pág. 170: © Shutterstock/jesadaphorn, pág. 175: © Shutterstock/billnoll, pág. 212: © Shutterstock/Kite_rin

Primera edición: Enero 2021
ISBN: 978-84-9988-841-5
Depósito legal: B 194-2021

Fotocomposición: Grafime. 08014 Barcelona
Impresión y encuadernación: Índice. 08040 Barcelona

Todos los derechos reservados.
Cualquier forma de reproducción, distribución, comunicación pública o transformación de esta obra solo puede ser realizada con la autorización de sus titulares, salvo excepción prevista por la ley. Dirijase a CEDRO (Centro Español de Derechos Reprográficos, www.cedro.org) si necesita algún fragmento de esta obra.

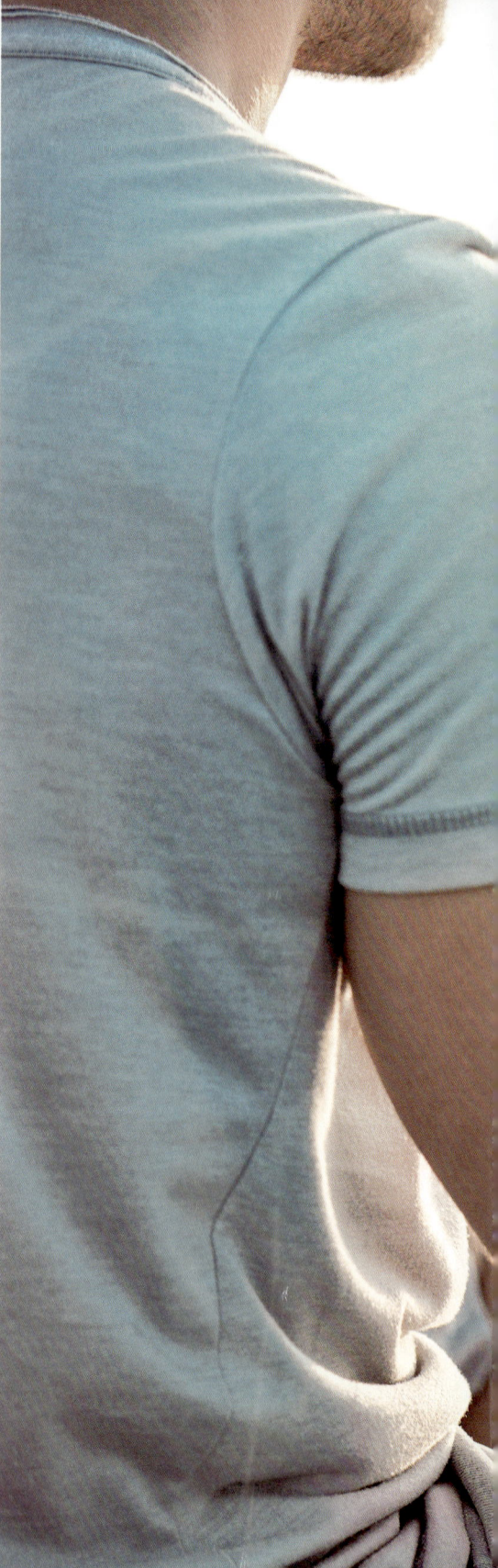

DEDICATORIA

A mi madre, la primera persona que me inspiró y cuyo amor incondicional me acompaña en la vida.

A mi hermana, una fuente de inspiración constante que comparte este amor y es mi mejor amiga.

A mi hijo, que transmitirá esta inspiración y este amor incondicional a generaciones que yo no conoceré.

A ti, que me inspiras cada día con tu actitud dispuesta a descubrir y recorrer un camino nuevo, una dirección nueva.

Por último, a los grandes maestros del ayurveda, Charaka y Sushruta, que nos ayudan a abrazar el ayurveda en este mundo moderno.

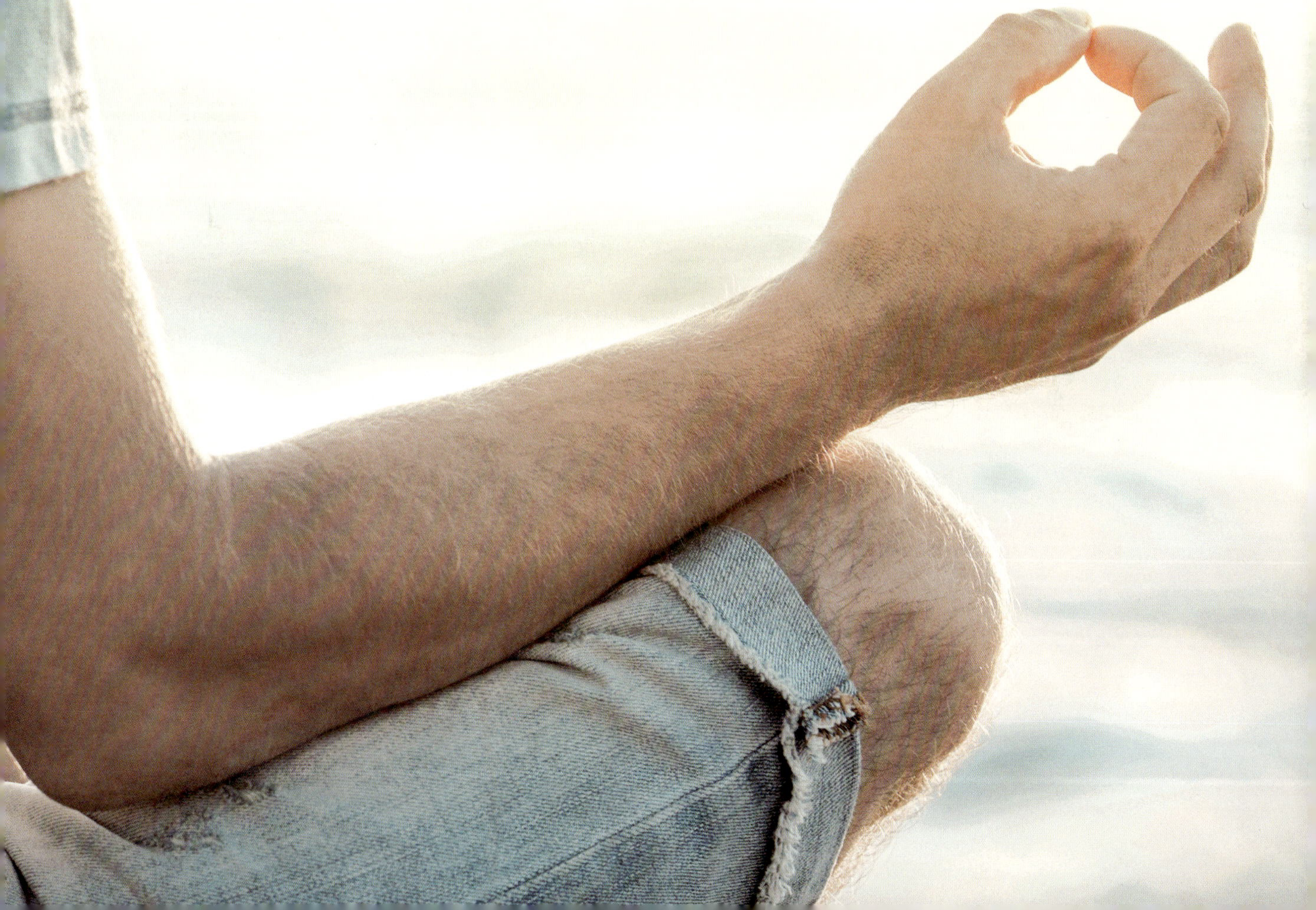

SUMARIO

Prólogo. Desde un punto de vista escéptico *de Justin Timlin* — 7

Introducción. No se trata de la limpieza diaria — 8

Capítulo 1
EL SISTEMA DE CURACIÓN AYURVÉDICO — 11

Capítulo 2
FASE 1. DÍAS 1 A 11 — 27

Prelimpieza: renueva tus hábitos — 27
Rutina diaria — 27
Prácticas ayurvédicas importantes — 31
Plan de alimentación para la prelimpieza — 35
Recetas para la prelimpieza — 37
Autocuidado — 108

Capítulo 3
FASE 2. DÍAS 12 A 19 — 115

Limpieza activa: el núcleo del programa — 115
Rutina diaria — 115
Prácticas ayurvédicas importantes — 119
Plan de alimentación para la limpieza activa — 122
Recetas para la limpieza activa — 122
Autocuidado — 137

Capítulo 4
FASE 3. DÍAS 20 A 25 — 145

Poslimpieza y reintroducción — 145

Rutina diaria — 145

Prácticas ayurvédicas importantes — 149

Plan de alimentación para la poslimpieza — 149

Recetas para la poslimpieza — 150

Autocuidado — 170

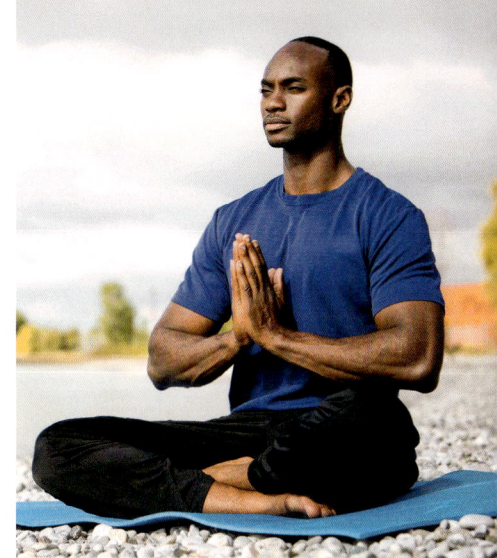

Capítulo 5
VIVE AYURVÉDICAMENTE EL RESTO DE TU VIDA — 177

Come para tu dosha — 177

Plan de alimentación y recetas para vata — 178

Plan de alimentación y recetas para pitta — 188

Plan de alimentación y recetas para kapha — 198

Mantén los buenos hábitos que has introducido en tu vida — 208

Seguimiento de salud y registro alimentario — 209

Preguntas más frecuentes - FAQ — 211

Glosario — 213

Agradecimientos — 215

Nota sobre la autora — 216

Índice de recetas — 217

Índice general — 218

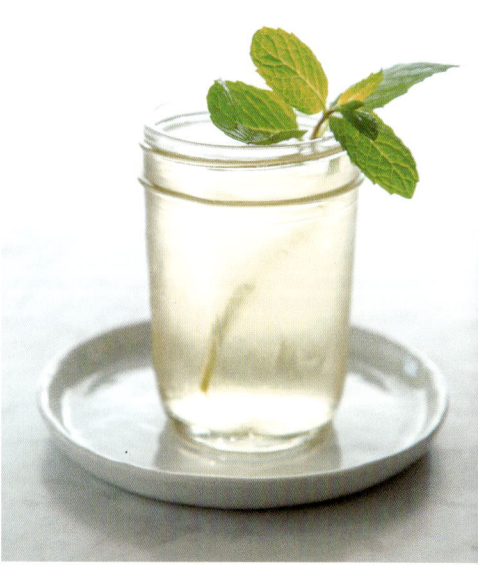

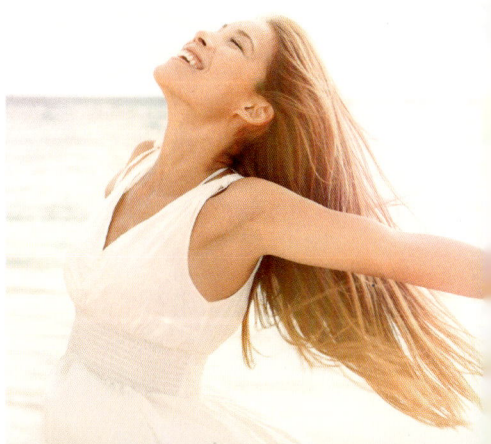

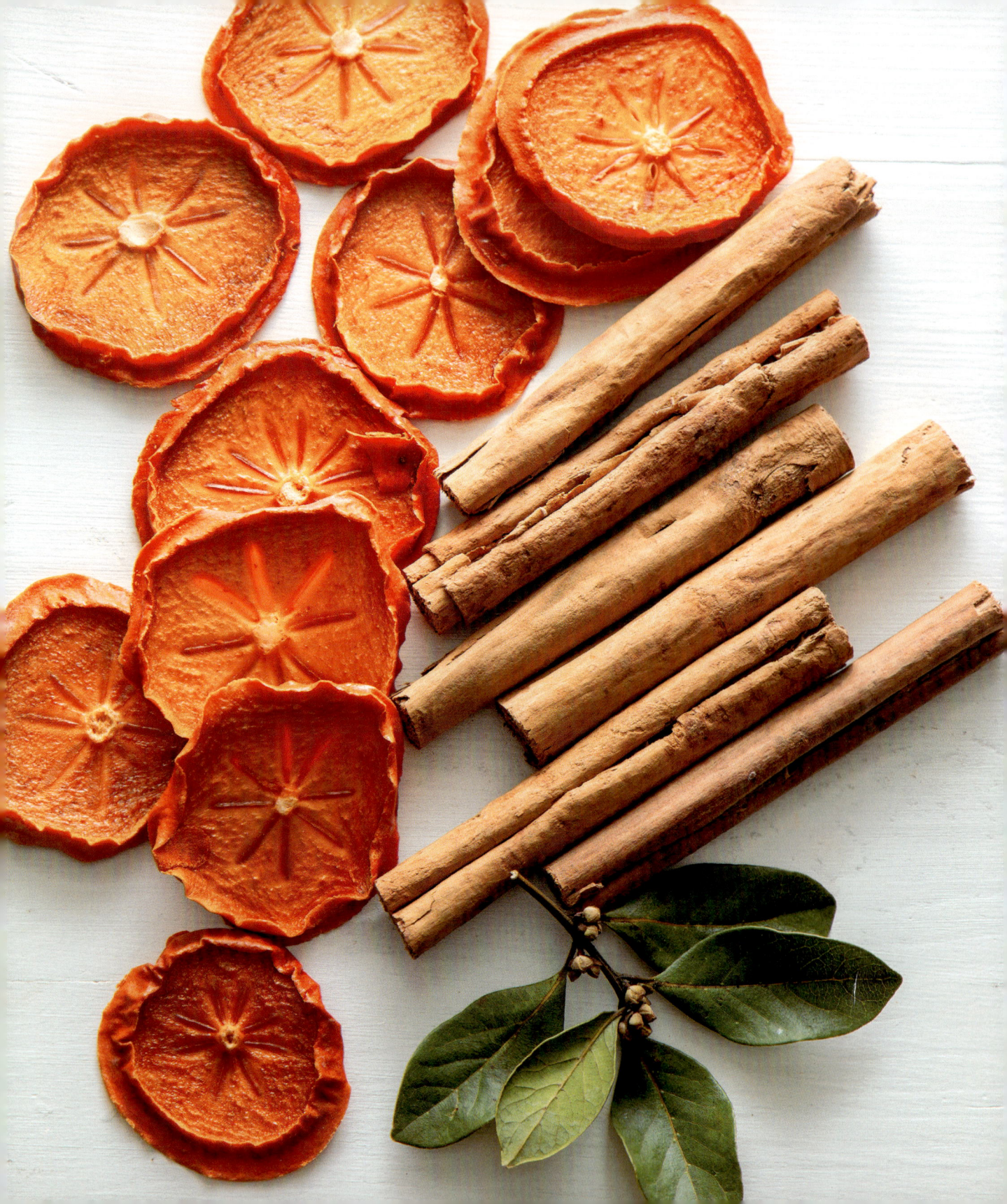

PRÓLOGO
Desde un punto de vista escéptico

Me llamo Justin Timlin y soy el hijo de la autora y copropietario de The Holistic Way. También soy un escéptico natural del ayurveda. En realidad, hasta hace cinco años jamás había oído hablar del ayurveda. ¿Te sorprende?

Estoy aquí para mostrarte una perspectiva sobre el ayurveda que la mayoría de las personas no puede ofrecer. Es la visión de alguien que es propietario de un negocio ayurvédico, pero que ni practica el método ni es un seguidor convencido.

El negocio empezó con mi madre, Kerry Harling, que quería compartir su formación y sus habilidades ayurvédicas con la familia y los amigos para tratar de ayudarlos de la manera que fuera. En aquella época, yo no entendía nada de lo que hacía mi madre. Sin embargo, ella estaba apasionada por algo llamado «ayurveda» y, cuando me pedía que la ayudara, yo lo hacía obedientemente. Como estratega de marca y márketing, no hacía más de lo que suelo hacer para mis clientes y simplemente ayudaba a mi madre. The Holistic Highway nació de esta acotada colaboración.

Mi formación es científica y empresarial. Tengo un grado de Neurociencia de la Universidad de Massachusetts y un máster de la Universidad de Georgetown. Soy un hombre asentado en la lógica, la razón, la ciencia y la evidencia empírica. Siempre fruncí el entrecejo ante limpiezas, *doshas* y cosas por el estilo, y pensaba que no eran ciencia verdadera. Y así fue hasta que comprobé de primera mano los resultados que la limpieza y la medicina ayurvédicas tenían en las personas.

Tras cinco años entre bastidores puedo asegurar sin ningún género de dudas que el ayurveda funciona. Y la razón por la que funciona es ¡sorprendentemente simple! Según el ayurveda, cada persona es única y, por tanto, no existe una solución única a la medida de todos. No existe una dieta que funcione para todo el mundo, ni un único tipo de ejercicio físico ni un suplemento ni un cambio de estilo de vida. Lo que para mí puede estar bien, quizá no lo esté para ti. A fin de cuentas, todos vivimos vidas distintas, tenemos carreras diferentes, vivimos en entornos diferentes y tenemos genéticas diferentes.

La atención a la salud, aun con sus asombrosos avances tecnológicos, cirujanos expertos y medicamentos que salvan la vida, ha fracasado en su promesa fundamental: ¡mantenernos con buena salud! Nuestro sistema médico se ha aislado y se ha tenido que especializar y subespecializar hasta tal punto que ya no vemos a la persona en su totalidad.

Es en esto en lo que se distingue The Holistic Highway. Al formar parte del Centro de Medicina Integrativa de la Universidad de Pittsburg, a menudo trabajamos con médicos occidentales para desarrollar planes de salud y bienestar que integren los principios ayurvédicos de personalización, colaboración y prevención, junto a la tecnología moderna. La limpieza ayurvédica que presentamos en este libro es una de las herramientas más poderosas que utilizamos para que las personas recuperen el carril adecuado que los encamine a una buena salud.

He visto en directo la increíble transformación operada en nuestros clientes con solo unos cambios simples y sostenibles en su dieta y estilo de vida. Si combinas estos cambios con responsabilidad y un apoyo continuado, tú también podrás experimentar esta receta de éxito. Y en ello precisamente sobresale este libro.

Para todas las personas que miráis desde la barrera la efectividad de la limpieza ayurvédica... creed a un escéptico. Funciona. Si quieres saber qué cosas puedes empezar a hacer ahora mismo para comenzar a vivir una vida más saludable y más feliz, este libro es el lugar perfecto por donde empezar.

Buena salud,

Justin Timlin

INTRODUCCIÓN
No se trata de la limpieza diaria

Hemos llegado a un punto de inflexión en nuestra salud. Lo veo en la calle, en los parques infantiles, reflejado en las estadísticas y en la práctica de mi profesión. El nuestro es un mundo de personas enfermas. La obesidad es un problema en los países desarrollados, como lo es la diabetes, la hipertensión, el síndrome metabólico y el cáncer. Cada vez veo a niños más pequeños medicarse por ansiedad, depresión e incapacidad para concentrarse. Oigo la desesperación en la voz de mis clientes cuando se quejan de haber perdido la batalla contra el aumento de peso, el insomnio, la falta de apetito sexual y la fatiga. Cada vez veo a más personas en mi consulta que llevan años medicándose para muchos de estos problemas y otros. Y por último, en los últimos treinta años han aumentado significativamente la incidencia y la prevalencia de las enfermedades autoinmunes, como la tiroiditis crónica, la enfermedad celíaca, la artritis reumatoide y la colitis ulcerosa.

¿Qué estamos haciendo mal? Nos hemos olvidado de vivir adecuadamente... de ser parte de la naturaleza. De comer adaptándonos a las estaciones y de seguir un estilo de vida que sea el que más nos conviene a cada uno de nosotros. Nos hemos olvidado de reducir la marcha y maravillarnos ante el mundo que nos rodea, y nos hemos olvidado de practicar lo correcto. ¡Hemos perdido el equilibrio!

Las exigencias de la vida actual crean un estrés tremendo en nuestro cuerpo, que paga con creces nuestra salud. Este problema se combina con una alimentación poco saludable, profesiones sedentarias y una cultura de la medicina que trata los síntomas en lugar de las causas subyacentes. A veces tiene que sonar la alarma, y tristemente, para muchos de nosotros, esa alarma resulta ser una enfermedad. Es como cuando el cuerpo dice «No puedo más» y tira la toalla.

Mi cuerpo tiró la toalla.

Una gran parte de mi vida transcurrió careciendo de salud y con un cansancio crónico. La gente siempre se sorprende cuando se lo cuento, teniendo en cuenta mi profesión, pero durante años me diagnosticaron innumerables enfermedades, entre ellas fibromialgia, depresión, enfermedad de Lyme, ansiedad y fatiga crónica. Me medicaba contra todas ellas.

Acudía al doctor, que me recetaba los medicamentos más recientes para mis síntomas más recientes. Nadie se preocupaba por entender la causa subyacente de mis problemas de salud. Como madre sin pareja que trabajaba a jornada completa y tenía un adolescente más que alborotado, no me podía permitir estar enferma. Mi vida era bastante estresante y siempre me encontraba mal y me sentía agotada. Estaba harta de estar harta y cansada, y estaba desesperada. Fue en ese momento de mi vida cuando recurrí a un profesional de la salud alternativo. Me diagnosticó intoxicación por mercurio. ¡Por fin sabía la causa de todos mis problemas! ¡Podría vivir con salud de una vez por todas!

No tan rápido.

Los cinco años de tratamiento me desintoxicaron de mercurio, pero me seguía faltando la energía y la vitalidad de un yo más joven y más sano. La razón que lo explica es que solo había solucionado la mitad de la ecuación. Había identificado la causa subyacente a mis problemas, pero no había cambiado mi estilo de vida para mantener la salud. Seguía viviendo de la misma manera que había vivido toda mi vida: de la misma manera por la que enfermé en un principio. Había perdido el equilibrio.

Fue en esta época cuando conocí el ayurveda, un sistema médico de 5.000 años de antigüedad que trata a cada persona como un ser único y aporta equilibrio al cuerpo, a la mente y al espíritu. Entendí que mi cansancio se debía a que mi *agni* (el fuego digestivo) era demasiado bajo y había creado *ama* (toxinas). Empecé un proceso de limpieza ayurvédica. Al cabo de tan solo un mes, mejoraron mi vitalidad y mi energía. ¡Era asombroso!

Estaba tan absolutamente maravillada del poder de aquel método tan simple y a la vez efectivo que le di un vuelco a mi vida. Decidí estudiar ayurveda para poder ayudar a otras personas a descubrir aquella increíble vía de salud que podía mejorar sus vidas, como había mejorado la mía.

Como educadora, decidí devolver lo que había obtenido de la mejor manera que sabía: enseñando a otras personas. No basta con dar la solución para un día; hay que dar el conocimiento con la idea de lograr una buena salud para toda la vida. En este libro te ofrezco todas las herramientas necesarias para que te sientas llena de vitalidad, energía y felicidad todos los días de tu vida el resto de tu vida.

La limpieza ayurvédica es la manera perfecta de empezar a mirar tu vida y tu salud de un modo distinto.

LO QUE ESTE LIBRO PUEDE HACER POR TI

Si llevas a cabo esta limpieza, empezarás una nueva manera de vivir y de comer que te beneficiará. Puede que tu objetivo sea adelgazar, o tal vez desees entender cómo los alimentos curan, o a lo mejor estás harta de levantarte por la mañana con mareos y cansada. Sea cual sea tu objetivo, estaré a tu lado, porque esta limpieza la he escrito para *ti*. Avivará tu fuego digestivo para que reduzcas la acumulación de toxinas, que son las responsables de tus síntomas.

La limpieza está dividida en tres fases:

- Fase 1: preparación y prelimpieza.
- Fase 2: parte central de la limpieza.
- Fase 3: poslimpieza.

Cada fase tiene un programa diario, una sección de posturas de yoga, pranayama (trabajo respiratorio), sugerencias para llevar un diario escrito que te ayudará a desintoxicarte emocionalmente y muchas recetas para que puedas escoger entre ellas las que más se adapten a ti.

Así que siéntate en el sofá, prepárate una infusión purificadora y sumérgete en la limpieza para empezar a recorrer el camino de la salud y la vitalidad.

TESTIMONIOS

«Este programa fue mucho más fácil de seguir de lo que me imaginaba. Esperaba que fuera una lucha como todas las dietas que había seguido en el pasado, pero esta me encantó y he cambiado completamente y para mejor mi estilo de vida. ¡Se ha abierto una nueva fase en mi vida!».

Roberta Kashalk, California

«Estoy convirtiendo mi salud en una prioridad y la gente ya percibe en mí una diferencia. Las pequeñas prácticas ayurvédicas diarias llevan a grandes cambios!».

Shawn Marie Rehold, Washington

«La verdad es que no sé qué hizo usted en mí, pero sí puedo decir sinceramente que por primera vez, en el largo recorrido por múltiples dietas, mi mente está más pendiente del proceso que del resultado final y que lo que realmente busco es un cambio permanente en mi estilo de vida y no solo adelgazarme deprisa para volver enseguida a los viejos hábitos. Por todo esto, gracias. Sí, se trata de un desafío, pero también es divertido descubrir sabores y alimentos nuevos, así como una nueva voluntad que ignoraba que tenía».

Raluca Gabriela, Bucarest, Rumanía

«Después de escuchar a Kerry e investigar un poco, decidí hacerme un regalo de cumpleaños que iba a cambiar mi vida. Me hice cliente de Kerry y empecé su limpieza. Perdí cinco kilos en total. Era sorprendente porque nunca llegué a sentir hambre. NO hacía dieta; comía los alimentos adecuados para restablecer mi digestión y quemar grasas. Y lo mejor de todo, me sentía TAN bien. Por eso estoy deseando aprender este nuevo estilo de vida y todo lo que me puede ofrecer. Fue el mejor regalo de cumpleaños de mi vida».

Fran Spine, Nueva Jersey

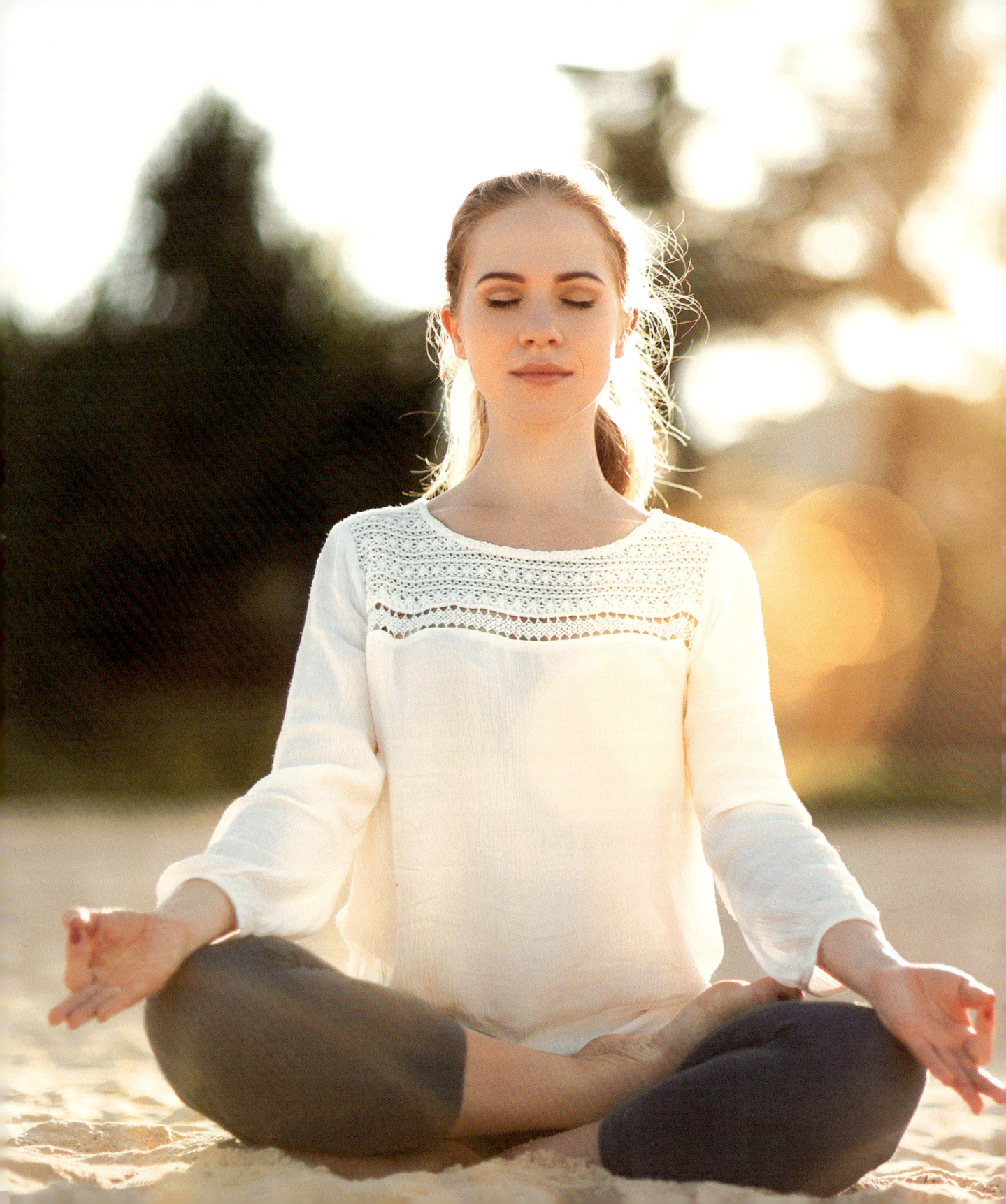

Capítulo 1

EL SISTEMA DE CURACIÓN AYURVÉDICO

El ayurveda se basa en los principios siguientes:

- **No existe una única solución a la medida de todos.** No existe un medicamento que sea apropiado para todas las personas, ni una dieta ni un tipo de ejercicio físico ni un suplemento ni un cambio de estilo de vida.
- **Los alimentos son medicinas.** Podemos desbloquear la capacidad de los alimentos para curar enfermedades y lograr una salud óptima.
- **Los alimentos han de variar según la temporada.** Cada temporada está asociada a diferentes elementos y alimentos que reforzarán nuestra salud.
- **Lo igual aumenta lo igual y lo opuesto equilibra.** Adopta las cualidades opuestas a través de los cinco sentidos; aporta equilibrio.
- **Eres lo que digieres.** Quizás te suene el antiguo proverbio «Somos lo que comemos», pero a mí me gustaría añadir algo y decir: «¡Somos lo que digerimos y absorbemos!». En mi práctica profesional, a menudo veo a personas que se quejan de cansancio, lagunas mentales, ansiedad y depresión. Muchas veces estas personas siguen una dieta muy limpia, pero no han experimentado mejoras porque no digieren ni absorben las numerosas vitaminas y minerales que consumen.
- **La nutrición es todo lo que ingerimos a través de los cinco sentidos.** Al utilizar como entrada los cinco sentidos, creamos caminos por los que ingerimos todas las cualidades del mundo y formamos nuestras percepciones. Estas dependen de la nutrición de esos sentidos, que a su vez nutren nuestra salud.
- **La salud es holística.** La definición de salud de la Organización Mundial de la Salud (OMS) es: «La salud es una mente bien equilibrada, un cuerpo bien formado y una buena evacuación». Cuando los *doshas* (los tipos metabólicos, pág. 12) están equilibrados y la mente y el cuerpo en armonía, la salud se produce de una manera natural.

¿POR QUÉ LA LIMPIEZA AYURVÉDICA ES DIFERENTE?

La limpieza ayurvédica en 25 días está diseñada para «limpiar» tu digestión, librándote de *ama* (pág. 22), que son toxinas digestivas que producen gases, hinchazón abdominal, fatiga, diarrea, ardor de estómago, rigidez o articulaciones dolorosas, pesadez, confusión mental y adormecimiento. La limpieza lo logra trabajando con tu *dosha* (el tipo metabólico, pág. 12), lo cual a su vez enciende el fuego digestivo o *agni* (pág. 22), por lo que los efectos de la limpieza ayurvédica son transformadores. Entre los beneficios más habituales está la mejora de la piel, el sueño, la digestión, la energía y la claridad mental, junto con una disminución de la hinchazón abdominal, el estreñimiento, el dolor de cabeza y el dolor en las articulaciones.

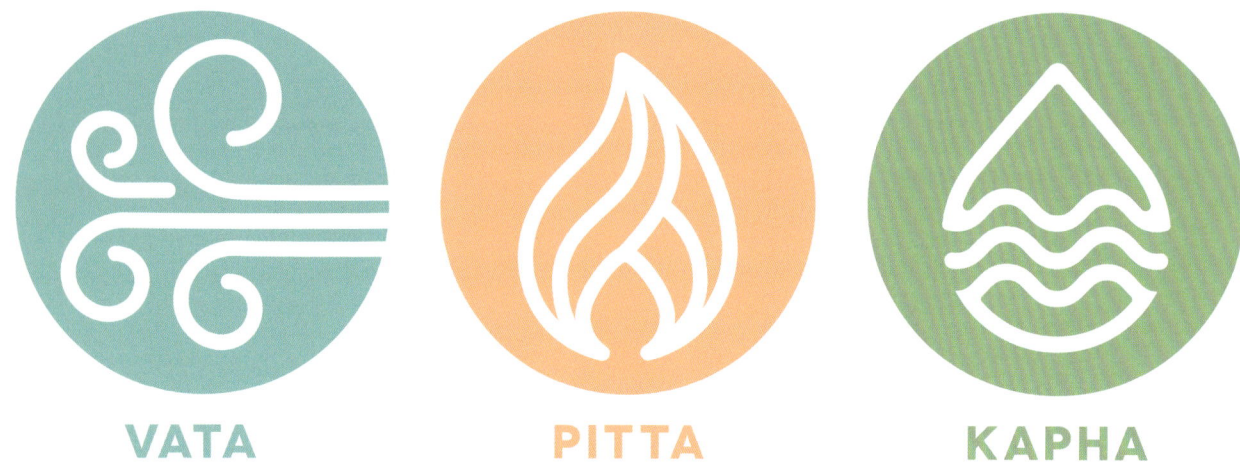

Para empezar la limpieza que restablecerá tu salud y tu vida, empezarás por entender cómo vas a devolver la vitalidad a tu cuerpo utilizando los alimentos como medicina. Una parte de esta lección consiste en desterrar mitos que circulan hoy en día sobre el mundo de la nutrición, y otra parte tiene que ver con descubrir, de un modo divertido y respondiendo algunos cuestionarios, a qué tipo metabólico (*dosha*) perteneces, para poder maximizar los beneficios de la limpieza ayurvédica.

Esta limpieza funciona porque, al estar basada en tu propio *dosha*, es un proceso personalizado.

¿QUÉ ES EL *DOSHA*?

El ayurveda es un sistema de medicina basado en la constitución que clasifica a las personas en tres categorías. Dichas categorías tienen unas características específicas físicas, emocionales y mentales que se determinan en el momento de la concepción. Las tres constituciones, o *doshas*, se denominan *vata*, *pitta* y *kapha*. Tu cuerpo es una combinación de los tres doshas.

Los doshas crean un equilibrio en nuestro cuerpo y, cuando pierden este equilibrio, provocan síntomas que finalmente desembocan en enfermedades. Aunque todas las personas tenemos vata, pitta y kapha dentro de nosotros, los tenemos en proporciones distintas. Esto es lo que hace que cada uno de nosotros seamos únicos y diferentes.

¿Cuál es tu dosha?

¿Alguna vez te has parado a pensar por qué algunas personas son optimistas y animadas mientras que otras siempre ven el vaso medio vacío? ¿Cómo es que algunas personas viven siempre preocupadas y otras actúan con calma ante las adversidades? ¿Cómo es posible que tu amiga coma pasteles, galletas, pan y patatas fritas en cantidad y que tú con solo mirar un panecillo te engordes tres kilos?

La clave de las respuestas reside en tu dosha. Del mismo modo que naciste con un código genético único, también naciste con una proporción única de doshas. Estos doshas determinan tu temperamento individual y tus características físicas. Están formados por los cinco elementos: aire, espacio, agua, fuego y tierra. Cuando los doshas pierden su equilibrio, provocan síntomas físicos y mentales. Determinar tu dosha o doshas predominantes y mantenerlos en equilibrio es la clave para conservar la salud y personalizar tu limpieza.

Responde al cuestionario sobre los doshas que encontrarás en la página siguiente para descubrir cuál predomina en ti. Reconocerás algunas características en tu persona y otras las verás reflejadas en tus familiares y amigos. ¡Familiarízate con tu dosha para conocerte mejor!

Cuestionario sobre la naturaleza de tu dosha*

1. Marca, en cada una de las categorías, la opción que mejor te describa (si ves que tienes alguna relación con más de una de las descripciones, marca todas las que consideres oportuno).
2. Al responder el cuestionario, escoge la descripción que más se corresponda contigo en los últimos tiempos (las últimas semanas).
3. Cuando termines un perfil, en cada columna, cuenta cuántas descripciones has marcado. Esta cifra va en la fila de subtotal al final de cada perfil.
4. Cuando hayas terminado los perfiles, anota los totales de tus perfiles en la tabla de totales.
5. Fíjate en la columna en la qua hayas obtenido una puntuación más alta y luego busca el tipo de dosha correspondiente en el cuestionario siguiente.

Perfil mental

Categoría	VATA	PITTA	KAPHA
Actividad mental	Mente rápida, inquieta	Intelecto agudo, agresivo	Calmada, regular estable
Memoria	Mejor la de corto plazo	Memoria general buena	Mejor la de largo plazo
Pensamientos	Siempre cambiantes	Bastante tranquilos	Estables, regulares, fijos
Concentración	Mejor la enfocada a corto plazo	Mejor que la media en concentración mental	Buena capacidad de concentración a largo plazo
Habilidad para la lectura	Rápida comprensión de los aprendizajes	Comprensión de media a moderada	Lentitud para adquirir conocimientos nuevos
Sueños	De miedo, volar, correr, saltar	De enfados, apasionados, violentos, arriesgados	De agua, nubes, relaciones personales, historias amorosas
Cómo duermes	Interrumpidamente, superficialmente	Profundamente, normal	Profunda, pesada y largamente
Cómo hablas	Rápido, a veces te saltas palabras	Rápida, nítida y claramente	Lenta, clara, dulce
Voz	Tono alto	Tono medio	Tono bajo
Subtotal del perfil mental	_____	_____	_____

* Este cuestionario tiene el permiso para su uso del doctor John Douillard, DC, CAP, de https://lifespa.com.

Perfil comportamental

Categoría	VATA	PITTA	KAPHA
Velocidad comiendo	Rápida	Mediana	Lenta
Nivel de hambre	Irregular	Bastante, necesitas comer cuando tienes hambre	Te puedes saltar una comida fácilmente
Comida y bebida	Las prefieres calientes	Las prefieres frías	Las prefiere secas y calientes
Logro de objetivos	Los pierdes de vista con facilidad	Te concentras en ellos y te motivas	Despacio y con constancia
Dar/donar	Donas cantidades pequeñas	No donas nada, o grandes cantidades pocas veces	Donas regular y generosamente
Relaciones personales	Muchas superficiales	Intensas	Largas y profundas
Deseo sexual	Variable o bajo	Moderado	Intenso
Cómo trabajas mejor	Con supervisión	En soledad	En grupos
Preferencias de clima	No soportas el frío	No soportas el calor	No soportas la humedad, el frío
Reacción ante el estrés	Te inquietas fácilmente	Medio	Reaccionas con lentitud
Economía	No ahorras, gastas deprisa	Ahorras, pero gastas mucho	Ahorras regularmente, acumulas riqueza
Amistades	Tiendes a las amistades cortas, no te cuesta entablar amistades	Tiendes a la soledad, amistades relacionadas con el trabajo	Tiendes a entablar amistades largas en el tiempo
Subtotal del perfil comportamental	_____	_____	_____

Perfil emocional

Categoría	VATA	PITTA	KAPHA
Estado de ánimo	Te cambia con rapidez	Te cambia despacio	Estable, invariable
Reaccionas al estrés con	Miedo	Ira	Indiferencia
Eres más sensible a	Los sentimientos propios	No eres sensible	Los sentimientos de los demás
Ante una amenaza tiendes a	Correr	Luchar	Hacer las paces
Relaciones con la pareja	De dependencia	Celosas	Sólidas
Expresas el afecto	Con palabras	Con regalos	Tocando
Ante las heridas afectivas	Lloras	Discutes	Te retiras
Ante el trauma emocional	Sientes ansiedad	Lo niegas	Sientes depresión
Nivel de autoconfianza	Eres una persona tímida	Seguridad de cara al exterior	Confianza interior
Subtotal del emocional	_____	_____	_____

Perfil físico

Categoría	VATA	PITTA	KAPHA
Cantidad de pelo	Normal	Poco	Grueso
Tipo de pelo	Seco	Normal	Graso
Color del pelo	Castaño claro, rubio	Rojizo, caoba	Castaño oscuro, negro
Piel	Seca, rugosa, o ambas	Suave, de normal a grasa	Grasa, húmeda, fría
Temperatura de la piel	Manos y pies fríos	Caliente	Fría
Tez	Oscura	Rosada-roja	Pálida-blanca
Ojos	Pequeños	Medianos	Grandes
Blanco de los ojos	Azulado/marrón	Amarillento o rojo	Blanco brillante
Medida de los dientes	Muy pequeños o muy grandes	Pequeños, medianos	Medianos - grandes
Peso	Delgadez, te cuesta engordar	Normal	Bastante peso, engordas fácilmente
Heces	Secas, duras, tendencia a estreñimiento	Muchas deposiciones al día, blandas a normales	Densas, lentas, gruesas, regulares
Pulso en reposo			
Hombre	70-90	60-70	50-60
Mujer	80-100	70-80	60-70
Venas y tendones	Muy prominentes	Bastante prominentes	No se te notan
Subtotal del perfil físico	_____	_____	_____

Perfil de forma física

Categoría	VATA	PITTA	KAPHA
Tolerancia al ejercicio	Baja	Mediana	Alta
Resistencia	Normal	Buena	Excelente
Fuerza	Normal	Más que la media	Excelente
Velocidad	Muy buena	Buena	No muy rápida
Competitividad	No te gusta la presión competitiva	Competitividad motivada	Gestionas la presión competitiva
Velocidad al andar	Rápida	Normal	Lenta y regular
Tono muscular	Poca masa muscular, grasa corporal baja	Medio, con buena definición	Fornido/recio, con porcentaje alto de grasa
Corres como	Ciervo	Tigre	Oso
Talla corporal	Estructura pequeña, esbelta o alargada	Estructura mediana	Estructura grande, tirando a corpulenta
Tiempo de reacción	Rápido	Normal	Lento
Subtotal de forma física	_____	_____	_____

Totales

Tu dosha principal corresponde a la columna en la que hayas obtenido una puntuación más alta.

Perfil	VATA	PITTA	KAPHA
Mental			
Comportamental			
Emocional			
Físico			
Forma física			
Total			

Eres vata

Cuando estás en equilibrio, eres una persona brillante, entusiasta, creativa, llena de iniciativa e ideas nuevas, idealista y visionaria. Piensas con rapidez, hablas deprisa, te encanta estar con otras personas y disfrutar de los viajes y los cambios. Tienes facilidad para empezar cosas, pero no necesariamente para continuarlas. Una buena manera para conocer tu constitución es preguntarte cuántos proyectos has comenzado, o cuántos libros empezados y sin terminar tienes en la mesilla de noche en según qué momentos. Tiendes a tener poca memoria, falta de concentración y desorganización, a sentir miedo y ansiedad. Es posible que sufras problemas de tipo nervioso como desorientación, ataques de pánico y cambios de humor.

Eres tan entusiasta y tienes tanta energía que para ti es difícil enraizarte. Como el viento, eres cambiante. Maravillosamente creativa y con un lado artístico, a veces te acusan de seguir tu propio ritmo. Eres única y te gusta serlo. Eres muy activa, a menudo inquieta y a veces te resulta difícil relajarte. Tienes un espíritu fuerte y sensible. Puedes ser todas esas cosas. Del mismo modo que el viento con equilibrio proporciona movimiento y da expresión al mundo natural, tu persona en equilibrio es activa, creativa y dotada de habilidad natural para expresarte y comunicarte. Cuando el viento en una persona vata sopla a rachas fuertes, como un huracán, las cualidades negativas enseguida eclipsan los rasgos positivos.

Signos y síntomas del desequilibrio vata

- Dolor en los huesos, articulaciones que crujen, artritis y dolor en la parte baja de la espalda.
- Nerviosismo, ansiedad, pánico y miedo.
- Cansancio, poca resistencia a las infecciones y pérdida de peso.
- Acúfenos, hormigueos y entumecimiento.
- Contracturas, tics, temblores y espasmos.
- Piel y pelo secos, uñas frágiles y piel agrietada.
- Estreñimiento, gases, hinchazón abdominal, heces secas y duras y diarreas explosivas (agravadas por la ansiedad).
- Desagrado por el frío y el viento.
- Dolor (punzante o migratorio) y coordinación pobre.
- Insomnio, sueño inquieto, tensión y ansiedad.
- Inseguridad, agitación mental, depresión y desasosiego.
- Dificultad para tolerar ruidos fuertes.
- Sentimientos dispersos.
- Pensamiento o preocupación excesivos.

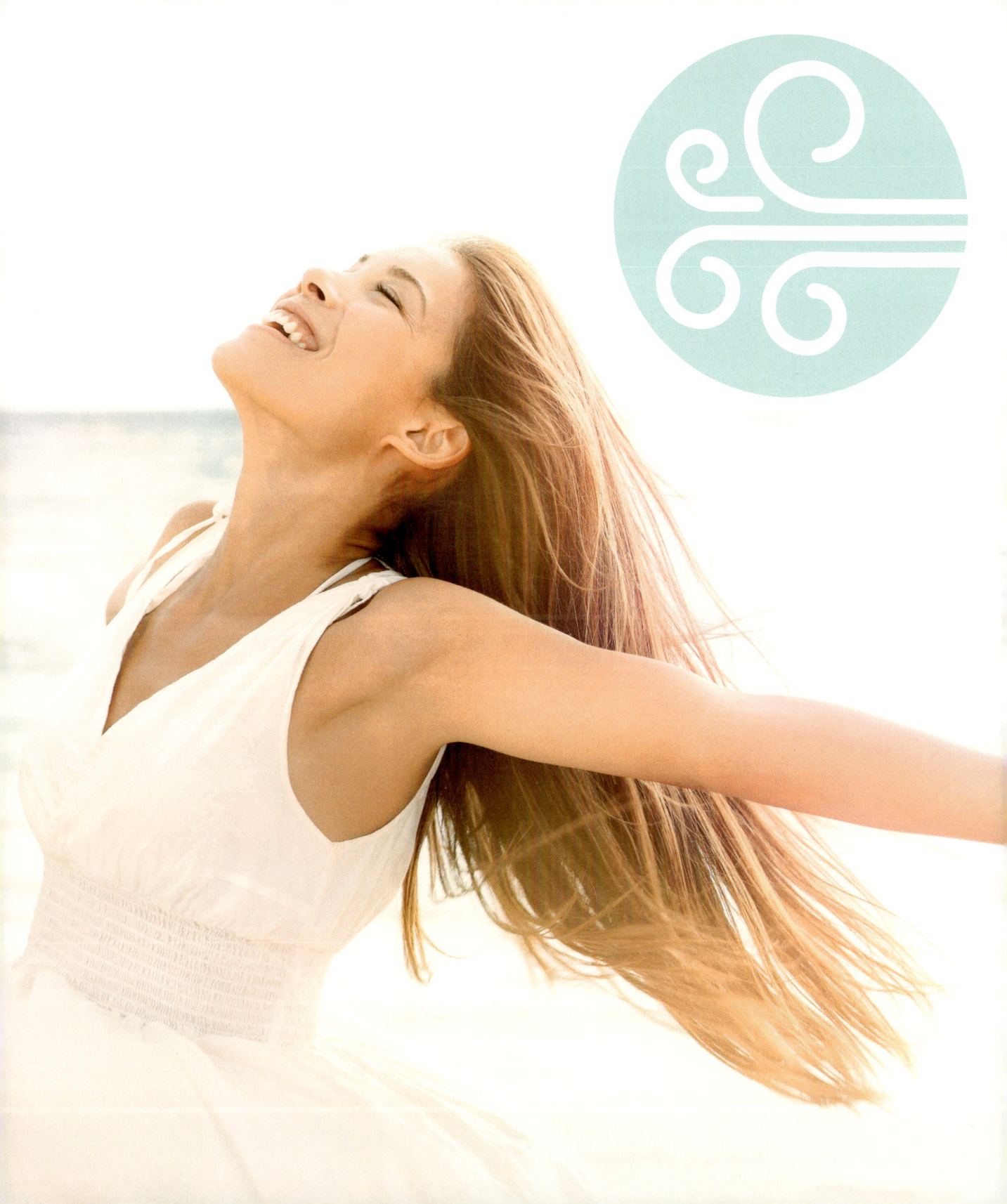

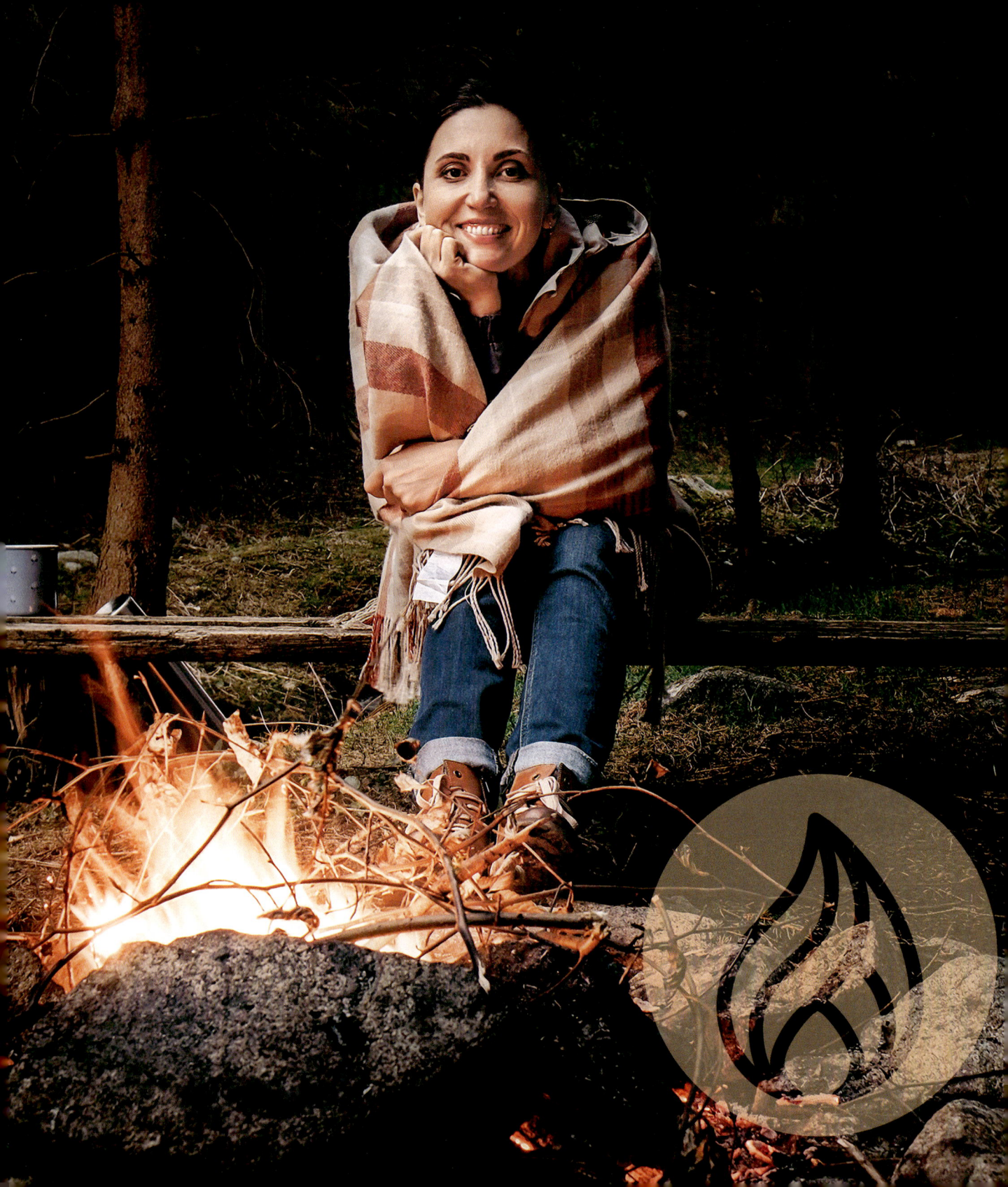

Eres pitta

Eres una persona extravertida y adoras ser el centro de atención. Te gustan los deportes y juegos competitivos no solo como espectáculo, sino también para participar en ellos. Eres brillante por naturaleza —incluso de temperamento apasionado— y tienes buena empatía y un agudo sentido del discernimiento. Tiendes a ser una persona muy centrada, competitiva, capaz, valiente, energética y con evidente capacidad de comunicar e ir directamente al grano. Te gusta solucionar los problemas... ¡de todo el mundo!

En general tienes buen apetito y te gusta comer. De hecho, te disgusta perderte una comida y, cuando tienes hambre, te pones irritable y tiendes a la hipoglucemia y al dolor de cabeza, mareo, debilidad y temblores. Tienes buenas digestiones, pero cuando te enfadas o te agitas, o ingieres alimentos demasiado picantes, especiados o fritos, puedes padecer indigestiones y ardor de estómago y tener heces irritantes.

Eres extremadamente metódica y organizada. Puedes llegar a ser bastante obsesiva con el tiempo, y estoy segura de que en alguna ocasión te han calificado de perfeccionista. En realidad, no soportas hacer concesiones.

Manejas el dinero con prudencia y eres decidida, agresiva, ambiciosa y determinada, y a menudo asumes posiciones de liderazgo. La seguridad en ti misma y el espíritu emprendedor son rasgos de tu persona cuando está en equilibrio.

Aunque normalmente controlas tus emociones, bajo estrés puedes ponerte irritable, enfadarte y ser crítica. También puedes ser demasiado intensa, demasiado crítica y demasiado orientada a los logros. Tienes cierta tendencia a ser adicta al trabajo. Eres una gran amiga pero un temida enemiga. Emocionalmente, pasas con rapidez a sentimientos encendidos de ira, resentimiento y celos. Tienes tendencia a los procesos inflamatorios, al ardor de estómago, la acidez, la diarrea y las migrañas. Para ti es importante bajar la temperatura.

Signos y síntomas del desequilibrio pitta

- Calor en el cuerpo.
- Inflamación, que a menudo empieza en el estómago y los intestinos, y que causa ardor de estómago, acidez, gastritis y úlceras.
- Problemas inflamatorios de la piel, como eccema, urticaria, herpes y furúnculos.
- Trastornos de la circulación sanguínea, anemia y presión alta.
- Problemas oculares, como conjuntivitis, orzuelos y blefaritis (inflamación de los párpados).
- Problemas hormonales, síndrome premenstrual y sofocaciones.
- Sed, apetito exagerado, hipoglucemia, mareos y diarrea.
- Ira, irritabilidad, intolerancia, agresividad y arrogancia.
- Frustración, perfeccionismo, obsesiones, adicciones e insomnio entre las 23.00 h y las 2.00 h.
- Dolor de cabeza y migrañas.

Eres kapha

Eres una persona centrada, estable y calmada tanto en tu pensamiento como en tu forma de hablar y tus acciones. Eres de trato fácil y siempre estás dispuesta a ayudar a los demás. Tu paso al andar es estable y tu sonrisa tiene una cualidad serena. Lealtad es tu segundo nombre. Físicamente eres fuerte y resistente. También eres plácida, amable y reflexiva. De naturaleza dulce, leal y cariñosa, detestas la confrontación.

No te gustan los cambios o los aspectos imprevisibles de la vida. Es posible que tengas tendencia a la pereza: sentarte frente a la pantalla del televisor sin nada mejor que hacer que descansar y hacer pocas cosas. El esfuerzo no es algo espontáneo en ti, aunque el ejercicio intenso y vigoroso te sienta muy bien.

La gente con más kapha en su constitución tiende a ser corpulenta, con una estructura corporal robusta y articulaciones protegidas; piel gruesa y suave con tendencia a grasa, y pelo abundante y ondulado. Tienes un apetito estable, aunque con frecuencia no tienes mucha hambre a primera hora de la mañana, cuando sientes más que nada somnolencia. Te encanta comer y suele gustarte la comida sin complicaciones. Tienes unas digestiones más bien lentas, igual que tu metabolismo, lo cual significa que a menudo tienes que luchar por no engordarte.

Algunos de los factores que pueden hacer que tu dosha aumente son las dietas que contienen demasiados alimentos fritos, dulces o pesados; un exceso de alimentos o bebidas demasiado fríos; exposición al frío y a la humedad; dormir durante el día, y la falta de ejercicio.

Signos y síntomas del desequilibrio kapha

- Sensación de lentitud, pesadez, somnolencia, mente confusa y desmotivación.
- Acumulación de mucosidad, congestión bronquial, alergias y asma.
- Tendencia a engordarse, metabolismo lento, exceso de salivación, náuseas y pesadez tras las comidas.
- Síndrome metabólico y diabetes de tipo 2.
- Retención de líquidos y congestión linfática.

Resulta que soy una combinación de doshas. ¿Qué hago?

Si descubres que en ti predominan dos doshas, a continuación te muestro cómo funciona por épocas del año.

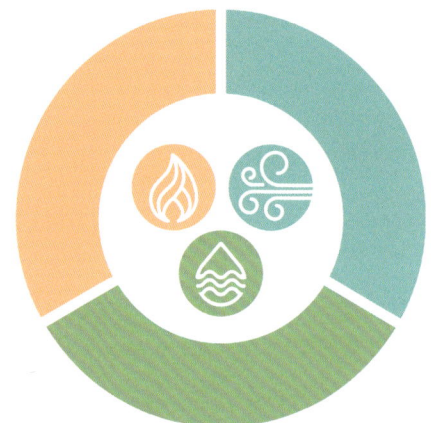

En verano (época pitta)

- Si eres vata-pitta, sigue las recomendaciones para pitta.
- Si eres vata-kapha, sigue las recomendaciones para vata
- Si eres pitta-kapha, sigue las recomendaciones para pitta.

En otoño y principio del invierno (época vata)

- Si eres vata-pitta, sigue las recomendaciones para vata.
- Si eres vata-kapha, sigue las recomendaciones para vata
- Si eres pitta-kapha, sigue las recomendaciones para pitta.

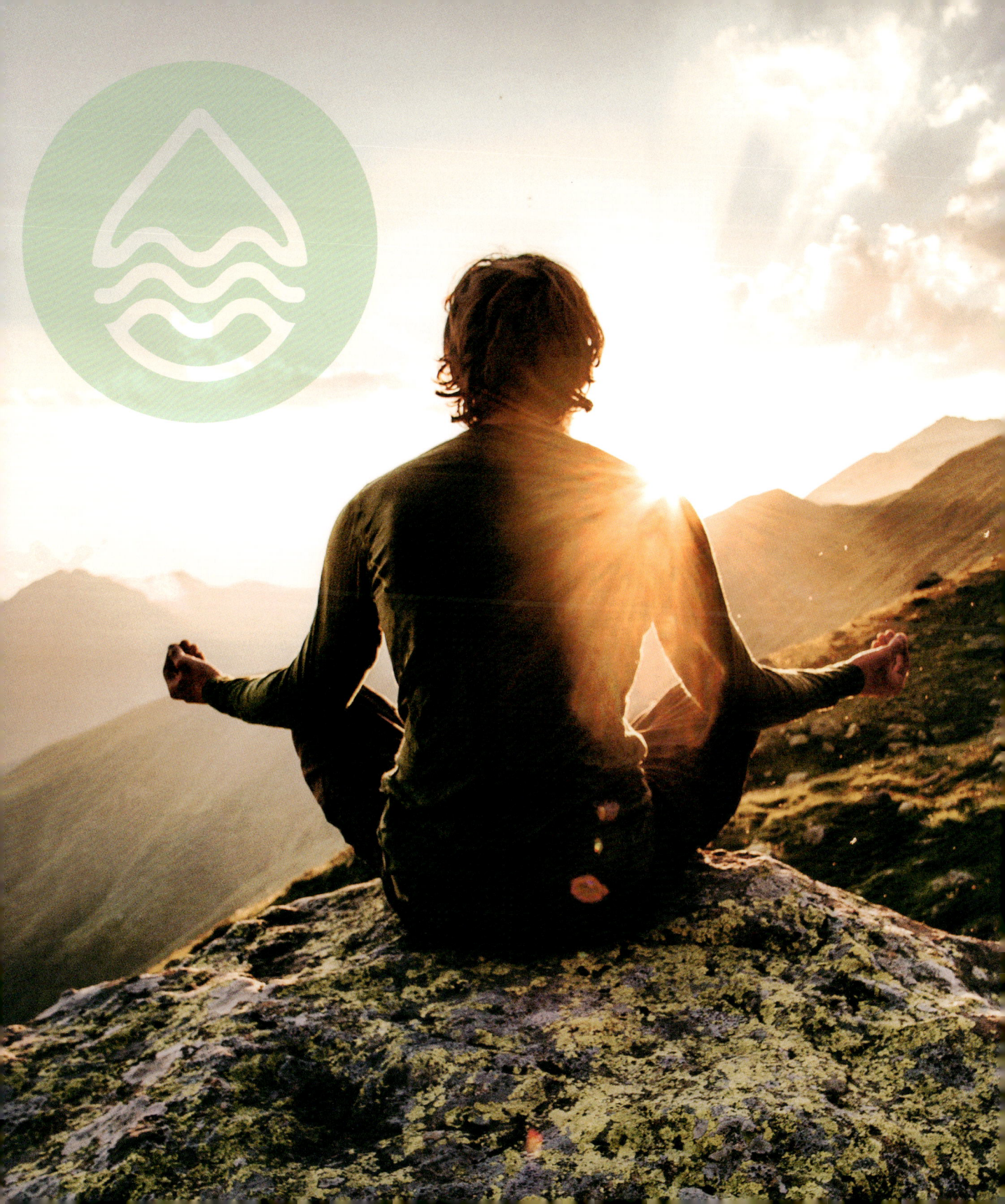

Al final del invierno y en primavera (época kapha)

- Si eres vata-pitta, sigue las recomendaciones para pitta.
- Si eres vata-kapha, sigue las recomendaciones para kapha.
- Si eres pitta-kapha, sigue las recomendaciones para kapha.

LA IMPORTANCIA DE LA DIGESTIÓN

Nuestro dosha es importante, y es curioso ver a qué tipo metabólico perteneces, pero es igual de importante saber tu estado de *agni* (fuego digestivo). Agni es literalmente la fuerza de nuestra digestión, lo que en términos occidentales llamamos metabolismo. Se trata del proceso de transformación de los alimentos en nutrientes para alimentar tus células. Sin embargo, nuestro agni es algo más que el procesamiento de lo que ingerimos en forma de nutrientes. También es cómo procesamos nuestras emociones y experiencias sensoriales. Nuestro agni es fundamental para funcionar de modo efectivo, y cuando el agni funciona bien, todo lo que comemos es digerido y absorbido por nuestro cuerpo. Nos sentimos bien y con una gran vitalidad. ¿Cómo puedes saber si tu agni funciona adecuadamente? Pregúntate si sientes somnolencia después de las comidas. Si a media tarde te entra sueño y ganas de echarte una siesta, probablemente tienes el agni bajo.

¿Qué ocurre si tienes el agni bajo? Lo que no digieres se convierte en toxinas, o lo que llamamos *ama*.

¿TIENES AMA (TOXINAS)?

¿Cómo sabes si tienes ama? Empecemos por el colon. ¿Defecas todos los días y tus heces tienen una buena consistencia? Entonces tienes un colon sano. ¿Tus heces tienden a ser más bien líquidas? ¿Huelen particularmente mal? ¿Tienes síntomas de mala digestión como flatulencias, estreñimiento, eructos, ardor de estómago o heces blandas? Todo lo anterior son síntomas de acumulación de ama. Pero, un momento, ¿qué tiene de malo el ama?

Ama significa «toxinas», y las hay de dos tipos: toxinas solubles en agua y toxinas solubles en grasa. Las primeras se eliminan fácilmente a través del sistema gracias a nuestra normal capacidad de desintoxicarnos, pero las segundas se pueden acumular. Cuando nuestro sistema digestivo no acaba de funcionar bien a causa de la dieta o del estilo de vida, acumulamos esas toxinas de base grasa. A estas toxinas de base grasa las llamamos ama y son las responsables de que engordemos, de que sintamos pereza y tengamos la mente aturdida, de las erupciones cutáneas, las alergias y el cansancio. Al final, si no eliminamos esas toxinas, el cuerpo sufre una inflamación, y es precisamente esta inflamación la que causa la enfermedad. Hay que abordar plenamente el ama si queremos volver a encontrarnos bien.

¿Tienes ama? Contesta a este breve cuestionario para determinar tus niveles de ama.

Cuestionario sobre ama

Puntúa cada una de las afirmaciones entre 0 y 5 según la valoración siguiente:

0-1: casi nunca o nunca

2-3: a veces

4-5: casi siempre o siempre

- A menudo siento un bloqueo en el cuerpo (como estreñimiento o congestión).
- A menudo tengo dificultades para hacer la digestión.
- Al levantarme me siento como aturdida.
- Tiendo a sentirme débil sin ninguna razón aparente.
- A menudo siento somnolencia y desmotivación.
- Tengo necesidad de toser regularmente.
- Me canso mucho con facilidad, tanto mental como físicamente.
- A menudo no me apetece comer.
- Me resfrío varias veces al año.

Suma todos los puntos. Si has obtenido entre 0 y 19 puntos, indica que tienes un nivel bajo de ama; entre 20 y 34 puntos, un nivel moderado, y entre 35 y 50, un nivel alto.

EMPEZAMOS: CONSEJOS PARA QUE LOGRES UNOS RESULTADOS EXCELENTES

Consejo 1. Simplicidad. No hay fórmulas complicadas que debas aplicar para saber las proporciones correctas de carbohidratos, proteínas, grasas y azúcares. No tendrás que contar calorías ni pesar los alimentos. Ni siquiera te voy a pedir que te peses tú. En realidad ¡puedes tirar la balanza!

Consejo 2. No te lo tomes como una dieta. Las dietas no funcionan. Estas son dos de las principales razones por las que las dietas no te han funcionado en el pasado:

- En realidad, las dietas hacen más lenta la pérdida de peso. Ello ocurre porque el estrés que causa el someterse a una dieta produce dos hormonas: adrenalina y cortisol. Estas dos hormonas están consideradas como detonantes de la supervivencia y nuestro cuerpo ralentiza la pérdida de peso para concentrarse en esa amenaza que ha percibido. ¡Esa amenaza para la supervivencia es la menor ingestión de calorías! Tu cuerpo está haciendo aquello para lo que ha sido diseñado, o sea, mantenerte con vida.
- En realidad, las dietas no cambian nuestra vida. Todos somos capaces de cambiar nuestros hábitos durante unas semanas. De hecho, podemos hacer cualquier cosa durante un período de tiempo corto, a juzgar por la cantidad de libros con títulos que empiezan con «Cambia tu vida/tu salud/tus amigos/tu economía en treinta días». Al cabo de treinta días empezamos a notar la ausencia y resbalamos de nuevo hacia los antiguos hábitos. Incluso la limpieza ayurvédica es solo el primer paso en el viaje definitivo hacia la salud.

Consejo 3. Crea un ritmo sin estrés. De esta manera:

- Echa un vistazo a tu agenda y anula todos los compromisos que no sean imprescindibles durante el período de la limpieza.
- Concede tiempo a tu cuerpo para que descanse y se rejuvenezca.
- Practica un yoga dinámico y restaurativo regularmente durante la limpieza. Lo ideal es practicarlo con un profesor que te conozca, pero si no tienes esa posibilidad, he creado una secuencia de posturas restaurativas para ayudarte. Si quieres que te acompañe en tu sesión de yoga o de meditación, visita la página www.theholisticway.com/bookspecial y escribe la contraseña «Ayurveda». Encontrarás los vídeos y el audio que acompañan al libro y puedes practicar conmigo.

Consejo 4. Elimina la cafeína, el tabaco, las drogas recreativas y el alcohol. Es preferible que limites la cantidad de bebidas con cafeína. Si sueles beber café por las mañanas y ves que dejarlo de golpe y completamente te provoca una mala reacción, como mareos o dolor de cabeza, es mejor que lo dejes progresivamente. Lo mismo vale para el tabaco u otras drogas recreativas. Evita completamente el alcohol durante el período de limpieza.

Consejo 5. Descansa todo lo que puedas. Adopta una rutina regular de sueño. Eso significa que te acuestes y te levantes a la misma hora todos los días. Intenta ir a la cama sobre las diez y levántate al amanecer. Apaga todos los dispositivos electrónicos al menos una hora antes de acostarte. La luz azul de dichos dispositivos —sí, también la del teléfono móvil— altera el ciclo de sueño y vigilia.

Consejo 6. La limpieza ayurvédica no es solamente un proceso físico. Esta limpieza no solo es física, se trata de una limpieza mental y emocional. Quiero que gestiones el estrés emocional mediante algunas propuestas muy simples. Te sugeriré algunos temas para que lleves un diario escrito durante la limpieza.

Consejo 7. Ten preparada tu despensa y tu botiquín ayurvédicos. Aunque todavía no hayas averiguado cuál es tu dosha, aquí tienes unos principios básicos que valen para cualquier despensa ayurvédica.

- Di NO a todos los alimentos procesados. Te aconsejo que cojas una bolsa grande de plástico porque vamos a tirar todos los alimentos procesados que producen ama, y así tendrás espacio donde guardar los deliciosos alimentos integrales y las especias que te van a sentar maravillosamente bien. Ya puedes tirar todos esos cereales azucarados, así como otros productos que contengan azúcar, para empezar a sentirte mejor desde dentro hacia fuera. Sí, esas barritas de proteínas también están procesadas —¡métalas en la bolsa! (Mis clientes suelen preguntarme: «¿Y qué hago con mi pareja y mis hijos? ¿Les gustarán esos nuevos alimentos?». Y les contesto: «¿Quieres a tu familia? ¿Realmente necesitan esos cereales al cacao, las pata-

tas fritas o las galletas de chocolate?». A mí me parece que no. Esta limpieza beneficiará a toda la familia.)
- Ahora dirígete al frigorífico y repasa su contenido. No tienes que hacerlo de golpe, pero empieza a deshacerte de las frutas y verduras tóxicas impregnadas de pesticidas e insecticidas y que al final carecen de vitaminas, minerales y aroma.
- Introduce en tu cocina alimentos nutritivos que aporten vida. Antes de ir al supermercado y con todo ya preparado para cargar en el carrito alimentos saludables, echa un momento el freno. Por muy tentador que sea dirigirte a la tienda a toda velocidad y llenar el carrito con frutas y verduras orgánicas, no quiero que te gastes una pequeña fortuna en tus nuevos alimentos sin saber qué hacer con ellos. Te digo esto para que estemos todos en la misma línea. Escoge frutas, hortalizas, cereales y alimentos integrales. Añadiremos suplementos esenciales de hierbas para aumentar tu agni, así como algunos aceites de masaje y otros productos importantes para tu cuidado personal.

«¡Pero, Kerry, es imposible terminar el día sin un dulce!». Oigo esta frase todo el tiempo. Vamos a fijarnos en por qué deseas algo dulce. Primero, ¿has comido lo suficiente en tu última comida para llegar sin sentir debilidad a la siguiente? Segundo, ¿qué ocurre en tu vida en este momento? No me digas que ya estás pensando en automedicarte para calmar tus nervios. No te preocupes, el sabor dulce está incluido en muchos de los alimentos que vas a ingerir durante esta limpieza. Seguro que ignorabas que el arroz, la avena, la leche de frutos secos y la mayoría de verduras ¡son dulces! Como cualquier hábito, cuesta un poco al principio, pero luego todo mejora. Cuando hayas terminado la fase de prelimpieza, verás que ya no tienes antojos de azúcares procesados. ¡Te lo prometo!

Consejo 8. Solo tienes que dar un salto y empezar a cocinar. Antes de sacar del armario el viejo delantal o de empezar a afilar cuchillos, recuerda que cocinar es una actividad de autocuidado estupenda que puedes poner en práctica no solo para ti, sino para tu familia y tus amigos.

- ¡Ah! Ya veo... Lo de cocinar no va contigo. Créeme que lo entiendo, tampoco nunca fue lo mío. Mi idea de una comida gastronómica consistía en comprarme un pollo precocinado, una bolsa de ensalada y un bote de salsa griega. Añadía una botella de vino y creía que así alimentaba mi cuerpo. Pero han pasado unos cuantos años y aquí me tienes organizando planes de alimentación específicos para los doshas y habiendo escrito este libro con numerosas recetas probadas y comprobadas. Cada uno de los planes y recetas han sido desarrollados sobre la base de la calidad nutritiva de sus ingredientes. Preparar, cocinar y alimentar tu cuerpo y tu mente tiene algo que tiene mucha fuerza. ¡Disfruta de esa sensación!
- Cuando cocines los platos que te propongo explora los sabores y las texturas. A mí me encantan los olores de las especias al tostarlas y el chisporroteo de las semillas. ¿Y a ti? Cuando cocino me pongo música y canto a pleno pulmón. A veces me pongo a bailar blandiendo la cuchara de madera por toda la casa para diversión de mi familia. En otras palabras: diviértete cocinando.

Consejo 9. Usa el cuadro para el seguimiento de salud (pág. 209). Se trata de una herramienta para medir cómo te sientes y la manera en que vas mejorando. Si algo provoca una reacción, por ejemplo ciertos alimentos, hierbas o aceites, lo podrás identificar fácilmente mediante el cuadro para el seguimiento de salud. ¿Cómo sabrías que te sientes mejor, que tienes mejor aspecto, que duermes mejor y que te mueves mejor si no haces un seguimiento? Te sugiero, pues, que te hagas fotos antes y después de la limpieza, y también durante el proceso. Notarás que la piel se tersa, que el pelo brilla más y que tus ojos se iluminan. (¡Igual te parece que describo a un *golden retriever*!). Te acostumbrarás a tu cambio gradual en los 25 días. Las fotos serán un claro indicador de los cambios que experimentarás durante la limpieza.

Consejo 10. Los horarios lo son todo, haz caso de tu reloj interior. La limpieza ayurvédica te estimulará a seguir ese reloj o rutina diaria. Hay momentos del día mejores que otros para hacer ejercicio, comer ciertos alimentos, meditar, hacer tu práctica espiritual, trabajar... ¡incluso para ir al baño! El reloj diario ayurvédico se basa en los doshas, los cuales rigen determinadas horas del día. Fíjate que adaptar las horas de las comidas, el ciclo de sueño y las actividades a esos ciclos marca una gran diferencia para tu salud.

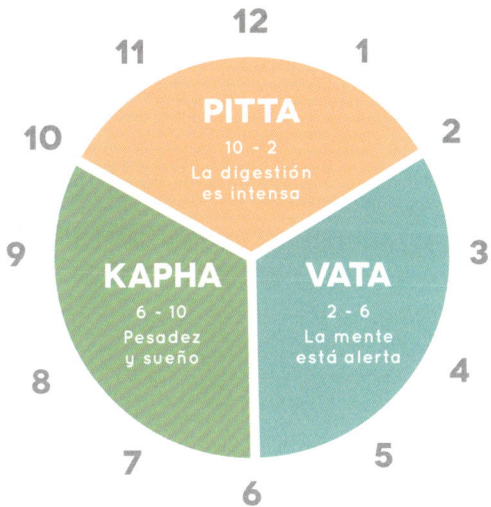

- **6.00 - 10.00. Horas kapha.** Son las horas en que kapha aumenta, lo que significa una energía lenta y constante. Es la mejor hora para hacer ejercicio y trabajo físico, puesto que kapha es fuerte y soporta una mayor fuerza física. Come ligero en estas horas, porque tu agni no es fuerte. Alguna vez te has ido a dormir tarde y te has levantado a las 9.00? ¿Cómo te has sentido? ¿Tal vez aletargada y algo pesada después de dormir? Pues eso se debe a que te has despertado a una hora kapha, cuando la energía es fuerte.

- **10.00 - 14.00. Horas pitta.** Son las horas en que aumenta pitta. Es la mejor hora para hacer la comida fuerte, porque tu fuego digestivo es más fuerte en la parte central del día. También es la mejor hora para ser productivo. La tendencia pitta a organizar, gestionar y resolver problemas será más intensa. Así que organízate y haz planes según este horario.

- **14.00 - 18.00. Horas vata.** Son las mejores horas para la energía mental y creativa porque el sistema nervioso está más activo. Incluso puede ser que nos sintamos algo más dispersos y desconcentrados. La energía vata nos quiere en movimiento —no es un buen momento para una reunión—. Sin embargo, es el mejor momento para crear. Piensa fuera de los parámetros, escribe ese blog, dibuja ese retrato y pinta esa escena. ¿Sabías que el deseo de comer algo dulce en esas horas indica agotamiento, problemas con el azúcar en sangre, malas digestiones y una alimentación insuficiente que no te permite llegar en forma al final del día?

- **18.00 - 22.00. Horas kapha.** Al final de la tarde es cuando kapha empieza a aumentar. Es la mejor hora para calmarnos y prepararnos para relajarnos y dormir. Kapha es fuerte y los niveles de cortisol van descendiendo: ¡deberías empezar a sentir sueño! Cena ligero, ya que tu fuego digestivo también ha disminuido, y por la noche no digieres bien. No son horas para llevarte trabajo a casa o empezar proyectos. Nútrete utilizando estas horas para relajarte.

- **22.00 - 2.00. Horas pitta.** Pitta vuelve a aumentar y deberías estar durmiendo. A estas horas, el hígado (el órgano pitta) se dedica a desintoxicarte y rejuvenecerte. ¿Nunca te has quedado levantado hasta tarde y tenido la sensación de cobrar nueva fuerza? ¿Nunca has dicho que cuando mejor trabajas es de madrugada? Eso es porque la energía pitta se ha relajado de nuevo. En lugar de utilizar esa energía para rejuvenecerte, pues eso pasa mientras duermes, si estás siempre despierto y levantado a esas horas, interrumpes la desintoxicación y rejuvenecimiento naturales de ese periodo. (¿Sabías que estar levantado más tarde de las 22.00 es una causa común de metabolismo lento y de la tendencia a engordarse?).

- **2.00 - 6.00. Horas vata.** La energía vata se vuelve a retirar y el sistema nervioso central empieza a agitarse antes de que salga el sol. Es el mejor momento para despertarse naturalmente, antes de que salga el sol. En el colon se producen movimientos y es el mejor momento para evacuar. También es el momento más adecuado para una práctica espiritual, y es el momento ideal para hacer ejercicio, porque el cuerpo quiere moverse. ¿Sueles despertarte sobre las 2.00 y te cuesta volver a dormir? Eso indica que en tu sistema hay un desequilibrio vata.

Lo bueno de esta limpieza es que está hecha a tu medida; te limpiarás de la manera que más conviene a tu cuerpo. Te aportará más energía, más concentración y una sensación general de bienestar. Vamos a empezar con la prelimpieza.

> **NOTA:** Todas las recetas de los capítulos siguientes están pensadas para el dosha vata, pero te doy instrucciones claras de cómo puedes modificarlas para adaptarlas a pitta y a kapha.

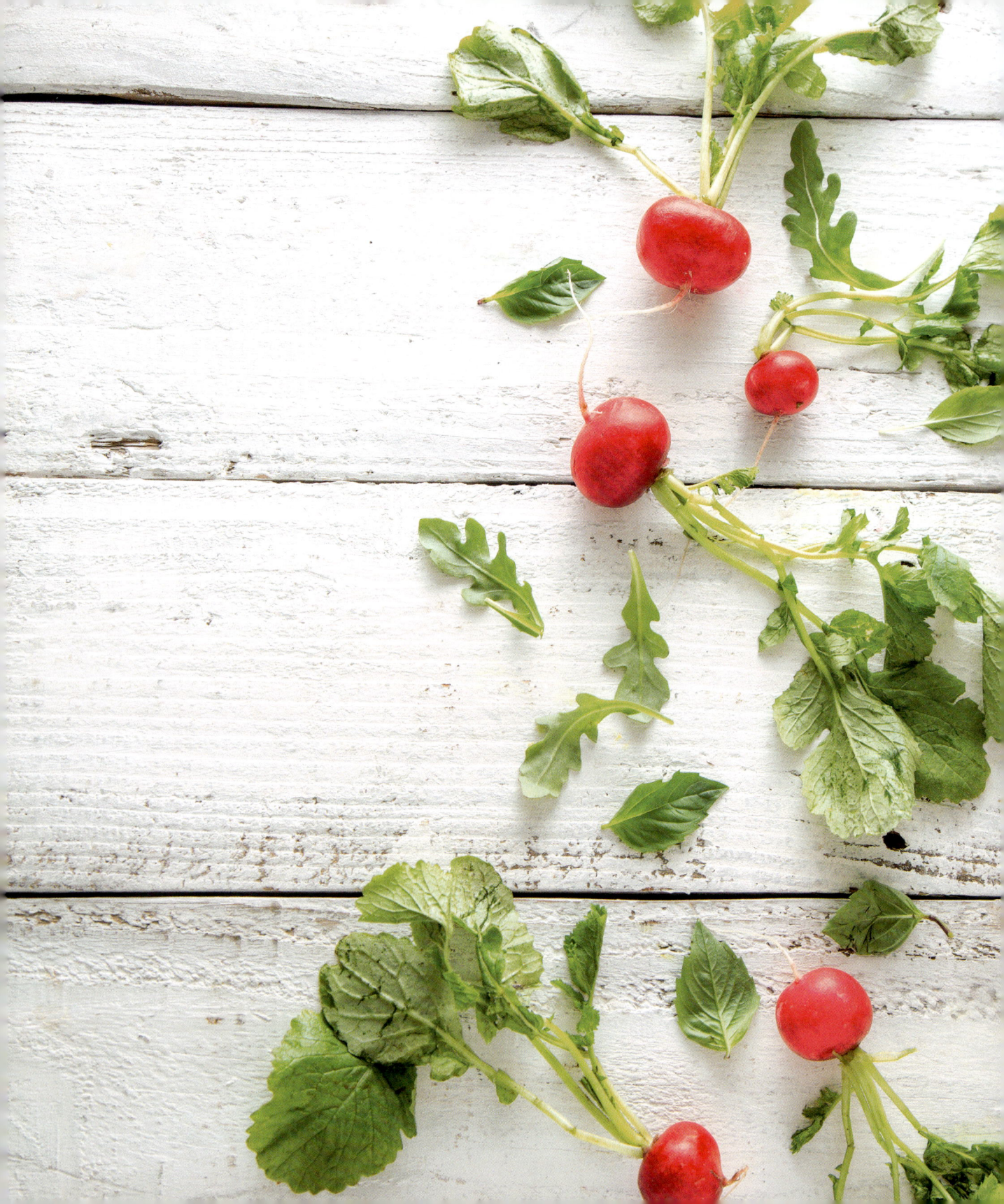

Capítulo 2

FASE 1. DÍAS 1 A 11

«Todas las enfermedades empiezan en el intestino.» Hipócrates

PRELIMPIEZA: RENUEVA TUS HÁBITOS

Esta fase consiste en limpiar tu dieta y estilo de vida a fin de prepararte para la limpieza activa de la fase 2. Empezaremos renovando tus hábitos para mejorar la salud de tu intestino. Comerás alimentos como remolachas y manzanas para eliminar las toxinas y mejorar tu salud intestinal. A la vez que disminuyas la ingesta de comidas preparadas, carnes, azúcares refinados y dulces, te centrarás en comer cuantos más alimentos simples e integrales mejor. Así prepararás el escenario para una limpieza más productiva y ayudarás a que el cuerpo entre en modo de desintoxicación.

Solo tienes que recordar que cuando probamos algo nuevo es fácil que nos sintamos agobiados. Por mi parte, voy a intentar que sea lo más fácil posible, pero siempre hay días en los que cometemos errores, ¡nadie es perfecto! Aun así, persevera. Los resultados valdrán la pena, te lo prometo. Sigue el ritmo que mejor se adapte a ti, y recuerda que esto será el principio de un cambio en tu estilo de vida que, además de alargarla, la mantendrá siempre en un estado de salud óptimo.

RUTINA DIARIA

Te propongo una rutina diaria dosha que te beneficiará al máximo durante la limpieza. A medida que vayas siguiendo tu rutina diaria, echa un vistazo a las sugerencias del día a día para la fase de prelimpieza, entre los días 1 y 11.

Los días 1 a 8 de la prelimpieza te preparan para eliminar alimentos pesados y ácidos, que propician el atasco intestinal. Se trata de preparar tu cuerpo para que se adapte a un estado más alcalino y esté listo para la limpieza activa. Los días 9 a 11 de la prelimpieza se dedican a la *oleación interna*, o sea, la ingestión de *ghee* o mantequilla clarificada. Si tu dieta es vegana, puedes sustituir el ghee por aceite de sésamo. Esto sirve para que se suelten las pegajosas toxinas liposolubles y se dirijan hacia el tracto digestivo.

Una vez que la oleación ha logrado que se suelte el ama (las toxinas), la ingestión de aceite de ricino lo eliminará del cuerpo. Este proceso es una purga, provocada por las cualidades del aceite de ricino, que solo harás una vez el día 11 por la noche. Con esta operación, no vas a eliminar completamente las toxinas de tu cuerpo, pero te desharás de las toxinas que debilitan tu agni (el fuego digestivo). Mediante este procedimiento, tu agni se comportará con más eficiencia en la siguiente fase activa de la limpieza. Durante los tres días de oleación, come alimentos dosha normales: manzanas, ensalada de remolacha (pág. 39) y tónico estimulante de potasio (pág. 40). En otras palabras, mantén todas las buenas prácticas que has introducido y sigue con las rutinas diarias.

Fase 1. Rutina diaria

	VATA	**PITTA**	**KAPHA**
Despertar	Media hora antes de la salida del sol (en primavera y verano en el hemisferio norte, puedes levantarte justo antes de que salga el sol)	Una hora antes de la salida del sol (en primavera y verano en el hemisferio norte, puedes levantarte media hora antes de que salga el sol)	Una hora y media antes de la salida del sol (en primavera y verano en el hemisferio norte, puedes levantarte 45 minutos antes de que salga el sol)
Bebida	Agua tibia con limón y miel pura o infusión purificante vata (pág. 31)	¼ de taza (60 ml) de zumo de aloe vera o de infusión refrescante pitta (pág. 31)	Infusión de jengibre tibia o infusión estimulante kapha (pág. 31)
Nariz	Introduce unas gotas de aceite de sésamo o aceite nasya en ambas fosas nasales (pág. 35)		
Ejercicio	Practica los estiramientos de yoga suaves (pág. 108)		
Ducha	Date un masaje con aceite de sésamo antes de ducharte o bañarte con agua caliente	Date un masaje con aceite de coco antes de ducharte o bañarte con agua caliente	Date un masaje con aceite de mostaza antes de ducharte o bañarte con agua caliente
Suero facial	Suero facial vata (pág. 33)	Suero facial pitta (pág. 33)	Suero facial kapha (pág. 33)
Práctica de meditación	Dedica 15 minutos como mínimo todos los días a una práctica espiritual. Véanse las sugerencias para escribir el diario		
Desayuno	Desayuno cocinado (págs. 43-61). Cómete una manzana verde cruda (si tienes más hambre)	Desayuno cocinado (págs. 43-61). Cómete una manzana verde cruda	Desayuno cocinado (págs. 43-61). Cómete una manzana verde cruda
A media mañana	Tómate 2 tabletas de trikatu (pág. 37) Cómete una manzana (si tienes hambre) Infusión purificante vata (pág. 31)	Cómete una manzana Infusión estimulante kapha (pág. 31)	Tómate 2 tabletas de trikatu (pág. 37) Cómete una manzana (si tienes hambre) Infusión estimulante kapha (pág. 31)
Comida (12.00 a 14.00)	Haz una comida equilibrada adecuada a tu dosha Añade ensalada de remolacha (pág. 39) Añade un tónico estimulante de potasio (pág. 40) en la comida o en la cena Cómete una manzana verde Descansa unos minutos después de comer	Haz una comida equilibrada adecuada a tu dosha Añade ensalada de remolacha (pág. 39) Añade un tónico estimulante de potasio (pág. 40) en la comida o en la cena Cómete una manzana verde Pasea unos minutos después de comer	Toma 2 tabletas de trikatu (pág. 37) Haz una comida equilibrada adecuada a tu dosha Añade ensalada de remolacha (pág. 39) Añade un tónico estimulante de potasio (pág. 40), opcional Cómete una manzana verde Pasea unos minutos después de comer. Anda con energía
A media tarde	Infusión purificante vata (pág. 31)	Infusión refrescante pitta (pág. 31)	Infusión estimulante kapha (pág. 31)

	VATA	**PITTA**	**KAPHA**
Cena (17.30 a 19.30)	Haz una cena equilibrada adecuada a tu dosha	Haz una cena equilibrada adecuada para tu dosha	Haz una cena equilibrada adecuada para tu dosha
	Añade un tónico estimulante de potasio (pág. 40)	Añade un tónico estimulante de potasio (pág. 40)	Añade un tónico estimulante de potasio (pág. 40)
	Sigue con una manzana verde	Sigue con una manzana verde	Sigue con una manzana verde
	Descansa unos minutos después de cenar	Pasea unos minutos después de cenar	Pasea unos minutos después de cenar, a paso ligero y enérgico
A la puesta de sol	Practica unos estiramientos suaves, o da un paseo rejuvenecedor	Da un paseo	Da un paseo a paso ligero y enérgico
Diario escrito	Véanse las sugerencias para escribir el diario		
Por la noche	Toma 2 tabletas de triphala o una cucharadita de triphala en polvo disuelto en agua tibia (pág. 37)	Toma 2 tabletas de triphala o una cucharadita de triphala en polvo disuelto en agua tibia (pág. 37)	Toma 2 tabletas de triphala o una cucharadita de triphala en polvo disuelto en agua tibia (pág. 37)
Masaje	Date un masaje en las plantas de los pies con aceite de sésamo	Date un masaje en las plantas de los pies con aceite de girasol o de coco	Date un masaje en las plantas de los pies con aceite de sésamo o de mostaza
Aceite esencial	Pon una gota de lavanda en la almohada para que te ayude a un sueño reparador	Pon una gota de sándalo en la almohada para que te ayude a tener un sueño reparador	Pon una gota de bergamota en la almohada para que te ayude a un sueño reparador
Mantra antes de acostarse	Abandona todas las preocupaciones y conflictos del día	Abandona todo eso que no puedes controlar	Abandona todo lo que ya no te sirve para nada

DÍA 1

Comienza el día siguiendo la rutina adecuada para tu dosha. Sigue esta misma rutina durante el resto de la prelimpieza; pero el día 1 también eliminarás todos los lácticos (excepto el ghee). Empieza con el triphala y el trikatu (pág. 37). Toma el triphala por la noche antes de acostarte y el trikatu, a media mañana y a media tarde. Ingiere los alimentos adecuados a tu dosha, pero recuerda que todas las recetas son solo sugerencias y que puedes comer cualquier cereal, fruta o verdura que te apetezca.

Entrada para tu diario: No estás sola. ¿Con quién sientes que tienes conexión? ¿Quién es tu principal fan? ¿Cómo te hacen saber que están contigo?

DÍA 2

Elimina el alcohol y todas las bebidas refrescantes.

Entrada para tu diario: Algunas de las cosas que me hacen sentir feliz son…

DÍA 3

Elimina todos los azúcares, o sea, todo lo que lleve azúcar añadido. Puedes comer fruta.

Entrada para tu diario: Mi recuerdo más triste es…

DÍA 4

Elimina todos los productos de origen animal. (No te olvides de que los huevos y el yogur son productos de origen animal).

Entrada para tu diario: Me enfrento a la ira y a la frustración por medio de…

DÍA 5

Elimina el café y todos los alimentos procesados. Bien, si con solo pensar que vas a tener que pasar toda la mañana sin tu dosis de cafeína eres presa del pánico, no te preocupes. Solo debes reducir lo que tomes habitualmente a la mitad. Por ejemplo, puedes añadir más agua a la taza, o simplemente beber menos café. La cafeína es un estimulante que desgasta las glándulas adrenales, lo cual provoca cansancio. Va a ser difícil que te sientas llena de vitalidad y salud si te hinchas de café todos los días.

Entrada para tu diario: ¿Te resulta fácil perdonar a las personas que te han causado dolor?

DÍA 6

Elimina toda la cafeína, también el chocolate.

Entrada para tu diario: Obsérvate. ¿Qué es lo que más te gusta de tu persona? ¿Sabes agradecer a tu cuerpo ser lo bastante fuerte para haberte llevado hasta donde estás hoy?

DÍA 7

Elimina los zumos de fruta y los frutos secos.

Entrada para tu diario: ¿Qué emoción domina en tu vida actualmente?

DÍA 8

Elimina la fruta fresca y las nueces, almendras, avellanas…

Entrada para tu diario: Dedica un tiempo a escribir sobre tus pensamientos, sentimientos y preocupaciones durante la limpieza. ¿Te sientes positiva o negativa?

DÍA 9

Empieza con la oleación interna. Entre las 6.00 y las 7.00 de la mañana tómate 1 cucharada (15 ml) de ghee o de aceite de sésamo en una taza (240 ml) de agua caliente. Bébete el ghee o el aceite en forma líquida y con el estómago vacío. Aproximadamente media hora más tarde, bebe otro vaso de agua tibia. Si te produce una ligera náusea, prueba con un poco de zumo de limón fresco en el agua tibia.

Entrada para tu diario: Mi ritual preferido los fines de semana es…

DÍA 10

Entre las 6.00 y las 7.00 de la mañana tómate 2 cucharadas (30 ml) de ghee o de aceite de sésamo en una taza (240 ml) de agua caliente. Bébete el ghee o el aceite en forma líquida y con el estómago vacío. Aproximadamente media hora más tarde, bebe otro vaso de agua tibia. Si te produce una ligera náusea, prueba con un poco de zumo de limón fresco en el agua tibia.

Entrada para tu diario: Las tradiciones festivas que espero con más ilusión son…

DÍA 11

Entre las 6.00 y las 7.00 de la mañana tómate 3 cucharadas (45 ml) de ghee o de aceite de sésamo en una taza (240 ml) de agua caliente. Bébete el ghee o el aceite en forma líquida y con el estómago vacío. Aproximadamente media hora más tarde, bebe otro vaso de agua tibia. Si te produce una ligera náusea, prueba con un poco de zumo de limón fresco en el agua tibia.

Entrada para tu diario: Las cosas que siempre hacía con mi padre cuando era pequeña eran…

Noche: cena ligero. Antes de acostarte, disfruta de una ducha o un baño de agua caliente durante 15 o 20 minutos. Luego toma 2 cucharadas (30 ml) de aceite de ricino. Lo puedes tomar solo o mezclarlo con media taza (120 ml) de agua caliente. Los efectos laxantes normalmente se producen al cabo de 4-6 horas de la ingestión. Seguramente te despertarás a primera hora con una necesidad urgente de evacuar.

Entrada para tu diario: Si tuvieras que escoger tres cosas para llevarte de casa con urgencia, ¿cuáles serían? ¿Por qué escogerías esas y no otras?

PRÁCTICAS AYURVÉDICAS IMPORTANTES

Infusiones purificantes

Ir bebiendo infusiones a lo largo del día es una manera sumamente efectiva de librar a nuestro cuerpo de ama y otras toxinas. Lo que sigue son infusiones purificantes básicas adecuadas a cada dosha. Se trata simplemente de poner los ingredientes en un cazo mediano con 4 tazas (960 ml) de agua mineral, llevarla a ebullición y dejarla hervir suavemente durante 5 minutos; luego dejarla infusionar entre 2 y 5 minutos. El limón añádelo siempre durante la infusión. Cuela la infusión en una tetera o en un termo antes de disfrutarla.

Infusión purificante para vata

1 cucharadita de semillas de comino

½ cucharadita de semillas de cilantro

1 cucharadita de semillas de hinojo

½ cucharadita de jengibre recién rallado

Zumo de limón, en la cantidad que desees

Azúcar moreno orgánico (opcional)

Infusión refrescante para pitta

1 cucharadita de semillas de hinojo

1 cucharadita de semillas de cilantro

½ cucharadita de semillas de comino

10 hojas de menta fresca

Zumo de limón, en la cantidad que desees

Azúcar moreno orgánico (opcional)

Infusión estimulante para kapha

1 cucharadita de semillas de comino

½ cucharadita de semillas de cilantro

1 rama de canela o de regaliz

10 hojas de albahaca fresca

Zumo de limón, en la cantidad que desees

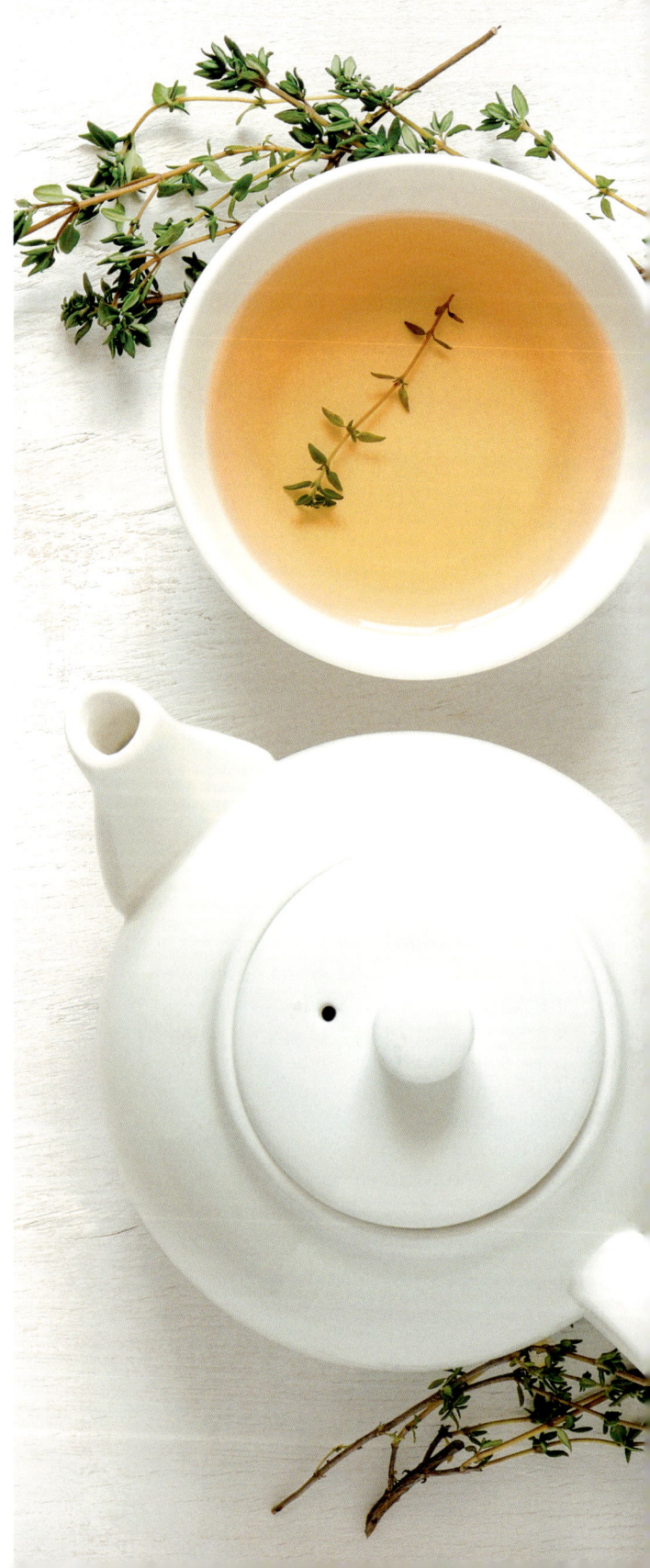

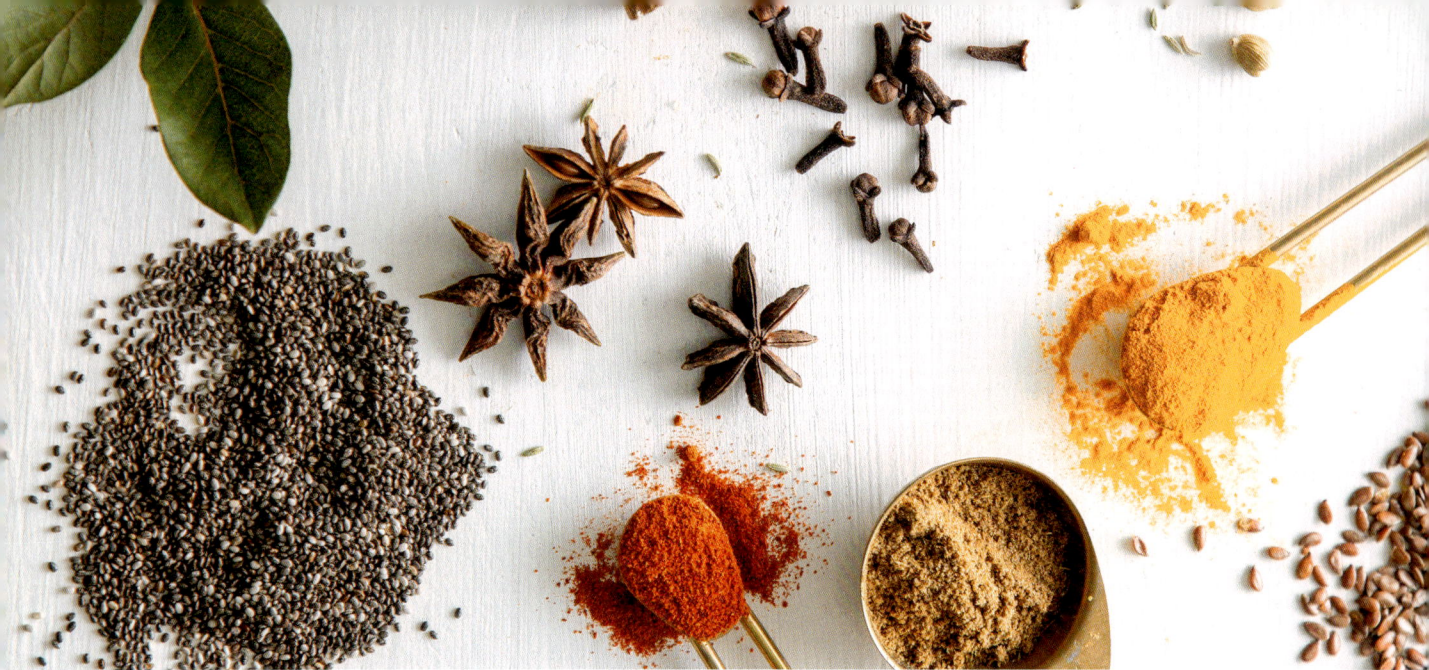

¡Anima tus platos con especias!

Las especias son una parte importante de la limpieza. Podemos utilizar los alimentos como medicina para mejorar la digestión, así como para disminuir el ama y las inflamaciones. A continuación te presento las especias que vas a usar en las siguientes recetas cuando te indique que uses la mezcla de especias para tu dosha. Gracias a estas especias, esta limpieza va a ser única y exclusiva para ti.

Para preparar las mezclas de especias siguientes, solo tienes que poner todos los ingredientes en una picadora eléctrica, o en un mortero para especias, y molerlas. Pon la mezcla resultante en un cuenco y revuélvela bien con una cuchara para que queden bien mezclados todos los ingredientes. Guárdala en un bote hermético y ponla en un lugar fresco a temperatura ambiente. Para que conserven todo su sabor y potencial, te recomiendo que la uses dentro del mes siguiente a haberlas triturado.

Mezcla de especias vata

1 cucharada (9 g) de semillas de cilantro
1 cucharada (9 g) de semillas de comino
1 cucharada (9 g) de cúrcuma en polvo
1 cucharada (9 g) de albahaca seca
2 cucharadas (6 g) de jengibre en polvo
2 cucharadas (10 ml) de sal
1 cucharada de asafétida

Mezcla de especias pitta

2 cucharadas (18 g) de semillas de cilantro
2 cucharadas (18 g) de semillas de hinojo
2 cucharadas (18 g) de semillas de comino
2 cucharadas (6 g) de semillas de hojas de menta picadas
1 cucharada (9 g) de semillas de cardamomo
1 cucharada (9 ml) de cúrcuma en polvo

Mezcla de especias kapha

1 cucharada (9 g) de semillas de cilantro
1 cucharada (9 g) de semillas de comino
1 cucharada (9 g) de semillas de hinojo
1 cucharada (9g) de semillas de mostaza
1 cucharada (9 g) de semillas de fenogreco
1 cucharada (9 ml) de semillas de cardamomo
1 cucharada (9 ml) de semillas de amapola
1 cucharada (9 ml) de canela en polvo
1 cucharada (9 ml) de jengibre en polvo

Sueros faciales

Tanto si gozas de una piel fantástica como si te da algún problema, existe una gran cantidad de sueros. Para asegurarte de que el que usas es el más apropiado para tu piel, escoge el correspondiente a tu dosha. Aplícatelo sobre el rostro húmedo después de haberte limpiado la cara como suelas hacerlo, ¡y tu piel empezará a iluminarse!

Suero facial vata
2 cucharaditas (30 ml) de aceite de jojoba
¼ de taza (60 ml) de aceite de almendras
3-4 gotas de aceite esencial de rosa o de geranio

Suero facial pitta
2 cucharaditas (30 ml) de aceite de almendras
¼ de taza (60 ml) de aceite de girasol
5-6 gotas de aceite de sándalo o de rosa

Suero facial kapha
2 cucharaditas (30 ml) de aceite de linaza
¼ de taza (60 ml) de aceite de almendras
3-4 gotas de aceite de lavanda o de romero

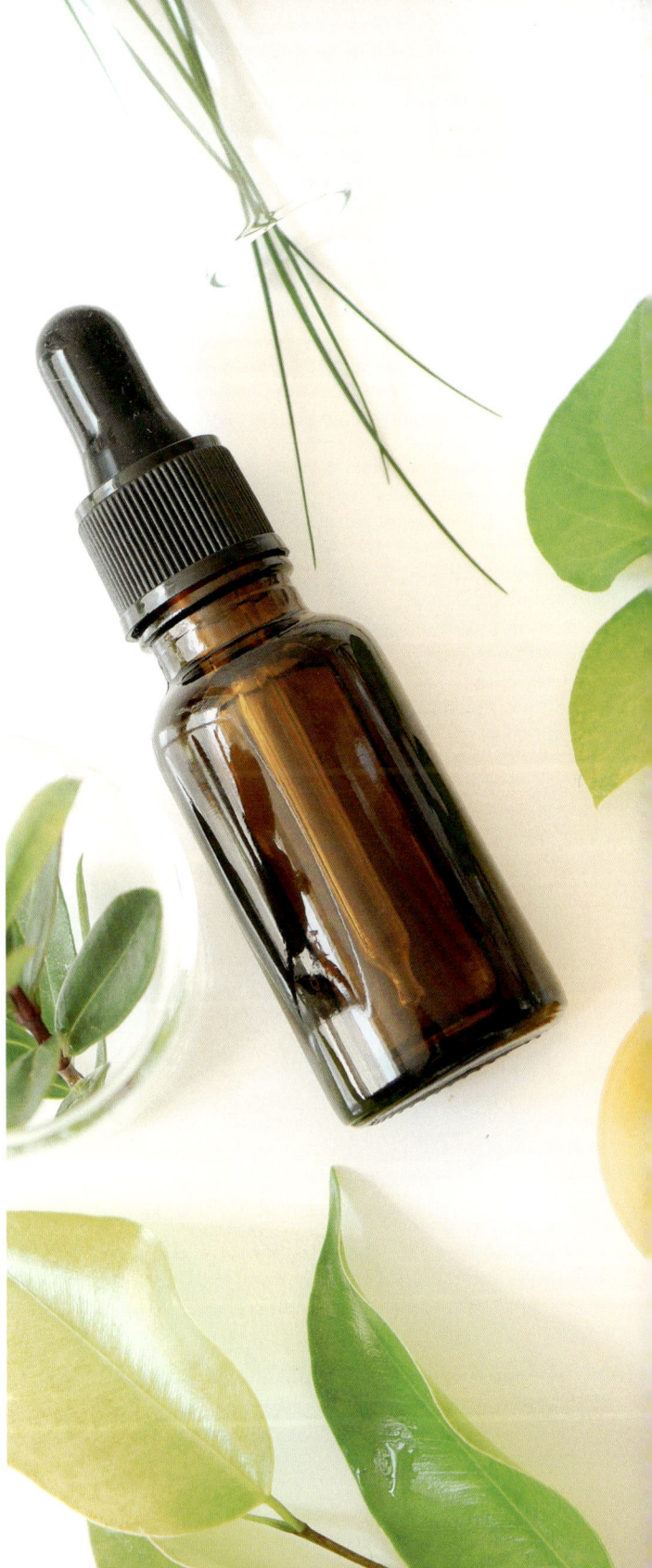

Ráspate la lengua

Rasparse la lengua es una manera de limpiárnosla para eliminar capas, mocos u otros residuos que se puedan haber acumulado sobre ella durante la noche. El raspado se hace mejor y es más efectivo si se usa un raspador de lengua bien diseñado, que suelen fabricarse en acero, plata o cobre. Si no practicas el raspado de lengua por las mañanas, por favor, sigue leyendo.

¿Te despiertas con mal sabor de boca o con una capa blanquecina cubriendo tu lengua? Si nunca te has fijado en ello, mírate al espejo y verás que seguramente es tu caso.

Aunque con el cepillado y el uso de hilo dental eliminamos bacterias de los dientes y las encías, nos olvidamos de la lengua, que es donde viven las causantes del mal aliento y que incluso pueden alterar nuestro sentido del gusto. Casi el 50 % de nuestras bacterias orales habitan en las grietas de la lengua y son la mayor fuente del mal aliento, las enfermedades de las encías y el deterioro dental. Las capas de residuos en la lengua constituyen la base para que los microbios proliferen, por lo que el raspado de la lengua es fundamental para eliminar las bacterias.

Se trata de residuos tóxicos provenientes de todo el cuerpo. Mientras dormimos, cuando el cuerpo descansa, el sistema digestivo trabaja para desintoxicarse a sí mismo. Esas toxinas (ama) se depositan en la superficie de la lengua a través de los canales excretores internos y son responsables de la capa que cubre la lengua por la mañana. Esa capa puede ser amarillenta, blanca, negra o azulada. Hasta un 40 % de las toxinas del día anterior llegarán a tu lengua al día siguiente a través de los sistemas respiratorio, digestivo y nervioso.

Te explico cómo rasparte la lengua:

1. ¡Consigue un buen raspador! Las investigaciones dentales han descubierto que utilizar un raspador de lengua es mucho más efectivo para eliminar las bacterias de la lengua que el cepillo dental. La acción de barrido del raspador se lleva los depósitos de residuos gracias a la forma curva en U; luego lo limpiamos con agua bajo el grifo.
2. Cepíllate los dientes y pásate el hilo dental. Esto es lo primero que debes hacer ya que desde las encías y los dientes podrían caer bacterias sobre la lengua.
3. Sujeta el raspador suavemente con ambas manos. Abre la boca y sitúa la parte curva en lo más lejos que puedas de la lengua sin que te entren náuseas.
4. Empuja el raspador hacia delante por toda la superficie de la lengua. Repítelo varias veces.
5. Cuando termines, enjuaga muy bien el raspador bajo el grifo y déjalo secar.
6. Lo ideal es hacer el raspado en el momento de levantarnos, porque es entonces cuando el metabolismo corporal empezará a trabajar y, si no hacemos el raspado, los residuos tóxicos empezarán a reabsorberse en varios órganos y canales.

El raspado de lengua diario también ayuda a mejorar la digestión ya que activa la producción de saliva y aviva el agni (fuego digestivo) para todo el día. Una lengua sana está limpia y tiene un color rosado. Con un raspado diario continuado, verás como mejora tu salud general.

Bebe mucha agua

La deshidratación es tal vez la causa más común de los problemas digestivos, dolores de cabeza, cansancio, congestión linfática y función desintoxicante deficiente. Así pues, una de nuestras prioridades durante la limpieza será rehidratar en profundidad todas las células del cuerpo, especialmente las del tracto digestivo. Bebe agua mineral caliente, hervida y sin nada más, cada 10 o 15 minutos a lo largo del día. Con ello no solo te rehidratarás, sino que además dilatarás el sistema linfático, lo que permitirá que la linfa fluya fácilmente. No pongas hielo en el agua.

Come una manzana al día para no tener que visitar al doctor

Las manzanas crudas y ácidas son increíblemente efectivas para limpiar, así que haz que formen parte de tus comidas. Los dos ingredientes de las manzanas con cualidades purificadoras son la pectina y el ácido málico.

La pectina actúa como desintoxicante de las paredes del intestino y se utiliza para regular los movimientos intestinales. Ayuda a que las heces sean compactas y reducen la inflamación asociada a la diarrea, además de ayudar en el estreñimiento. La pectina es útil en el tratamiento de enfermedades como la colitis, el síndrome de colon irritable y otros trastornos digestivos.

El ácido málico dilata las vías biliares, lo cual permite un mayor flujo biliar. Y un mayor flujo biliar disminuye el nivel de colesterol y grasa en el hígado. El ácido málico también es efectivo como quelante de metales, lo cual significa que es capaz de agarrarse a metales tóxicos como el aluminio o el plomo que puedan haberse acumulado en el hígado, y desactivarlos. Esto reduce considerablemente el riesgo de toxicidad. (¿Sabías que el 80 % de los cálculos biliares son piedras de colesterol? El ácido málico ablanda y finalmente disuelve los cálculos). Cuanto más ácida sea una manzana, más ácido málico contiene. ¡Así que busca las manzanas más verdes! Para mi gusto las Granny Smith son las más ácidas.

Utiliza aceite nasya

Nasya es el nombre que recibe la aplicación de un aceite directamente en las fosas nasales. Esta práctica equilibra los senos nasales, la garganta y la cabeza, y mejora el sistema inmunológico, la circulación sanguínea y la claridad mental y la concentración. Además significa menos infecciones en los senos nasales, menos congestión y mejora de alergias y asma. Te explico cómo hacerlo:

- Ponte una gota de nasya o de aceite de sésamo en el dedo anular y frótatelo suavemente por dentro de ambas fosas nasales.
- Date un masaje suave y circular en cada una.

No se recomienda hacer nasya si estás resfriado, si tienes una infección o fiebre.

PLAN DE ALIMENTACIÓN PARA LA PRELIMPIEZA

He procurado que las recetas fueran sencillas y las he preparado para vata, pues es el primer dosha que se desequilibra. Pero si eres kapha o pitta, verás que he incluido las adaptaciones al final de cada receta para ajustarlas a tu dosha. Si crees que eres predominantemente dos doshas, utiliza los ajustes que encontrarás en las páginas 20 y 22.

Lista de la compra

Esta lista te ayudará con lo que necesitas para esta fase. Son solo los ingredientes que necesitas en cuanto a especias, infusiones y tónicos. Según las comidas, la lista variará.

Estas recetas son solo sugerencias; mientras comas cereales y verduras sanas y orgánicas, puedes escoger tus propias recetas. Sin embargo, a mí me parece que es más fácil seguir un menú y esta es la razón por la que he creado el plan de alimentación siguiente.

Hierbas y productos

- Triphala en polvo o en tabletas (para todos los doshas; pág. 37)
- Trikatu en tabletas (solo para vatas y kaphas; pág. 37)
- Infusiones dosha (pág. 31)
- Aceite para abhyanga (masajes)
- Aceite de ricino (para ingerir)
- Aceite nasya o de sésamo
- Raspador de lengua

Verduras y frutas

- 33-34 manzanas verdes
- 4-6 remolachas crudas medianas
- 1 bolsa de copos de avena
- 1 bote de pasas
- Fruta (para: No es la papilla de avena de tu madre; pág. 43)
- 1 bolsa de espinacas crudas
- 1 apio
- 11 calabacines medianos
- 2 manojos de perejil
- 1 manojo de zanahorias
- 1 bolsa de judías verdes

Especias y aderezos

- Asafétida
- Semillas de mostaza negra
- Pimienta negra y de Cayena
- Cilantro
- Canela en polvo
- Coco, sin azúcar, rallado
- Cilantro en polvo y en semillas
- Semillas de comino enteras
- Hinojo en polvo y semillas enteras
- Jengibre
- Menta, fresca o seca
- Nuez moscada en polvo
- Cúrcuma en polvo

Edulcorantes

- Malta de cebada
- Miel sin refinar
- Azúcar turbinado

Plan de alimentación para la prelimpieza

Puedes mezclar a tu gusto las recetas.

	DÍA 1	DÍA 2	DÍA 3	DÍA 4	DÍA 5
Desayuno	Infusión dosha (pág. 31) No es la papilla de avena de tu madre (pág. 43)	Infusión dosha (pág. 31) Tacos veganos para desayunar y salsa (pág. 44)	Infusión dosha (pág. 31) Quinoa cocida con leche caliente y especias (pág. 47)	Infusión dosha (pág. 31) Compota de melocotones con dátiles, cardamomo y crema de almendras (pág. 48)	Infusión dosha (pág. 31) Pastelillos de mijo con mantequilla de nueces (pág. 51)
A media mañana	Infusión dosha (pág. 31)	Infusión de menta (pág. 62)	Infusión de jengibre (pág. 63)	Infusión tulsi (pág. 64)	Infusión de diente de león (pág. 65)
Comida	Col kale salteada y ensalada de arroz salvaje con hinojo (pág. 81)	Plato purificante de buda (pág. 70)	Chermoula y pasta (pág. 82)	Pilaf de espárragos y quinoa (pág. 180)	Sopa de calabaza y azafrán (pág. 85)
Merienda	Infusión para estimular el agni (pág. 66)	Infusión dosha (pág. 31)	Caldo para tomarte un descanso (pág. 68)	Infusión digestiva (pág. 67)	Limonada con azafrán (pág. 69)
Cena	Sopa de champiñones deliciosa (pág. 102)	Ensalada de jícama con salsa de tahina y menta (pág. 94)	Tacos con frijoles y salsa de mango (pág. 89)	Sopa de fenogreco y eneldo para adelgazar (pág. 97)	Espaguetis de calabacín con pesto (pág. 98)

	DÍA 6	DÍA 7	DÍA 8	DÍA 9	DÍA 10	DÍA 11
Desayuno	Infusión dosha (pág. 31) Batido de coco y pepino (pág. 56)	Infusión dosha (pág. 31) Tortitas para chuparse los dedos (pág. 55)	Infusión dosha (pág. 31) Arroz para desayunar (pág. 52)	Infusión dosha (pág. 31) Cóctel de zumo estimulante (pág. 57)	Infusión dosha (pág. 31) Upma (pág. 58)	Infusión dosha (pág. 31) Guiso desintoxicante para desayunar (pág. 61)
A media mañana	Infusión dosha (pág. 31)	Infusión de menta (pág. 62)	Infusión de jengibre (pág. 63)	Infusión tulsi (pág. 64)	Infusión de diente de león (pág. 65)	Infusión dosha (pág. 31)
Comida	Curri de espinacas de lujo (pág. 73)	Guiso de verduras fácil (pág. 74)	Bol de verduras asadas (pág. 78)	Sopa de brócoli antiinflamatoria (pág. 77)	Plato purificante de buda (pág. 70)	Olla de shakshuka (pág. 86)
Merienda	Infusión estimulante agni (pág. 66)	Infusión dosha (pág. 31)	Caldo beneficioso para un descanso (pág. 68)	Infusión digestiva (pág. 67)	Limonada de azafrán (pág. 69)	Infusión estimulante agni (pág. 66)
Cena	Crema de espárragos (pág. 166)	Pasta con calabaza (pág. 106)	*Risotto* de lentejas con azafrán (pág. 105)	Ensalada de farro de invierno (pág. 90)	Tofu al horno con arroz y jengibre (pág. 93)	Sopa de curri de coco refrescante (pág. 101)

Toma triphala y trikatu

Además de las especias básicas de la lista anterior, debes tener otros dos productos: triphala y trikatru.

El triphala es una combinación de tres frutas y se conoce por ser un tónico rejuvenecedor que ayuda a la digestión, la desintoxicación y la eliminación. Es bueno para los tres doshas y actúa como apoyo a los sistemas respiratorio, cardiovascular, urinario, reproductivo y nervioso. Según fuentes populares, puede disminuir la presión alta y mejorar la función hepática. Se ha demostrado que es un gran antioxidante, lo que significa que protege las células de los efectos nocivos de los radicales libres. Quiero que tomes triphala porque ayuda suavemente a la limpieza interna y, a la vez, a la digestión y absorción de nutrientes. Tómate dos tabletas por la noche antes de acostarte o 1 cucharadita en forma de polvo disuelto en un vaso de agua tibia.

Trikatu significa literalmente «tres picantes» o «tres pimientas». El trikatu también se usa para ayudar a hacer la digestión, sobre todo para vatas y kaphas. Por sus propiedades picantes, elimina el exceso de mucosidad y la congestión y es antiinflamatorio. Debes tomarlo entre comidas, unas dos horas después de haber comido, para que tenga su máximo efecto. Tómate dos tabletas a media mañana y a media tarde.

RECETAS PARA LA PRELIMPIEZA

Cada una de las recetas siguientes están diseñadas específicamente para la fase de prelimpieza de la limpieza de 25 días. Recuerda que están pensadas para vata con adaptaciones para pitta y kapha.

Recetas desintoxicantes básicas

Las dos recetas que presento a continuación son una parte importante de tu plan de alimentación durante la prelimpieza. Come un poco de ensalada de remolacha con cada comida. Acompaña la comida o la cena, o ambas, con el tónico.

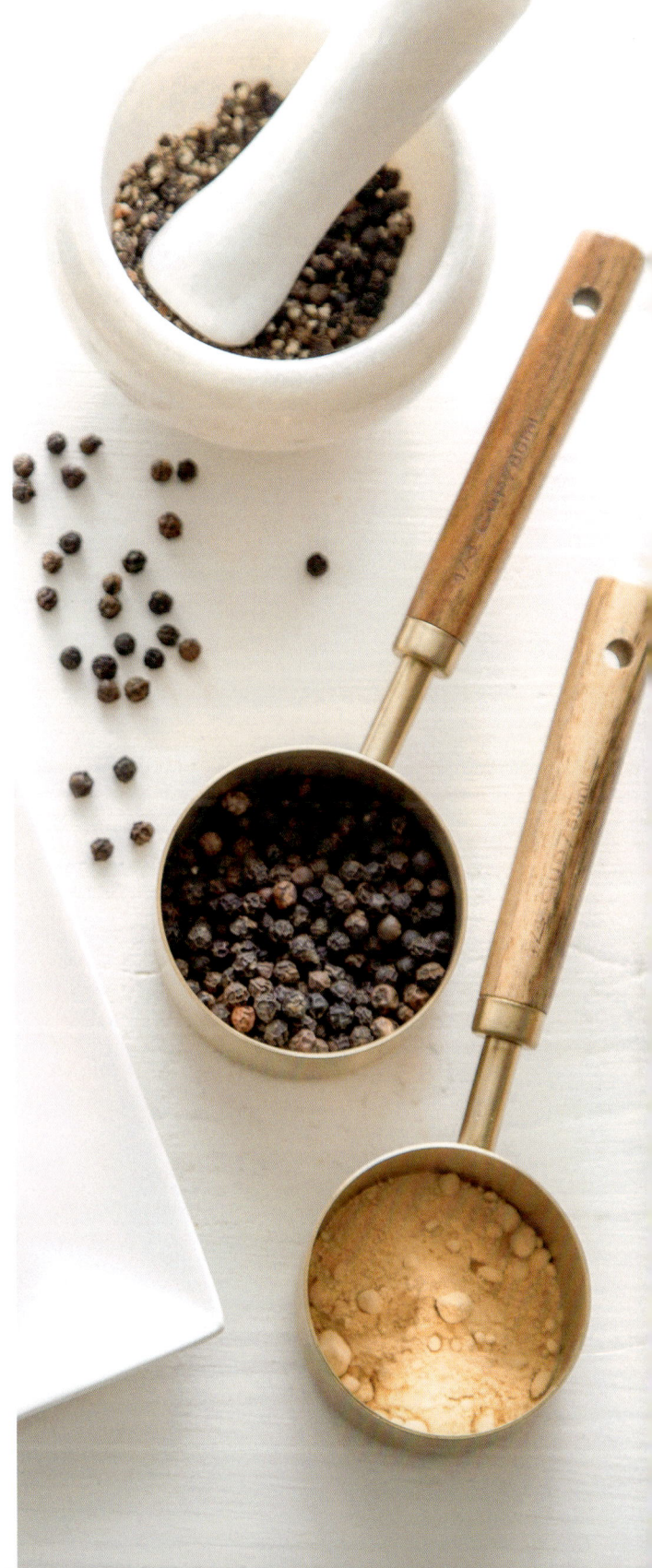

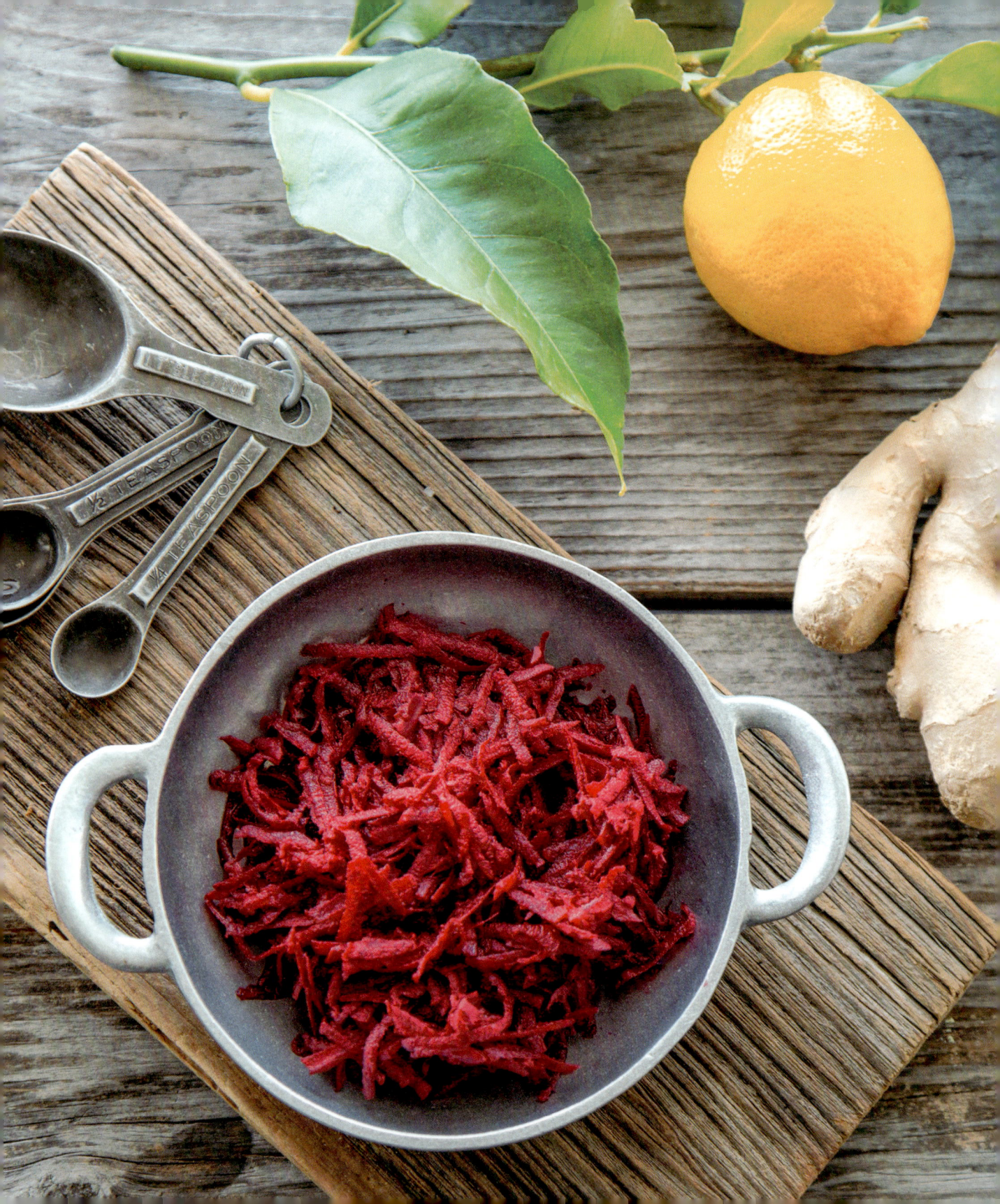

ENSALADA DE REMOLACHA

La dieta que vas a seguir los próximos 11 días va a incluir más remolacha de la que seguramente sueles comer. La remolacha es mucho más que una hortaliza de invierno. Contiene abundantes antioxidantes, vitaminas y fibra. Regula los niveles de colesterol y la función intestinal. La remolacha es rica en betacaroteno y antioxidantes, que le confieren una increíble capacidad limpiadora del hígado, especialmente si se sufre de hígado graso. Todo ello impide que se acumulen grasas en este órgano tan importante para desintoxicar el cuerpo. Otro efecto beneficioso de la remolacha es que optimiza el sistema linfático, además de ayudar a eliminar toxinas del hígado.

PARA 2 RACIONES

1 remolacha mediana cruda, pelada y rallada

El zumo de ½ limón

¼ cucharadita de jengibre fresco rallado

Mezcla la remolacha, el zumo de limón y el jengibre en un cuenco y sírvelo como acompañamiento o aderezo. Esta ensalada se conserva bien hasta 24 horas en un recipiente con cierre hermético en el refrigerador.

TÓNICO ESTIMULANTE DE POTASIO

Esta bebida, que es sorprendentemente sabrosa y tiene un alto contenido en potasio y electrólitos, es un refresco nutritivo durante la prelimpieza. Ayuda a aliviar los gases y la hinchazón abdominal, así como el ardor de estómago. Es un tónico antiinflamatorio, por lo que ayuda a disminuir el dolor en las articulaciones, sobre todo la artritis. Por último, como bebida desintoxicante, contribuye a disminuir los antojos inoportunos.

PARA 2 VASOS

4 tazas (960 ml) de agua

5 zanahorias crudas, troceadas

2 ramas de apio, troceadas

1 calabacín crudo, troceado

1 ½ tazas (165 g) de judías verdes troceadas

1 ½ cucharaditas (3 g) de jengibre fresco picado

1 taza (30 g) de espinacas picadas

½ taza (30 g) de perejil picado

Pon el agua a hervir en un cazo. Cuando empiece a hervir, echa dentro las zanahorias, el apio, el calabacín, las judías verdes y el jengibre y déjalo hervir aproximadamente 8 minutos, a fuego lento. Añade las espinacas y el perejil y déjalo hervir todo otros 5 minutos, o hasta que todas las verduras estén tiernas, pero no se deshagan.

Ponlo todo en un colador y cuélalo, pero reserva una parte del caldo. Pon las verduras en el recipiente de una batidora y tritúralas hasta que veas que te queda un puré suave. Añade parte del caldo de verduras que has guardado para que quede más líquido. Bébete el tónico a temperatura ambiente para acompañar las comidas y las cenas durante la prelimpieza. Hay que preparar esta bebida todos los días.

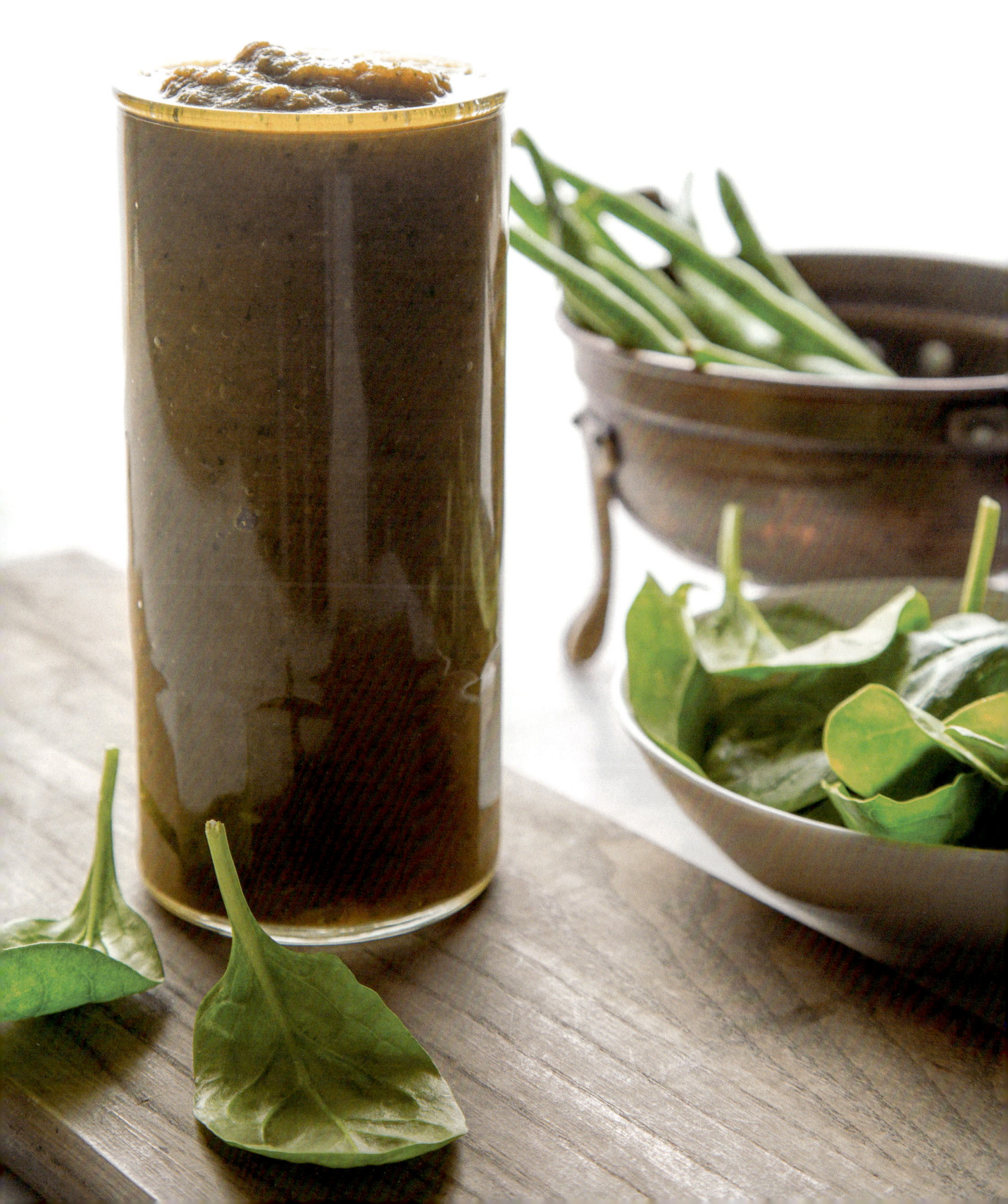

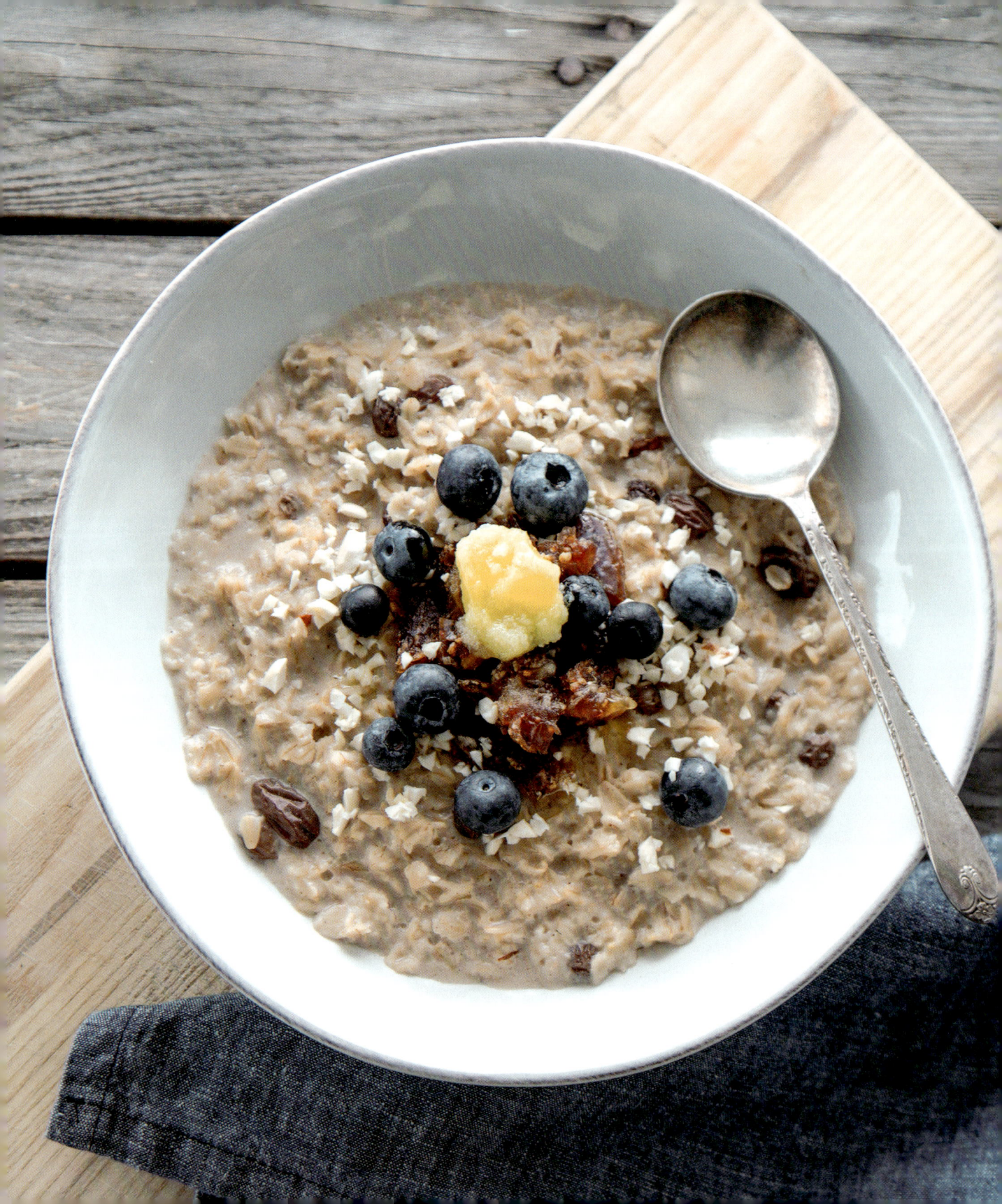

Desayunos al sol

NO ES LA PAPILLA DE AVENA DE TU MADRE

Este sustancioso desayuno es ideal por sus propiedades energéticas y fabuloso para vatas y pittas porque refuerza el sistema nervioso central. Con abundante contenido de proteínas y hierro, seguro que te va a mantener activo y fuerte hasta la hora de comer. Añádele una cucharadita de ghee y habrás conseguido matar dos pájaros de un tiro porque así es un probiótico inmejorable para la salud intestinal. La receta es para dos raciones; puedes compartirlo con alguien o guardarlo para el día siguiente.

PARA 2 RACIONES

10 almendras, en remojo toda la noche

10-15 pasas, en remojo toda la noche en ½ taza (120 ml) de agua

2 tazas (480 ml) de leche de almendras, y un poco más si necesitas

1 taza (100 g) de copos de avena

¼ cucharadita de cardamomo molido

¼ cucharadita de canela en polvo

¼ cucharadita de jengibre en polvo

¼ cucharadita de extracto de vainilla (opcional)

Un poquito de sal marina

½ plátano, pelado y a rodajitas (opcional)

Un puñado de arándanos

2 dátiles Medjool, troceados (opcional)

Ghee o jarabe de arce, para servirlo, según tu dosha

Retira la piel de las almendras que han estado en remojo y córtalas en pedacitos. Cuela las pasas y reserva el agua.

En una cazuela mediana, pon a hervir la leche de almendras y el agua de las pasas a fuego mediano. Incorpora la avena a la cazuela y luego las pasas, las almendras, el cardamomo, la canela, el jengibre, la vainilla y la sal. Baja el fuego y déjalo hervir lentamente dándole vueltas de vez en cuando, durante 8 minutos, o hasta que veas que la mezcla está suave y cremosa. Ahora, añade el plátano, los arándanos, los dátiles o la fruta que más te apetezca. Sírvelo en un cuenco y añádele más leche de almendras si te apetece, y 1 cucharadita más o menos de ghee o de jarabe de arce.

Adaptaciones para doshas

RECETA PENSADA PARA VATA
PITTA: no pongas el jengibre en polvo; sustituye la leche de almendras por leche de coco.
KAPHA: usa tapioca en lugar de avena. Sustituye la leche de almendras por una sola taza (240 ml) de leche de soja. Déjalo hervir unos minutos más para que se espese un poco y, para endulzarlo, pon un chorrito de miel sin refinar en lugar del jarabe de arce. No pongas ghee.

DESAYUNO VEGANO: TACOS CON SALSA

El alto contenido en fibra de las judías adzuki de esta receta limpia las toxinas del intestino delgado ya que propicia unas heces más voluminosas y más evacuación. Esto es estupendo para vatas, que tienden al estreñimiento. La gran cantidad de fibra también disminuye el colesterol, un problema para kaphas. Por otro lado, estas judías son ligeramente diuréticas, lo cual ayuda a eliminar y limpiar el tracto urinario y los riñones de calor tóxico; esta propiedad es beneficiosa para pittas, que a veces padecen de un exceso de calor tóxico. Escoge la salsa que prefieras.

PARA 4 RACIONES

1 lata (430 g) de judías adzuki, escurridas y lavadas

8 tortillas mexicanas integrales

Salsa de aguacate o de mango, la que más te guste (a la derecha)

1 taza (60 g) de col roja deshojada y cortada a tiras finas

2 cucharaditas de cebollino picado

Calienta el horno a 180 ºC.

En una sartén pequeña, calienta las judías a fuego lento durante un par de minutos.

Calienta las tortillas en el horno, sobre papel de hornear, un par de minutos. Coloca las tortillas en platos. Reparte las alubias entre las tortillas y corónalas con la salsa de aguacate o de mango y un montoncito de col. Espolvorea con el cebollino picado y sírvelo.

SALSA DE AGUACATE

3 aguacates Hass maduros, sin piel y picados

½ taza (120 ml) de crema de leche

1 taza (240 ml) de caldo vegetal

1 cucharadita de sal

2 cucharaditas (30 ml) de zumo de lima

Introduce en el recipiente de la batidora los aguacates, la crema, el caldo, la sal y el zumo de lima y tritúralo todo hasta que consigas la textura y la consistencia que más te gusten.

SALSA DE MANGO

1 mango grande, cortado a trozos

½ cebolla pequeña, muy picada

2 cucharadas (30 ml) de zumo de lima recién exprimido

½ lima para exprimir por encima al final

2 cucharaditas (6 g) de la mezcla de especias para tu dosha (pág. 32)

Una pizca de asafétida

½ cucharadita de sal

¼ cucharadita de pimienta

Un puñado de hojas de cilantro fresco picadas

Una lima cortada en cuñas para servir

En un cuenco mediano mezcla bien el mango, la cebolla, el zumo de lima, la mezcla de especias para tu dosha, la asafétida, la sal y la pimienta. Ahora añade el cilantro y exprime por encima una lima. Decora el cuenco con las cuñas de lima.

Adaptaciones para doshas

ESTA RECETA ESTÁ ESCRITA PARA VATA
PARA PITTA: no pongas cebollino en los tacos, porque son demasiado calientes, y en su lugar pon cilantro picado.
PARA KAPHA: los aguacates son demasiado fuertes para kaphas. Prueba con coliflor al vapor y con una crema que no sea láctica.

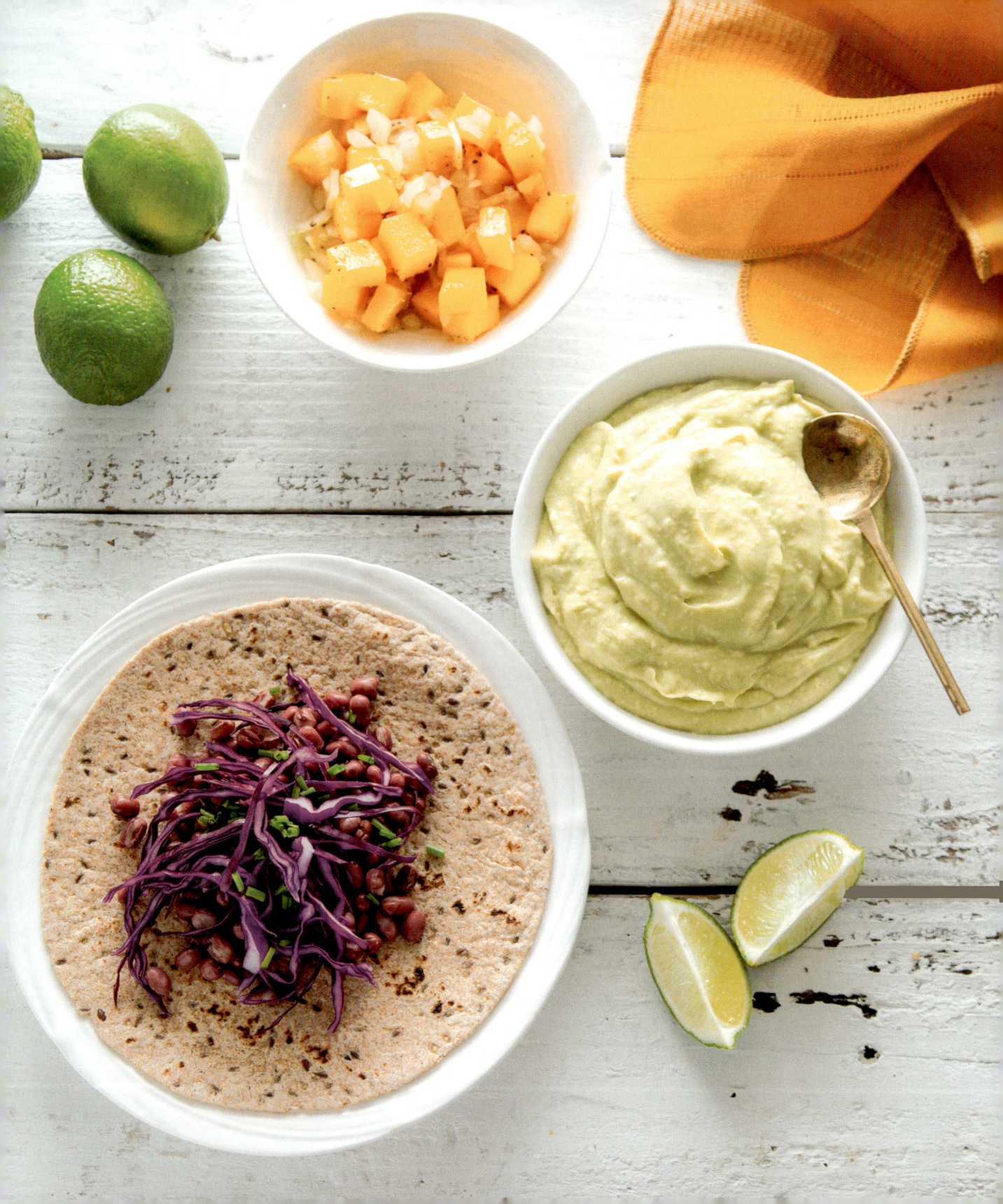

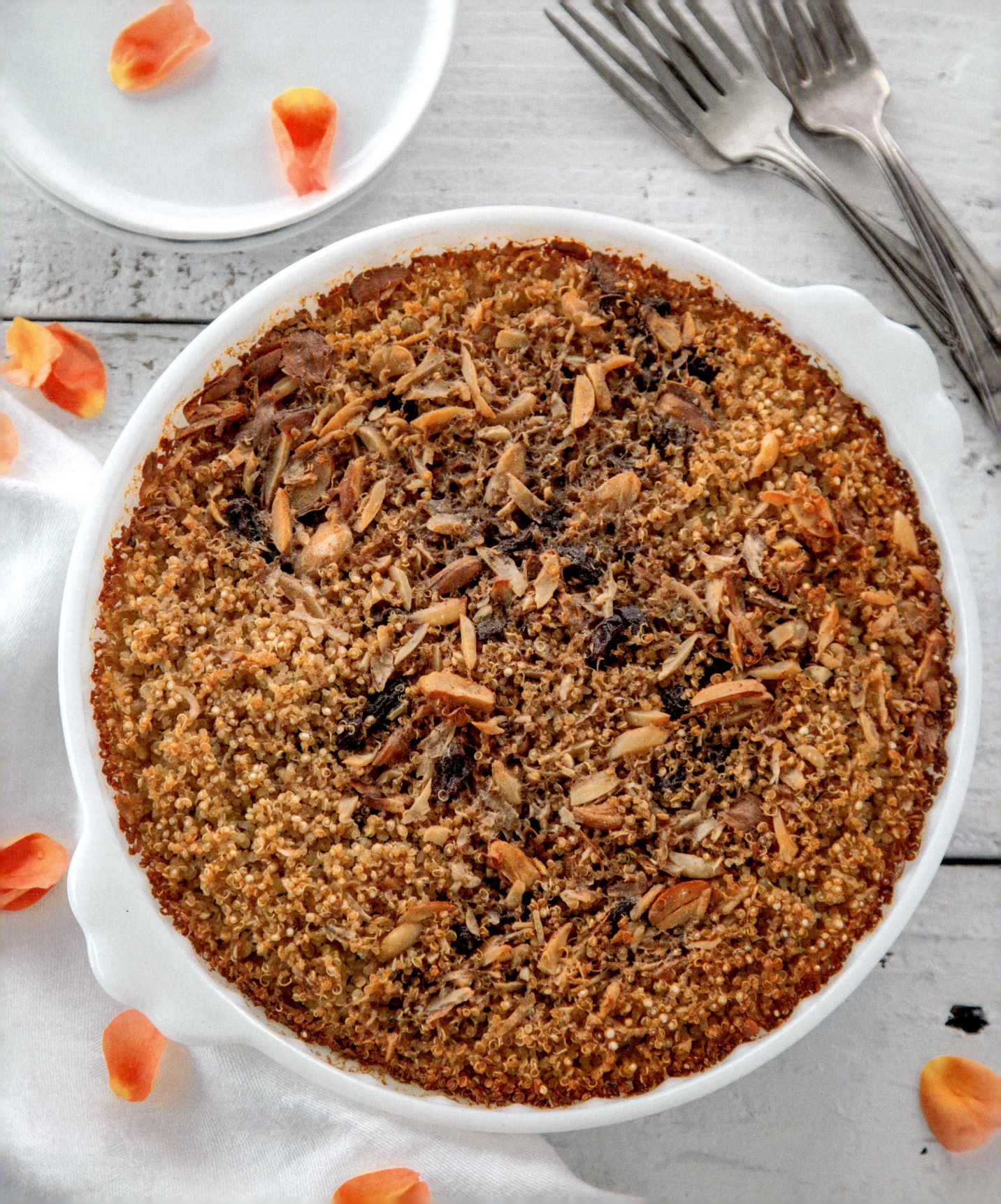

QUINOA AL HORNO CON LECHE CALIENTE AROMATIZADA

La quinoa, que está más relacionada con las espinacas y la remolacha que con los cereales, constituye un desayuno delicioso. Por su elevadísimo contenido en proteínas, es beneficiosa para todos los doshas. En esta receta, la cocinamos al horno combinada con especias calientes y muy aromáticas. Con este desayuno llegarás ligero y, a la vez, en plena forma a la hora de comer.

PARA 4 RACIONES

2 cucharada s (30 ml) de aceite de coco líquido, divido en dos partes

1 taza (180 g) de quinoa cruda, lavada

2 tazas (480 ml) de agua, y un poco más si la necesitas

2 tazas (480 ml) de leche de almendras

½ cucharadita de jengibre en polvo

1 cucharadita de canela en polvo

½ cucharadita de cardamomo molido

½ taza (70 g) de pasas (opcional)

½ taza (50 g) de almendras crudas, cortadas a tiras finas

Una pizca de sal del Himalaya

Jarabe de arce, en la cantidad que desees

Pon el horno a calentar a 180 °C. Unta una bandeja para horno con 1 cucharada (15 ml) de aceite de coco.

En un cazo calienta el resto de aceite de coco (1 cucharada, 15 ml) a fuego medio alto. Pon la quinoa y rehógala, dándole vueltas, durante 1 minuto, o hasta que la quinoa se seque y empiece a chisporrotear y saltar. Añade el agua, baja el fuego y déjalo hervir a fuego bajo, revolviéndolo de vez en cuando, durante 15 minutos, o hasta que la quinoa esté blanda y la mezcla se espese. Agrega más agua si ves que hace falta.

Cuando la quinoa esté casi a punto, en otro cazo pon la leche de almendras, el jengibre, la canela, el cardamomo, las pasas y las almendras, y calienta esta mezcla a fuego bajo.

Ahora esparce la quiona en la bandeja para horno. Añade la sal y rocíala por encima con la mezcla de la leche de almendras. Endulza el plato con jarabe de arce.

Déjala en el horno entre 50 y 55 minutos, o hasta que todo esté cocido. Retira la bandeja del horno y deja que se enfríe. No te preocupes si todavía queda un poco de líquido. Espera unos 30 minutos y sírvelo tibio.

Adaptaciones para doshas

ESTA RECETA ESTÁ ESCRITA PARA VATA
PARA PITTA: sustituye la leche de coco por leche de almendras y prescinde del jengibre.
PARA KAPHA: utiliza leche de soja en lugar de leche de almendras y miel sin refinar para endulzar. Prueba con arándanos en lugar de pasas.

COMPOTA DE MELOCOTONES CON DÁTILES, CARDAMOMO Y CREMA DE ALMENDRAS

Este apetitoso desayuno vale también como postre. Es estupendo para vatas porque la fruta cocida es muy fácil de digerir y ayuda a limpiar el cuerpo. Este desayuno tiene un efecto refrescante gracias a que predomina el sabor dulce, por lo que constituye un comienzo excelente para un día de verano.

PARA 2 RACIONES

2 melocotones grandes, pelados, sin hueso y cortados a trozos
4 dátiles Medjool, sin hueso y cortados por la mitad
1 ½ tazas (360 ml) de agua, en dos partes, y un poco más si hace falta
1 cucharada (20 g) de jarabe de arce
1 cucharadita de jengibre fresco rallado
⅛ cucharadita de cardamomo picado
⅛ cucharadita de canela en polvo
1 ½ tazas (210 g) de almendras crudas
1 ½ cucharaditas (40 g) de jarabe de arroz
El zumo de ½ limón

En un cazo grande, mezcla los melocotones con los dátiles, 1 taza (240 ml) de agua, el jarabe de arce, el jengibre, el cardamomo y la canela, y llévalo a ebullición. Reduce el fuego y déjalo hervir lentamente, tapado, durante 5 minutos.

Ahora pon el contenido del cazo en una batidora y tritúralo todo hasta que obtengas una consistencia de puré. Devuélvelo al cazo y revuélvelo bien.

Introduce en la batidora las almendras, la ½ taza (120 ml) de agua restante, el jarabe de arroz y el zumo de limón y bátelo todo hasta que obtengas una mezcla cremosa y suave. Agrega un poco más de agua si hace falta. Sirve la compota de melocotón en cuencos y decórala con un montoncito de crema de almendras.

Adaptaciones para doshas

ESTA RECETA ESTÁ ESCRITA PARA VATA
PARA PITTA: prescinde del jengibre y agrega 1 cucharada (5 g) de copos de coco (sin azúcar) al cazo.
PARA KAPHA: sustituye las pasas por los dátiles y agrega una pizca de clavo de olor triturado.

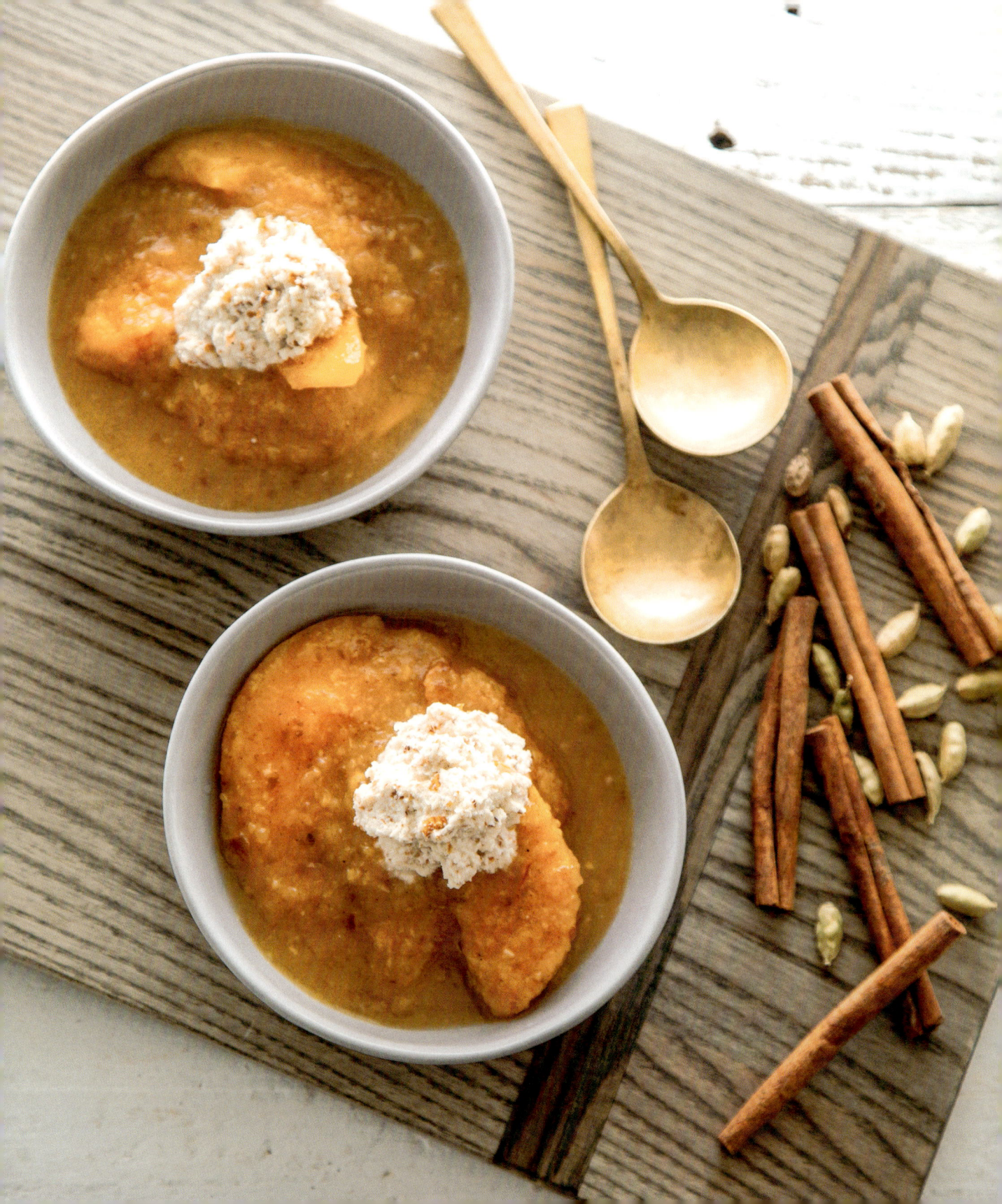

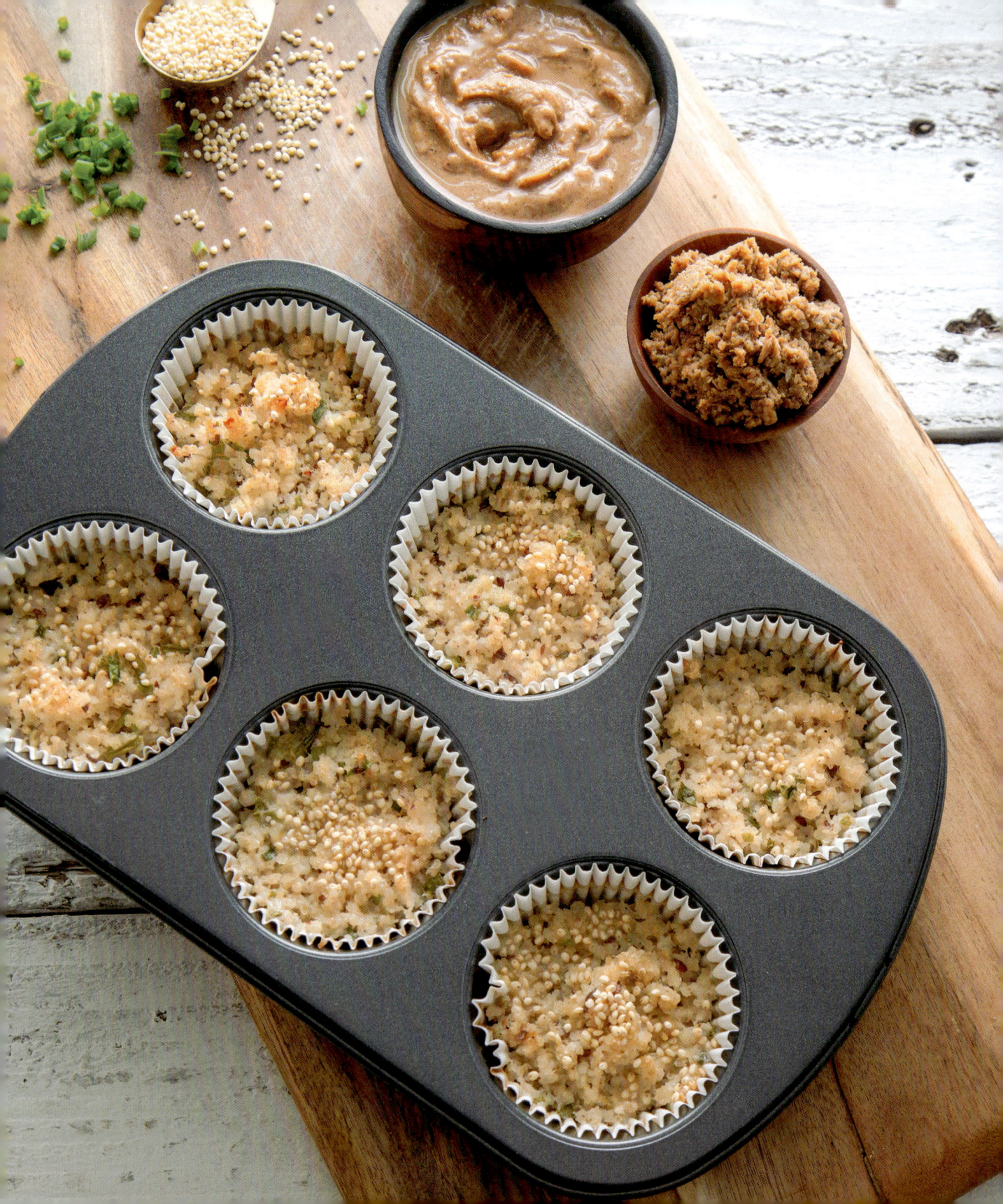

PASTELILLOS DE MIJO CON MANTEQUILLA DE FRUTOS SECOS

¿Verdad que hay mañanas en que te apetece algo muy sabroso? Prueba con el mijo. Está considerado como un ingrediente dulce, caliente, seco y ligero. Estas cualidades lo convierten en un cereal especial puesto que, al mismo tiempo que sacia y es nutritivo, es también ligero y fácil de digerir, a diferencia de la húmeda pegajosidad que resulta de la ingestión de otros cereales (como el trigo). El mijo se usa en el tratamiento de ama (toxinas) alto, de agni (fuego digestivo) apagado, diabetes, exceso de peso, edema y otras enfermedades causadas por exceso de kapha (mucosidad/fluidos). Servido con una mantequilla dulce y especiada de frutos secos... ¡es delicioso! Escoge el fruto seco más apropiado para tu dosha.

PARA 6 RACIONES

1 taza (180 g) de mijo hervido
1 cucharada (10 g) de semillas de linaza molida
2 tazas (480 ml) de leche de arroz
1 cucharadita de ajo triturado
¼ de taza (12 g) de cebollino picado
1 cucharada (15 ml) de aceite de oliva virgen extra
Mijo sin cocer, en la cantidad que desees
También en la cantidad que desees la mantequilla de almendras y de anacardos o mantequilla de semillas de calabaza con azafrán tostado (a la derecha)

Precalienta el horno a 200 ºC. Prepara un molde de horno para seis pastelillos untando los moldes con aceite o poniendo moldes de papel rizado.

En un cuenco grande, mezcla bien el mijo hervido, la linaza, la leche de arroz, el ajo, el cebollino y el aceite de oliva. Revuélvelo todo para que se mezclen bien los ingredientes y déjalo reposar 5 minutos.

Rellena los moldes con la masa preparada hasta dos tercios de su capacidad. Esparce por encima un poco de mijo sin cocer, si te apetece, y mete el molde en el horno durante 20 o 25 minutos, o hasta que los pastelillos estén hechos y tengan un color dorado.

Sirve los pastelillos de mijo calientes con la mantequilla de almendras y anacardos o con la de semillas de calabaza y azafrán tostado. Sugerencia: prepara el doble de cantidad de mantequilla de frutos secos para congelarla y usarla con los *muffins* de zanahoria con mantequilla de frutos de secos (pág. 154) en la fase de poslimpieza.

MANTEQUILLA DE ALMENDRAS Y ANACARDOS

1 taza (260 g) de mantequilla de anacardos
1 taza (260 g) de mantequilla de almendras
1 cucharada (20 g) de jarabe de arce
1 cucharadita de cardamomo triturado
½ cucharadita de canela en polvo
½ cucharadita de extracto de vainilla

Introduce en la trituradora la mantequilla de anacardos, la de almendras, el jarabe de arce, el cardamomo, la canela y la vainilla. Tritúralo todo hasta que estén muy bien mezclados los ingredientes.

MANTEQUILLA DE SEMILLAS DE CALABAZA Y AZAFRÁN TOSTADO

2 tazas (280 g) de semillas de calabaza crudas
¼ de taza (60 ml) de aceite de oliva virgen extra
1 cucharada (20 g) de edulcorante (para kaphas, miel; para pittas, jarabe de arce; para vatas, jarabe de arroz)
Unas cuantas hebras de azafrán
¼ cucharadita de sal del Himalaya

Precalienta el horno a 180 ºC.

Sobre una hoja de papel de hornear, esparce las semillas de calabaza. Hornéalas, dándoles vueltas de vez en cuando, durante 20 minutos, o hasta que las semillas estén tostadas por ambos lados. Sácalas del horno y déjalas enfriar.

Pon los ingredientes (las semillas de calabaza tostadas, el aceite de oliva, el edulcorante, el azafrán y la sal en una batidora) y bátelo todo hasta que la mezcla esté bien triturada.

Adaptaciones para doshas

ESTA RECETA ESTÁ ESCRITA PARA VATA
PARA PITTA: sustituye la mantequilla de anacardo por otra taza (260 g) de mantequilla de almendras.
PARA KAPHA: los pastelillos de mijo resultan perfectos si sustituyes la leche de soja por leche de arroz.

ARROZ PARA DESAYUNAR

El ayurveda considera que determinados alimentos son beneficiosos para todas las personas, durante todo el año, y el arroz ocupa el primer puesto en la lista. Sin duda, el arroz blanco contiene menos fibra que el arroz integral, pero aun así tiene valor nutritivo y aporta proteínas y energía. Para vatas, el arroz blanco es mucho más fácil de digerir porque carece de cáscara. Por esta razón, se recomienda el arroz blanco cuando la capacidad digestiva es baja.

PARA 2 RACIONES

1 taza (185 g) de arroz basmati blanco y crudo

2 ¼ tazas (540 ml) de agua

⅛ cucharadita de sal

¼ cucharadita de cilantro molido

⅛ cucharadita de cardamomo molido

1 cucharadita de ghee

En un cazo mediano pon el arroz, el agua, la sal, el cilantro, el cardamomo y el ghee y llévalo a ebullición. Baja el fuego y déjalo hervir lentamente durante 20 minutos, o hasta que el arroz esté cocido. Sírvelo caliente... ¡y a disfrutar!

Adaptaciones para doshas

ESTA RECETA ESTÁ ESCRITA PARA VATA
PARA PITTA: no tienes que sustituir ningún ingrediente.
PARA KAPHA: no tienes que sustituir ningún ingrediente.

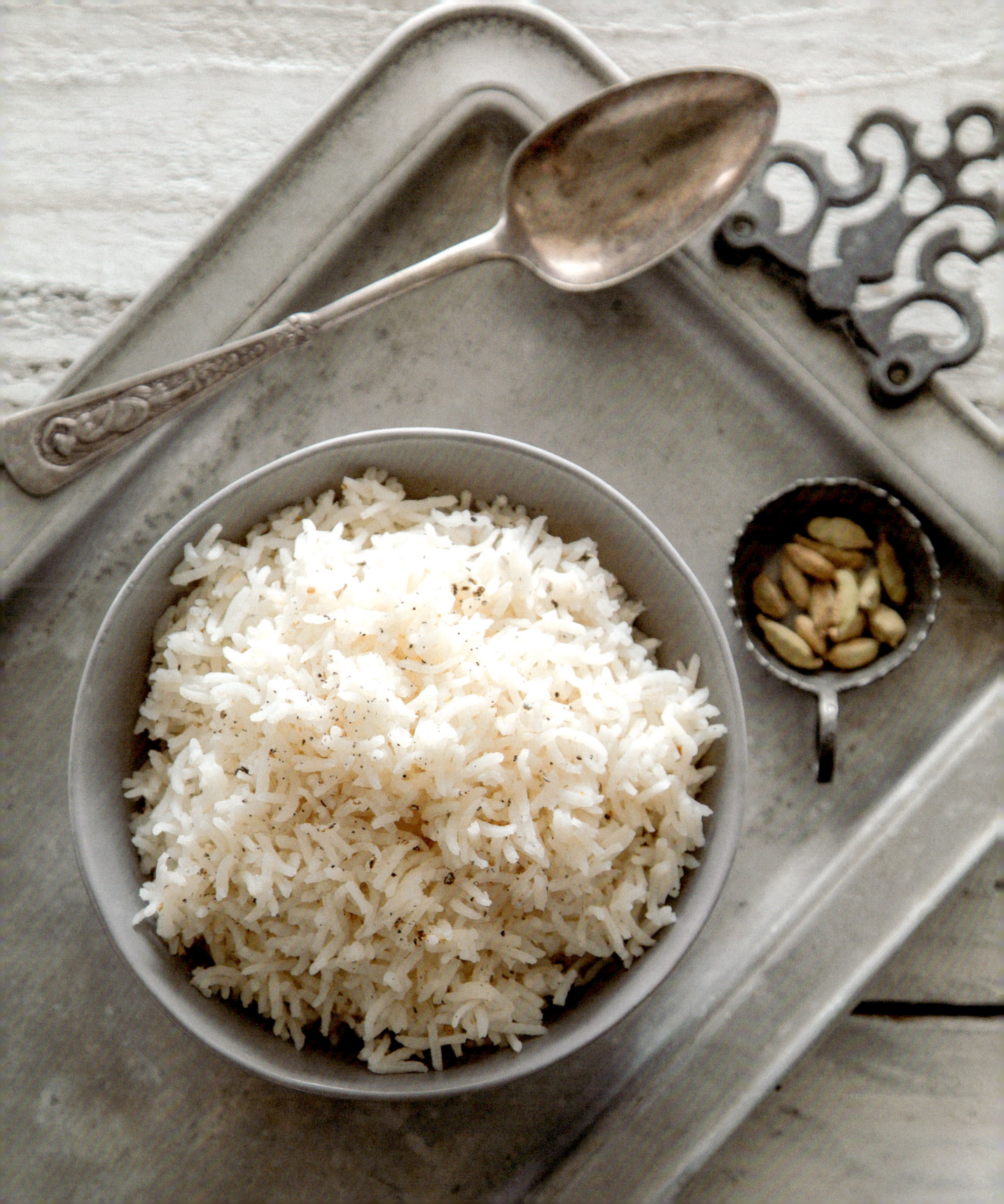

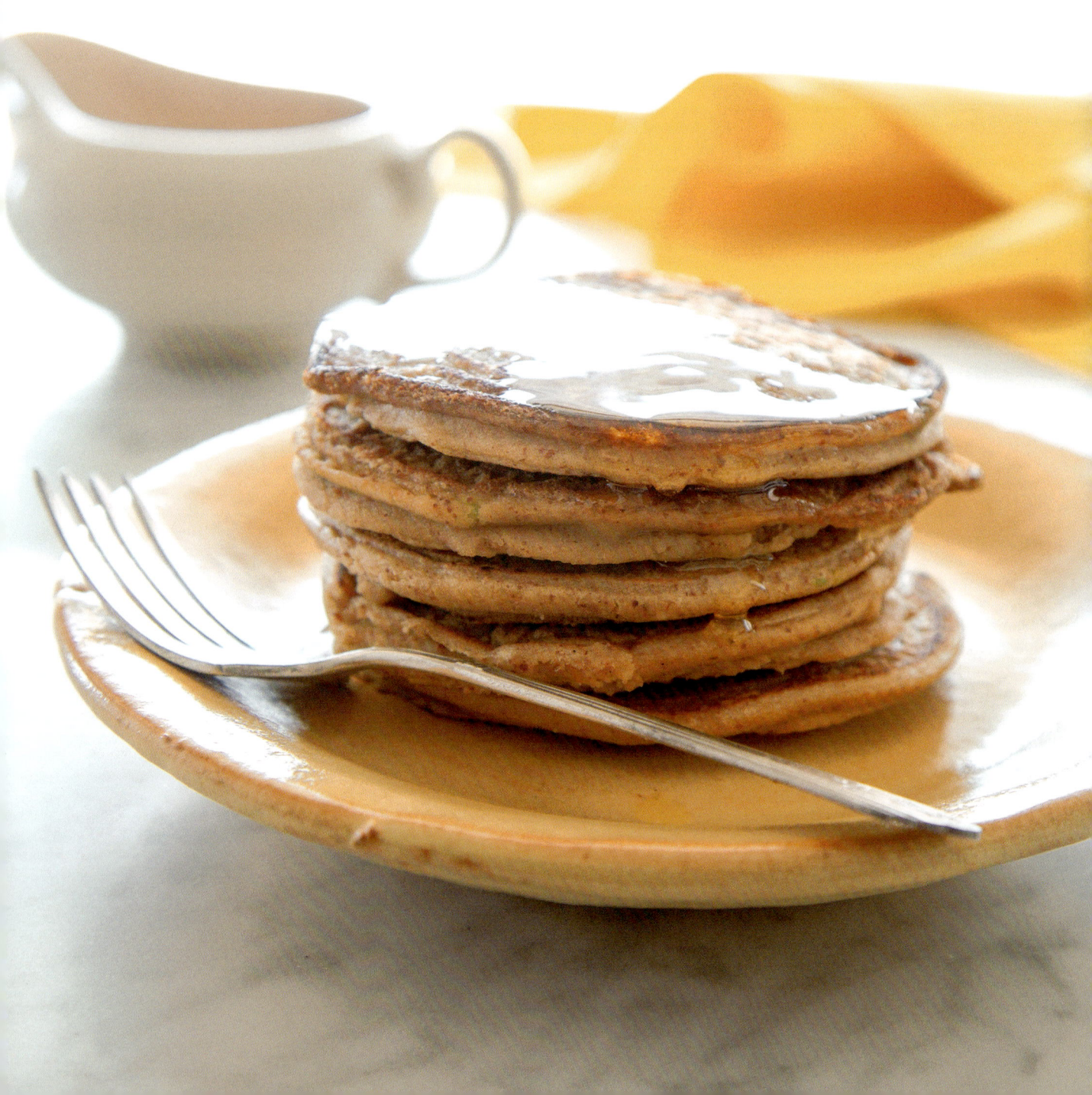

TORTITAS PARA CHUPARSE LOS DEDOS

Preparamos estas tortitas con harina de cebada porque es una harina bastante fácil de digerir y no provoca un exceso de mucosidad en el cuerpo. Su alto contenido en fibra insoluble es eficaz para regular los niveles de azúcar en sangre. La cebada aumenta la liberación de bilis del hígado y de la vesícula biliar y, por tanto, ayuda en los metabolismos grasos. Y otra ventaja añadida es que, gracias a su alto contenido de fibra, saciará tu apetito por más tiempo y no andarás picoteando alimentos con muchas calorías. Puedes comprar sustitutos del huevo en tiendas de comestibles.

PARA 4 RACIONES

1 taza (140 g) de harina de cebada

¼ cucharadita de sal

1 cucharadita de levadura artificial en polvo

½ aguacate maduro, sin hueso y pelado

1 sustituto de huevo

1 ½ taza (360 ml) de agua

½ cucharadita de canela en polvo

⅛ de nuez moscada rallada

¼ cucharadita de ghee, y un poco más si hace falta

En un cuenco pequeño mezcla bien la harina de cebada, la sal y la levadura en polvo. Resérvalo.

Pon en el recipiente de la batidora el aguacate, el sustituto de huevo, el agua, la canela y la nuez moscada y bátelo todo muy bien hasta que te quede una crema suave. Agrega esta mezcla a la de harina de cebada y combínalas ambas hasta que estén bien integrados todos los ingredientes.

Calienta una sartén con la superficie lisa a fuego medio y echa el ghee. Cuando esté caliente, vierte un poquito de masa en la sartén para formar un pequeño círculo. Cuando veas que en la superficie de la tortita empiezan a aparecer burbujas y adquiere un color tostado, al cabo de 1 o 2 minutos, dale la vuelta y cocínala por el otro lado. Una vez lista, resérvala en un plato caliente. Repite la operación hasta que termines la masa. Sírvelas calientes con más ghee.

Adaptaciones para doshas

ESTA RECETA ESTÁ ESCRITA PARA VATA
PARA PITTA: no tienes que sustituir ningún ingrediente.
PARA KAPHA: no tienes que sustituir ningún ingrediente.

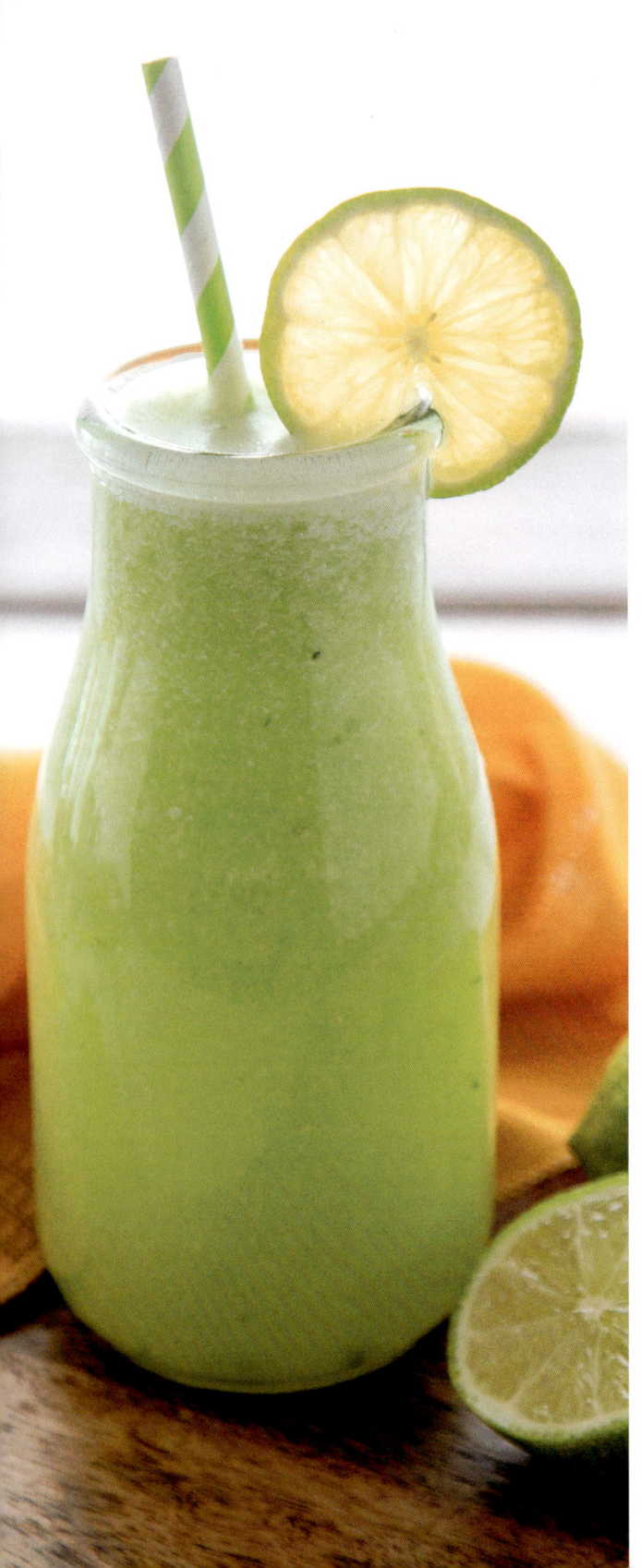

BATIDO DE COCO Y PEPINO

Esta bebida calmante y refrescante es genial para los días en que tu fuego intestinal está algo apagado, lo que suele suceder en verano. Pero, además, necesitarás un alimento nutritivo que te mantenga en forma toda la mañana. Este batido es ideal porque refresca el pitta y calma el vata. Prueba a añadir un poco de mantequilla de almendra si te parece que necesitas un poco más de proteína.

PARA 2 PORCIONES

2 tazas (480 ml) de agua de coco

2 pepinos, pelados y troceados

2 cucharadas (30 ml) de zumo de lima

1 cucharada (15 g) de mantequilla de almendra (opcional)

En el recipiente de la batidora, introduce el agua de coco, los pepinos, el zumo de lima y la mantequilla de almendra (si la usas). Bátelo hasta que esté todo bien integrado y tengas un batido suave y cremoso. Bébetelo inmediatamente.

Adaptaciones para doshas

ESTA RECETA ESTÁ ESCRITA PARA VATA
PARA PITTA: no tienes que sustituir ningún ingrediente.
PARA KAPHA: prescinde de la mantequilla de almendra.

CÓCTEL DE ZUMO ESTIMULANTE

Los zumos vegetales recién preparados constituyen un desayuno energético para comenzar el día. Este cóctel es especialmente recomendable para kaphas, que a primera hora de la mañana a veces se sienten adormilados.

PARA 2 RACIONES

2 melocotones, sin hueso y troceados

2 zanahorias, cortadas a rodajas

1 remolacha pequeña, cortada a rodajas

½ taza (120 ml) de agua

2 cucharadas (30 ml) de leche de coco

2 ramitas de perejil

Pon todos los ingredientes en el recipiente de la batidora, melocotones, zanahorias, remolacha, agua, leche de coco y perejil, y bátelo hasta que obtengas un zumo suave y cremoso.

Adaptaciones para doshas

ESTA RECETA ESTÁ ESCRITA PARA VATA
PARA PITTA: sustituye los melocotones por mango y el perejil, por unas hojas de menta.
PARA KAPHA: sustituye la leche de coco por leche de soja.

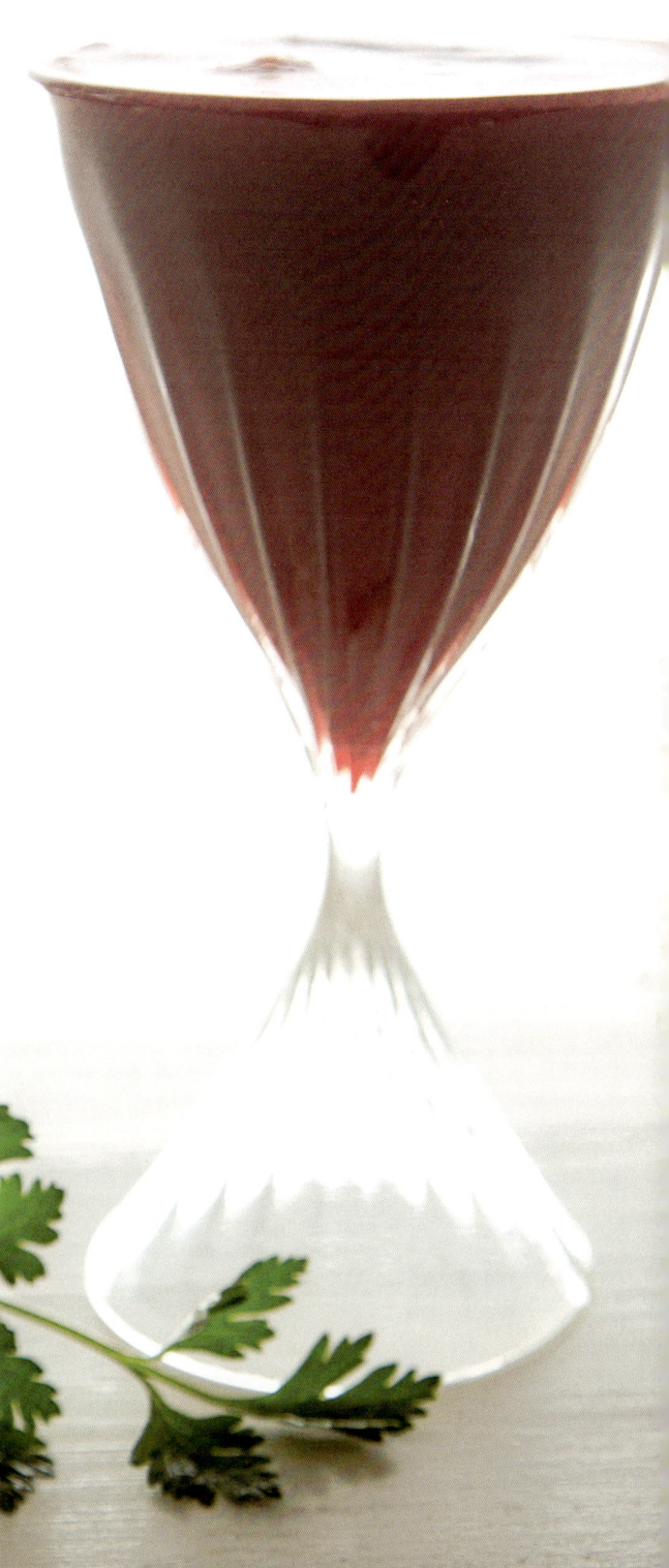

UPMA

Se trata de un cereal caliente, salado y exquisito. Se prepara salteando especias en ghee para liberar sus propiedades curativas. Los granos del cereal se tuestan para eliminar los alérgenos que contienen y hacerlos más digeribles. Es equilibrado para todos los doshas y constituye un estupendo desayuno, sobre todo en otoño y primavera, cuando suelen aparecer en escena las alergias.

PARA 4 RACIONES

1 taza (180 g) de crema de trigo

1 cucharada (15 g) de ghee

1 cucharadita de semillas de mostaza negra

½ cucharadita de cúrcuma en polvo

2 chiles verdes, sin semillas y picados

1 cebolla, picada

¼ taza (10 g) de hojas de cilantro, picadas, y un poco más para decorar

1 cucharadita de sal

3 tazas (720) de agua

1 cucharadita de zumo de limón

⅓ taza (20 g) de copos de coco sin azúcar añadido

En un cazo mediano, tuesta la crema de trigo unos 5 minutos, o hasta que empiece a dorarse. Dale vueltas a menudo para que no se queme. Aparta la sartén del fuego y resérvala.

En un cazo grande, pon a calentar el ghee y saltea las semillas de mostaza hasta que empiecen a chisporrotear y saltar. Echa ahora la cúrcuma, los chiles, la cebolla y el cilantro y déjalo al fuego unos 8 o 10 minutos, o hasta que la cebolla empiece a dorarse. Añade la sal y el agua y llévalo a ebullición. Cuando rompa el hervor, agrega la crema de trigo y no dejes de remover para evitar que se formen grumos. Tiene que hervir un par de minutos. Reduce el fuego y ahora déjalo que hierva otros 5 minutos a fuego suave, o hasta que esté cocido. Apaga el fuego. Rocíalo con el zumo de limón y espolvorea por encima los copos de coco y un poco más de cilantro.

Adaptaciones para doshas

ESTA RECETA ESTÁ ESCRITA PARA VATA
PARA PITTA: no tienes que sustituir ningún ingrediente.
PARA KAPHA: prescinde de los copos de coco y agrega un diente de ajo triturado a la cebolla y más chiles.

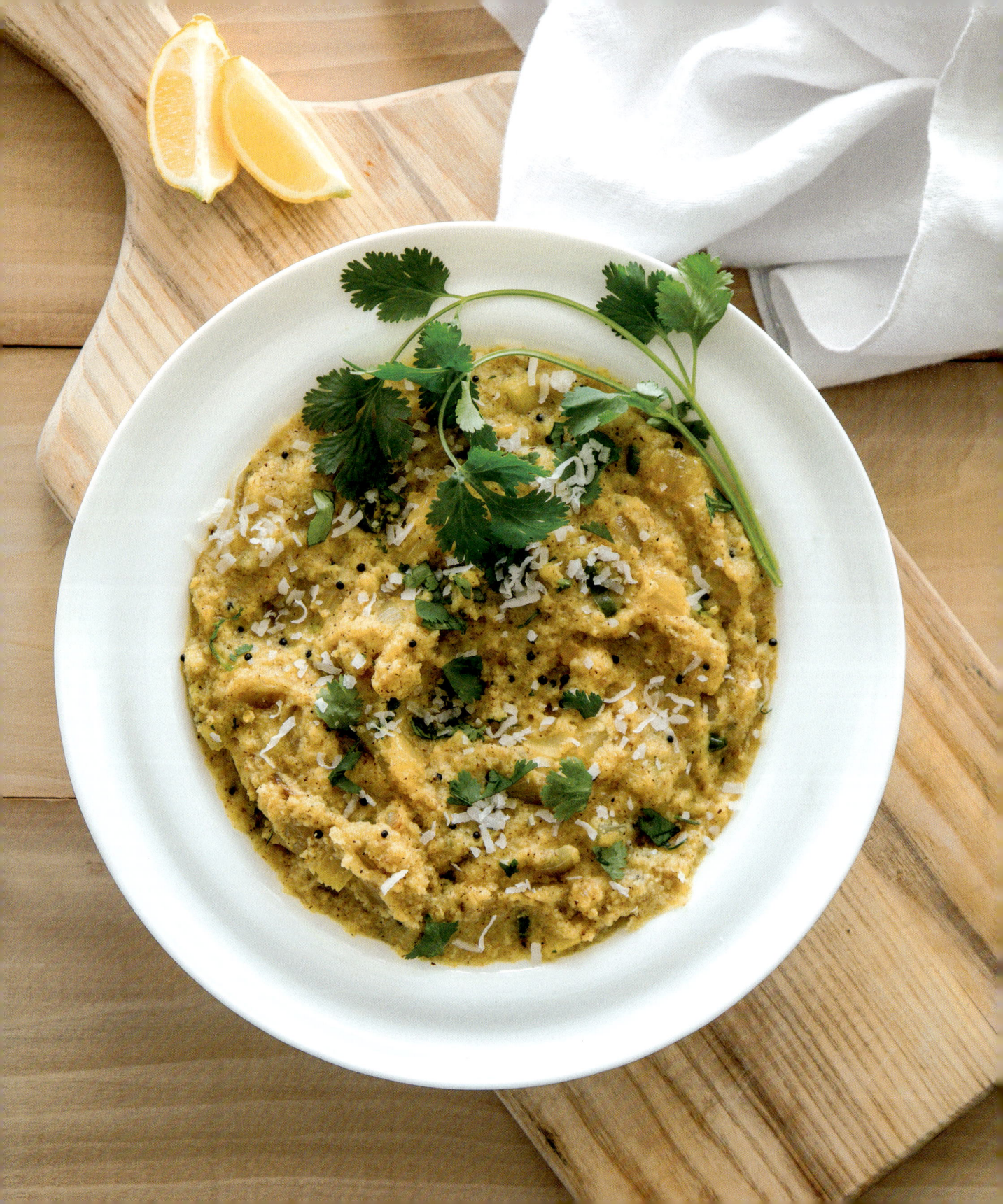

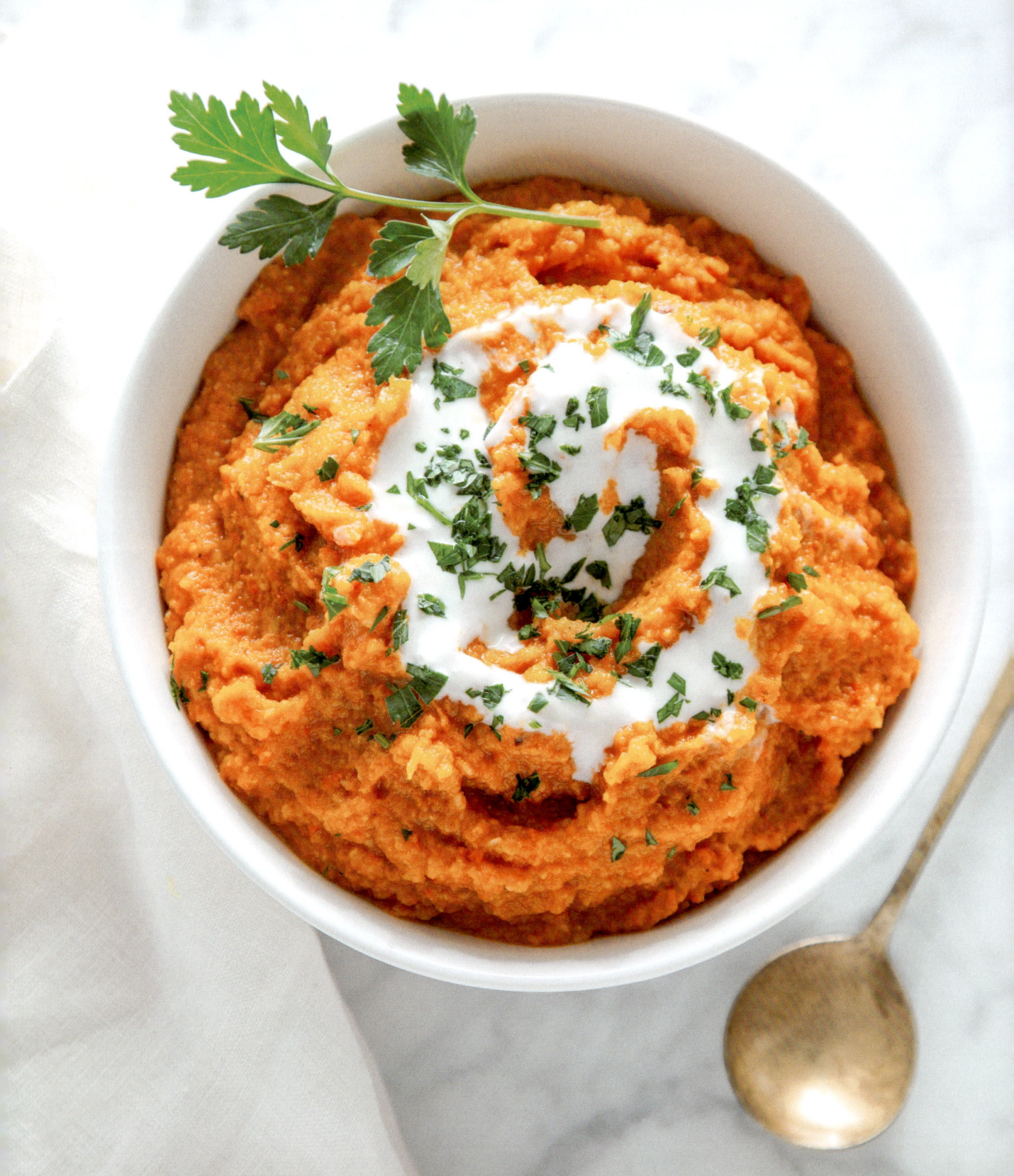

GUISO DESINTOXICANTE PARA DESAYUNAR

Este guiso rebosa de potasio, que crea un entorno alcalino, ayuda a eliminar las toxinas de nuestras células y añade fibra para estimular la secreción biliar y fomentar el movimiento intestinal y la eliminación de toxinas. Con este plato te vas a sentir como nunca.

PARA 2 RACIONES

1 boniato, pelado y cortado a dados

3 zanahorias, peladas y cortadas a trozos

1 chirivía, pelada y cortada a trozos

1 cebolla, pelada y cortada en cuatro

3 dientes de ajo, triturados

¼ cucharadita de sal marina

Una pizca de chile en polvo

1 cucharadita de cúrcuma en polvo

1 cucharadita de comino en polvo

1 cucharada (14 g) de aceite de coco

2 tazas (480 ml) de caldo vegetal bajo en sodio, caliente

Un trozo de jengibre (de unos 12 mm), pelado y rallado

½ taza (100 g) de lentejas rojas cocidas

Perejil fresco, para decorar el plato

1 cucharada de leche de coco, para decorar el plato

Precalienta el horno a 165 °C. Cubre con papel sulfurizado (para hornear) una bandeja para horno.

En un cuenco grande, introduce el boniato, las zanahorias, la chirivía, la cebolla, el ajo, la sal, el chile en polvo, la cúrcuma, el comino y el aceite de coco y revuélvelo todo para que queden los ingredientes bien untados con el aceite. Ahora ponlos en una bandeja para horno y espárcelos por toda su superficie. Déjalos en el horno unos 20 minutos, o hasta que veas que tienen un color tostado.

Pon todas las verduras asadas en el recipiente de la batidora. Agrega ahora el caldo caliente, el jengibre y las lentejas y tritúralo todo hasta que la mezcla adquiera la textura de una crema suave. Sírvelo caliente, decorado con unas hojas de perejil y un chorrito de leche de coco.

Adaptaciones para doshas

ESTA RECETA ESTÁ ESCRITA PARA VATA
PARA PITTA: no pongas chile.
PARA KAPHA: utiliza aceite de girasol en lugar de aceite de coco.

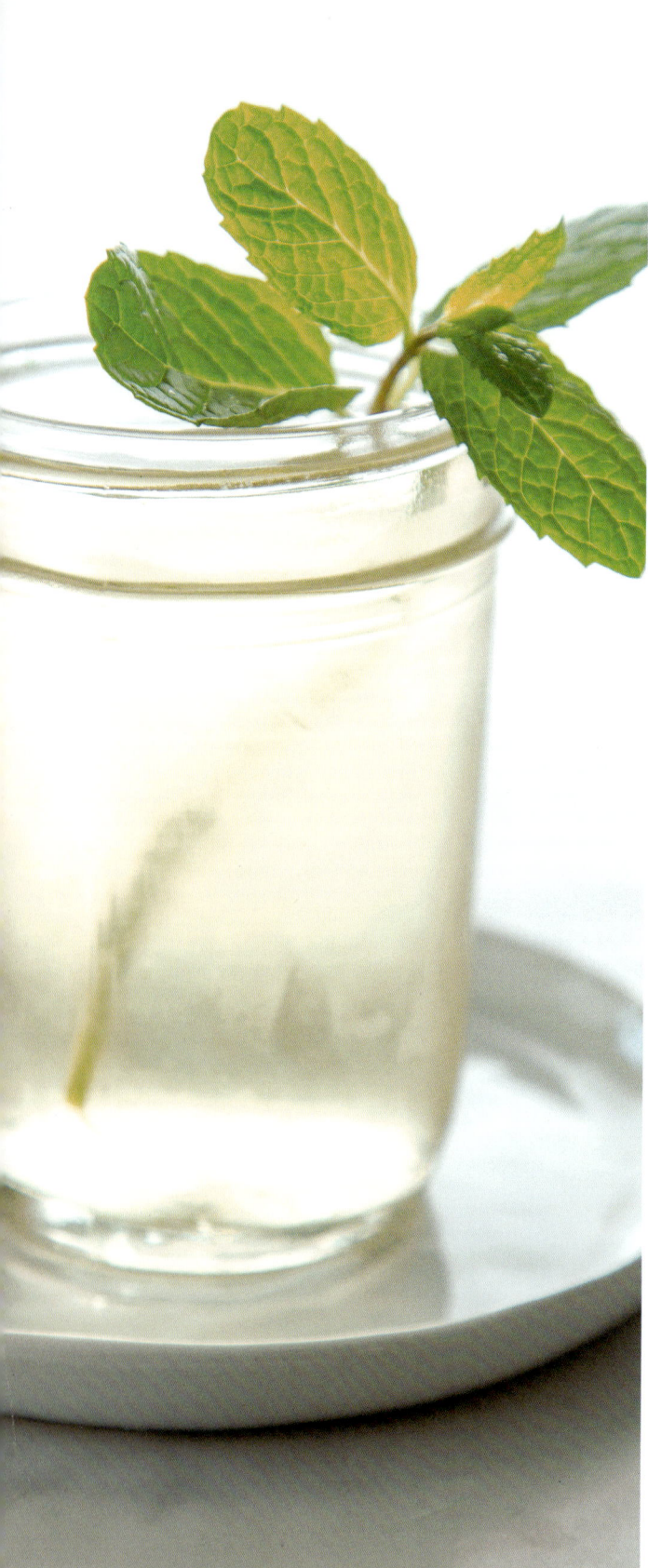

Sorbos nutritivos

INFUSIÓN DE MENTA

Esta infusión relaja el sistema digestivo especialmente en pittas y en la estación pitta, o sea, en verano.

PARA 2 RACIONES

2 tazas (480 ml) de agua mineral
20 hojas de menta fresca, picadas

Vierte el agua en un cazo y llévala a ebullición a fuego mediano. Cuando empiece a hervir, echa las hojas de menta, apaga el fuego y deja reposar la infusión 5 minutos. Luego retira las hojas con un colador. Sirve la infusión, usando un colador, caliente o a temperatura ambiente.

Adaptaciones para doshas

ESTA RECETA ESTÁ ESCRITA PARA VATA
PARA PITTA: se recomienda servir esta receta fría.
PARA KAPHA: se recomienda servir esta receta caliente.

INFUSIÓN DE JENGIBRE

Esta infusión es recomendable cuando sientes náuseas, o si te duele el estómago. Es muy apropiada para las estaciones vata —final de invierno— y kapha —primavera.

PARA 2 RACIONES

2 tazas (480 ml) de agua mineral

Un trozo de jengibre fresco, de unos 2,5 cm, pelado y rallado

1 cucharadita de zumo de limón recién exprimido (opcional)

Miel sin refinar, en la cantidad que desees (opcional)

Pon el agua en un cazo y llévala a ebullición a fuego mediano. Cuando rompa el hervor, introduce el jengibre y déjalo hervir suavemente entre 3 y 5 minutos. Retira el cazo del fuego. Cuela la infusión y agrega el zumo de limón y la miel si te gusta. Sírvela caliente.

Adaptaciones para doshas

ESTA RECETA ESTÁ ESCRITA PARA VATA
PARA PITTA: conviene servir esta infusión fría y con zumo de lima en lugar de zumo de limón.
PARA KAPHA: conviene servir esta infusión caliente.

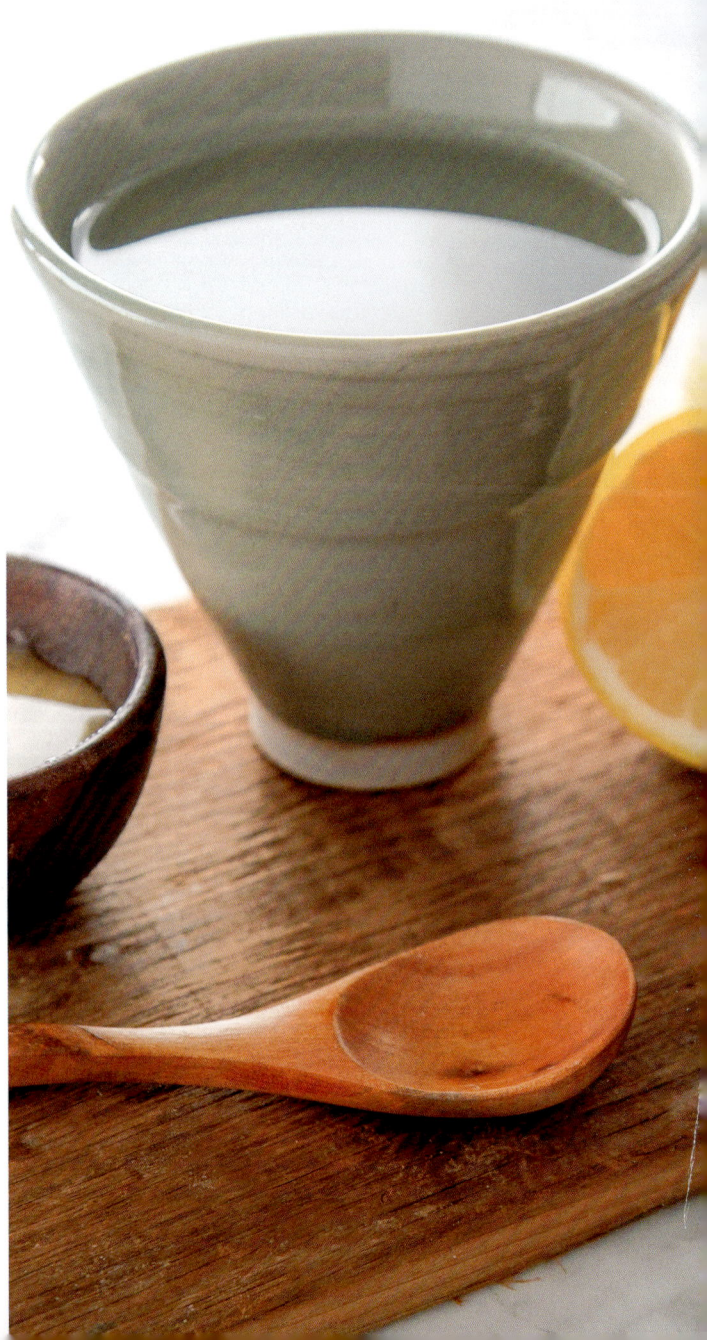

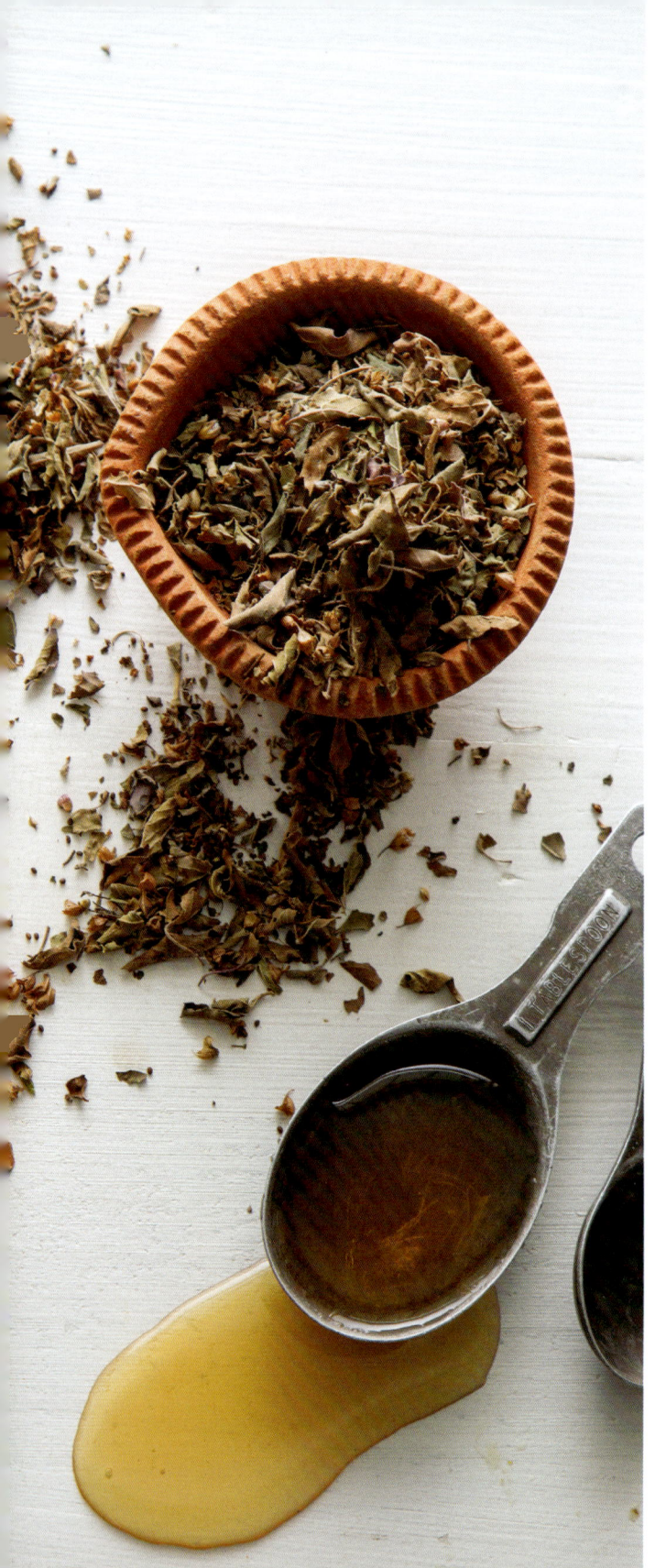

INFUSIÓN TULSI

Tomarse esta infusión es mejorar la digestión y eliminar la congestión. Así que si sufres congestión nasal, pulmonar e incluso congestión en la sangre (colesterol), esta es tu infusión. Sobre todo está muy indicada en la estación kapha, o sea, al final del invierno y en primavera.

PARA 2 RACIONES

2 tazas (480 ml) de agua mineral

Un trozo de jengibre fresco, de unos 2,5 cm, pelado y rallado

1 taza (12 g) de hojas tulsi (albahaca morada considerada sagrada)

Miel sin refinar o azúcar moreno, en la cantidad que desees (opcional)

Vierte el agua en un cazo y llévala a ebullición a fuego mediano. Cuando empiece a hervir, echa el jengibre, baja el fuego y déjalo hervir 2 minutos lentamente. Agrega ahora las hojas de tulsi y deja que hierva despacio 3 minutos más. Retira el cazo del fuego y deja reposar la infusión 5 minutos. Luego cuélala y sírvela caliente, con miel o azúcar moreno, si te gusta más dulce.

Adaptaciones para doshas

ESTA RECETA ESTÁ ESCRITA PARA VATA
PARA PITTA: sustituye el jengibre por una rama de menta fresca.
PARA KAPHA: se recomienda servir esta infusión caliente.

INFUSIÓN DE DIENTE DE LEÓN

Esta infusión es genial para limpiar el hígado e imprescindible cuando estés en la fase de limpieza activa. Es buena para todos los doshas y en todas las estaciones.

PARA 2 RACIONES

2 tazas (480 ml) de agua mineral

2 vainas de cardamomo

1 taza (12 g) de hojas de diente de león

Zumo de limón recién exprimido, en la cantidad que desees (opcional)

Miel sin refinar, en la cantidad que desees (opcional)

Vierte el agua en un cazo y llévala a ebullición a fuego medio. Cuando empiece a hervir, introduce las vainas de cardamomo, baja el fuego y déjalo hervir 5 minutos lentamente. Agrega ahora las hojas de diente de león y deja que hierva despacio 5 minutos más. Retira el cazo del fuego, cuela la infusión y sírvela tibia, con un chorrito de zumo de limón, y miel si te gusta más dulce.

Adaptaciones para doshas

ESTA RECETA ESTÁ ESCRITA PARA VATA
PARA PITTA: se recomienda servir esta infusión a temperatura ambiente.
PARA KAPHA: se recomienda servir esta infusión caliente.

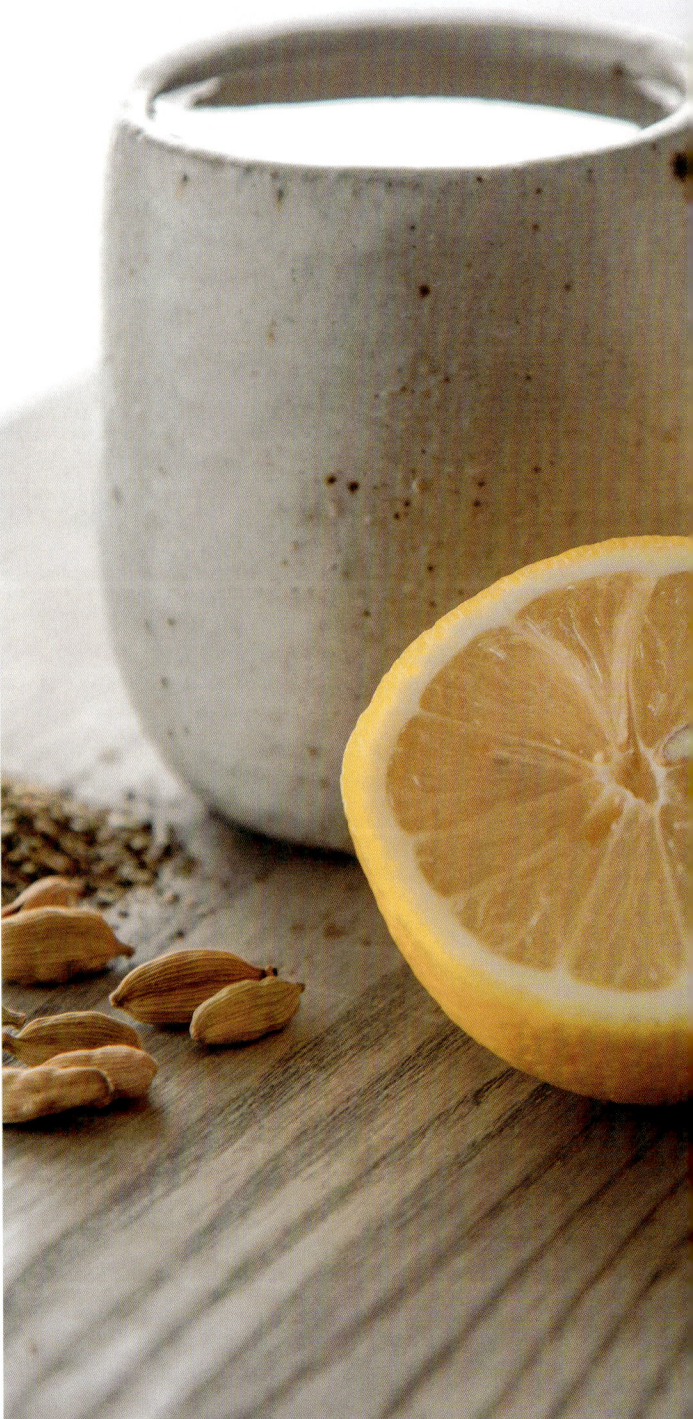

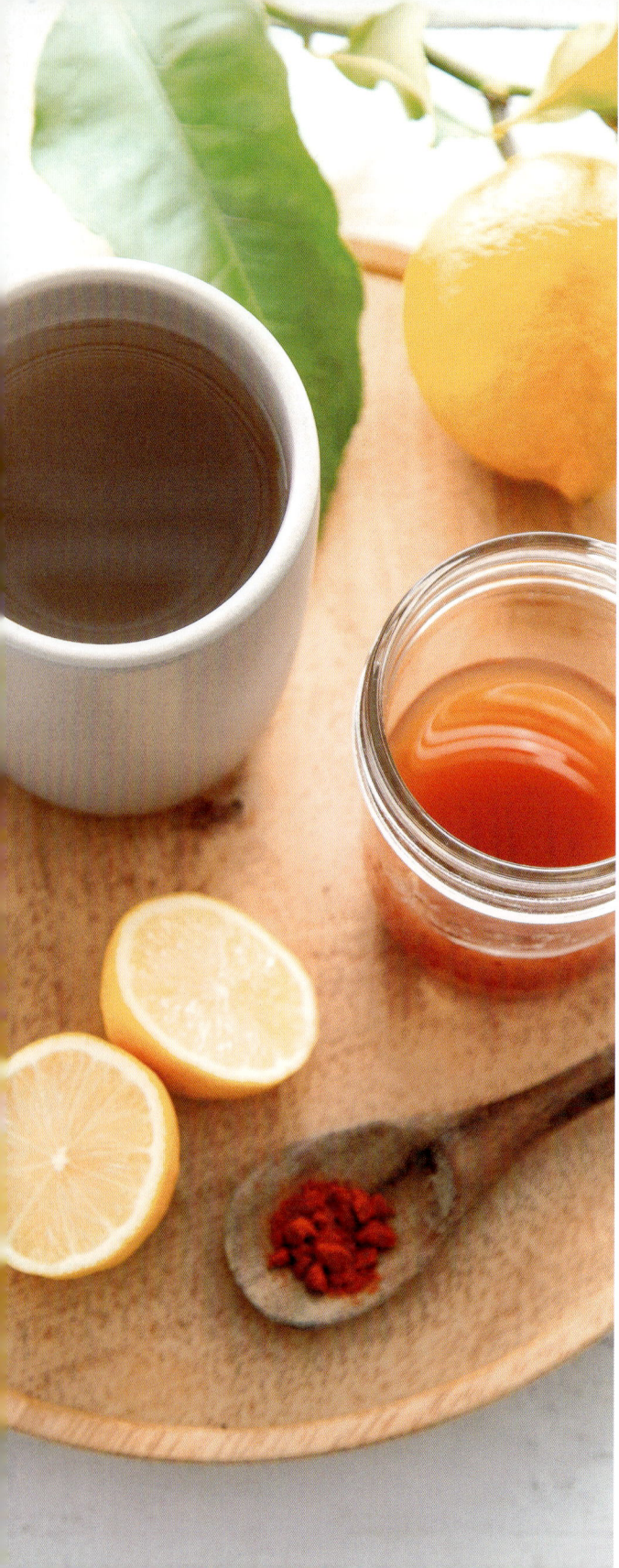

INFUSIÓN PARA ESTIMULAR EL AGNI

Esta infusión tomada antes de las comidas es beneficiosa para el agni, así como para darle un empujón al metabolismo de una manera suave y natural. Pero ante cualquier síntoma de ardor de estómago, diarrea o acidez, esta infusión es demasiado caliente.

PARA 2 RACIONES

2 cucharadas (30 ml) de vinagre de manzana

Una pizca de pimienta de Cayena

2 cucharadas (30 ml) de zumo de limón

Miel, en la cantidad que desees (opcional)

2 tazas (480 ml) de agua mineral, hervida y enfriada

En un recipiente grande pon el vinagre de manzana, la pimienta de Cayena, el zumo de limón y la miel (si te gusta). Vierte el agua en el recipiente y dale unas vueltas con una cuchara. Sírvela en taza y tómala caliente.

Adaptaciones para doshas

ESTA RECETA ESTÁ ESCRITA PARA VATA
PARA PITTA: no la tomes ante indicios de ardor de estómago o acidez.
PARA KAPHA: se recomienda servir esta infusión caliente.

INFUSIÓN DIGESTIVA

Esta infusión a base de hinojo está pensada para disminuir el calor corporal de todo tipo y simultáneamente, gracias a la canela y el jengibre, actuar en el agni. Calmante incluso para las delicadas digestiones vata, esta infusión se vale de la untuosidad del regaliz para combatir toda sequedad, sobre todo durante la estación vata, o sea, otoño y principio de invierno.

PARA 2 RACIONES

Un trozo de jengibre (de unos 2,5 cm), pelado y rallado

1 cucharada (9 g) de semillas de hinojo

1 rama de canela

2 cucharadas (6 g) de raíz de regaliz o el contenido de dos sobre de infusión de regaliz

1 cucharada (3 g) de menta seca

2 tazas (480 ml) de agua mineral

Zumo de lima, en la cantidad que desees

Estevia líquida o miel en la cantidad que desees (opcional)

Introduce en una tetera el jengibre, el hinojo, la canela, el regaliz y la menta.

Pon a hervir el agua en un cazo y, cuando hierva, viértela en la tetera. Deja reposar la infusión 10 minutos. Sírvela en una taza y exprime un chorrito de zumo de lima. Para endulzar la infusión puedes usar estevia líquida o un poco de miel.

Adaptaciones para doshas
ESTA RECETA ESTÁ ESCRITA PARA VATA
PARA PITTA: no tienes que sustituir ningún ingrediente.
PARA KAPHA: no tienes que sustituir ningún ingrediente.

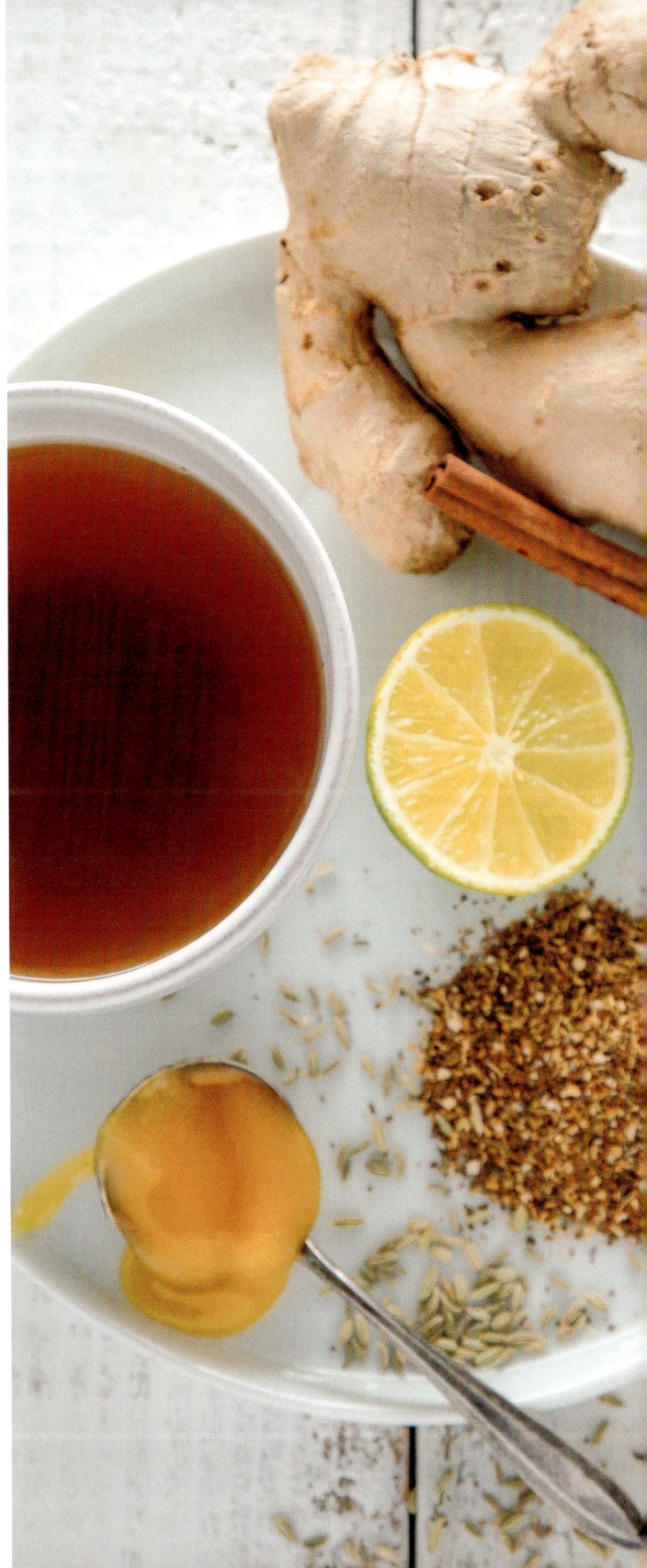

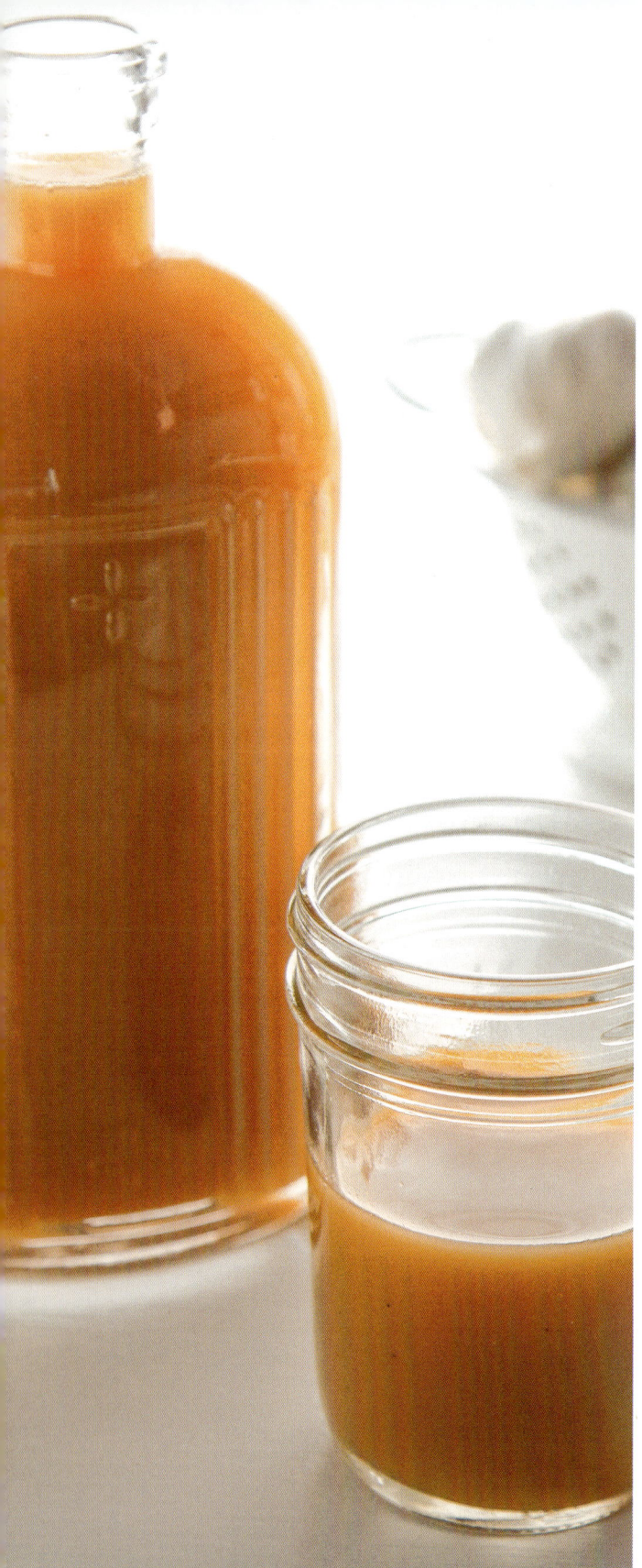

CALDO BENEFICIOSO PARA UN DESCANSO

¿Te sientes algo soñoliento? Tómate un descanso y disfruta de este caldo con propiedades energéticas y calmantes. Recomendable para todos los doshas.

PARA 1 RACIÓN

1 taza (240 ml) de caldo vegetal

1 cucharada de la mezcla de especias para tu dosha

Pon el caldo en un cazo y llévalo a ebullición. Agrega la mezcla de especias para tu dosha, baja el fuego y déjalo hervir suavemente durante 3 minutos. Vierte el caldo en una taza o en una botella y tómalo a lo largo del día.

Adaptaciones para doshas

ESTA RECETA ESTÁ ESCRITA PARA VATA
PARA PITTA: añade la mezcla de especias para pitta.
PARA KAPHA: añade la mezcla de especias para kapha.

LIMONADA DE AZAFRÁN

Una bebida refrescante e increíblemente sátvica (fresca, jugosa y ligera) que te deja una sensación de frescor y rejuvenecimiento. Es más recomendable tomarla en la estación pitta, o sea, en verano.

PARA 1 RACIÓN

Agua, para llenar medio cazo

Unas hebras de azafrán

El zumo de 1 limón

1 taza (240 ml) de agua mineral con gas

Una ramita de menta, para decorar

Estevia líquida u otro edulcorante, en la cantidad que desees (opcional)

Pon a hervir un cazo lleno de agua hasta la mitad. Pon el azafrán en un cuenco pequeño y caliéntalo al baño maría dentro del cazo con el agua hirviendo durante 2 o 3 minutos. Retira el cuenco del cazo y con la parte posterior de una cuchara presiona las hebras de azafrán para triturarlas. Retira el agua del fuego y agrega 2 cucharadas (30 ml) de agua tibia al azafrán. Déjalo reposar 20 minutos.

Vierte el zumo de limón y el agua mineral en el cuenco. Decóralo con la menta y agrega un endulzante si te gusta más dulce. Llena con el refresco un vaso y bébetelo inmediatamente.

Adaptaciones para doshas

ESTA RECETA ESTÁ ESCRITA PARA VATA
PARA PITTA: no tienes que sustituir ningún ingrediente.
PARA KAPHA: no tienes que sustituir ningún ingrediente.

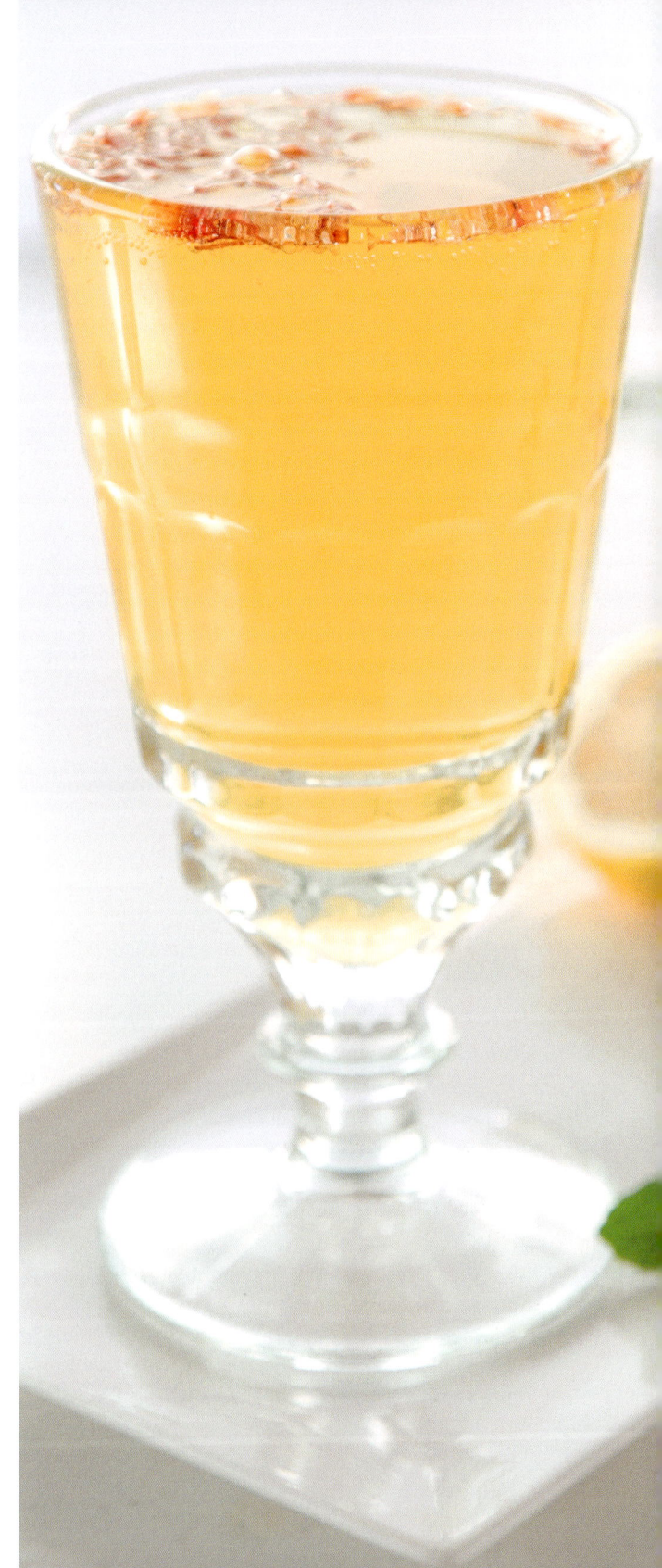

Comidas llenas de vida

PLATO PURIFICANTE DE BUDA

Aquí tienes un plato rebosante de proteínas y muy gratificante. El freekeh es un supercereal que proviene del trigo verde joven. La cúrcuma ayuda a estimular la circulación y a reducir las bacterias patógenas. Sírvelo con la guarnición que más te apetezca.

PARA 2 RACIONES

2 tazas (182 g) de brotes de brócoli

2 tazas (268 g) de espárragos, cortados en trozos de unos 5 cm de largo

8 patatas rojas pequeñas, limpias y cortadas a rodajas

1 taza (122 g) de zanahorias cortadas a rodajas

85 g de tempe aderezado y cocinado, cortado a tiras finas

2 cucharadas (30 ml) de aceite de oliva virgen extra o aceite de aguacate

Sal y pimienta, en la cantidad que desees

1 taza (200 g) de freekeh cocido

2 tazas (60 g) de espinacas baby

¼ taza (15 g) de col roja cortada a tiras finas

1 aguacate, sin piel ni hueso y cortado a trozos

Salsa de cúrcuma o de tahina verde para decorar, en la cantidad que desees

Precalienta el horno a 220 ºC. Cubre con papel sulfurizado (para hornear) una bandeja para horno.

Sobre la bandeja reparte los brotes de brócoli, los espárragos, las patatas, las zanahorias y el tempe. Rocía estas verduras con el aceite y sazónalas con sal y pimienta. Mete la bandeja en el horno y déjala entre 18 y 20 minutos, o hasta que las verduras estén tiernas y empiecen a dorarse.

Para servir este plato, pon el freekeh y las espinacas en el fondo de dos cuencos no muy hondos. Reparte por encima las verduras y el tempe. Distribuye por encima la col roja y el aguacate. Rocíalo con la salsa que prefieras y sírvelo inmediatamente.

SALSA DE CÚRCUMA

2 tazas (480 ml) de crema de coco

2 cucharadas (30 g) de tahina

Zumo de 1 limón

1 cucharada de cúrcuma en polvo

¼ cucharadita de sal

¼ cucharadita de pimienta negra

Pon todos los ingredientes en un bol y con una batidora manual, o con un tenedor, bátelos hasta que queden bien integrados. Guarda la salsa en un bote con cierre hermético en el refrigerador. Se conserva bien hasta una semana.

SALSA DE TAHINA VERDE

Zumo de 2 limones

1 diente de ajo, picado

2 cucharadas (30 g) de tahina

¼ taza (10 g) de perejil picado

2 cucharadas (30 ml) de aceite de oliva virgen extra

1-3 cucharadas (15-45 ml) de agua

Sal y pimienta, en la cantidad que prefieras

Pon el zumo de limón, el ajo, la tahina, el perejil y el aceite de oliva en el recipiente de la batidora y bátelo. Agrega 3 cucharadas (45 ml) de agua para aligerar la consistencia. Sazona la salsa con sal y pimienta y guárdala en un bote de cierre hermético en el refrigerador. Se conserva hasta una semana

Adaptaciones para doshas

ESTA RECETA ESTÁ ESCRITA PARA VATA
PARA PITTA: no tienes que sustituir ningún ingrediente.
PARA KAPHA: agrega una cucharadita de pimiento rojo en copos y una pizca de pimentón a la salsa de cúrcuma. No pongas aguacate.

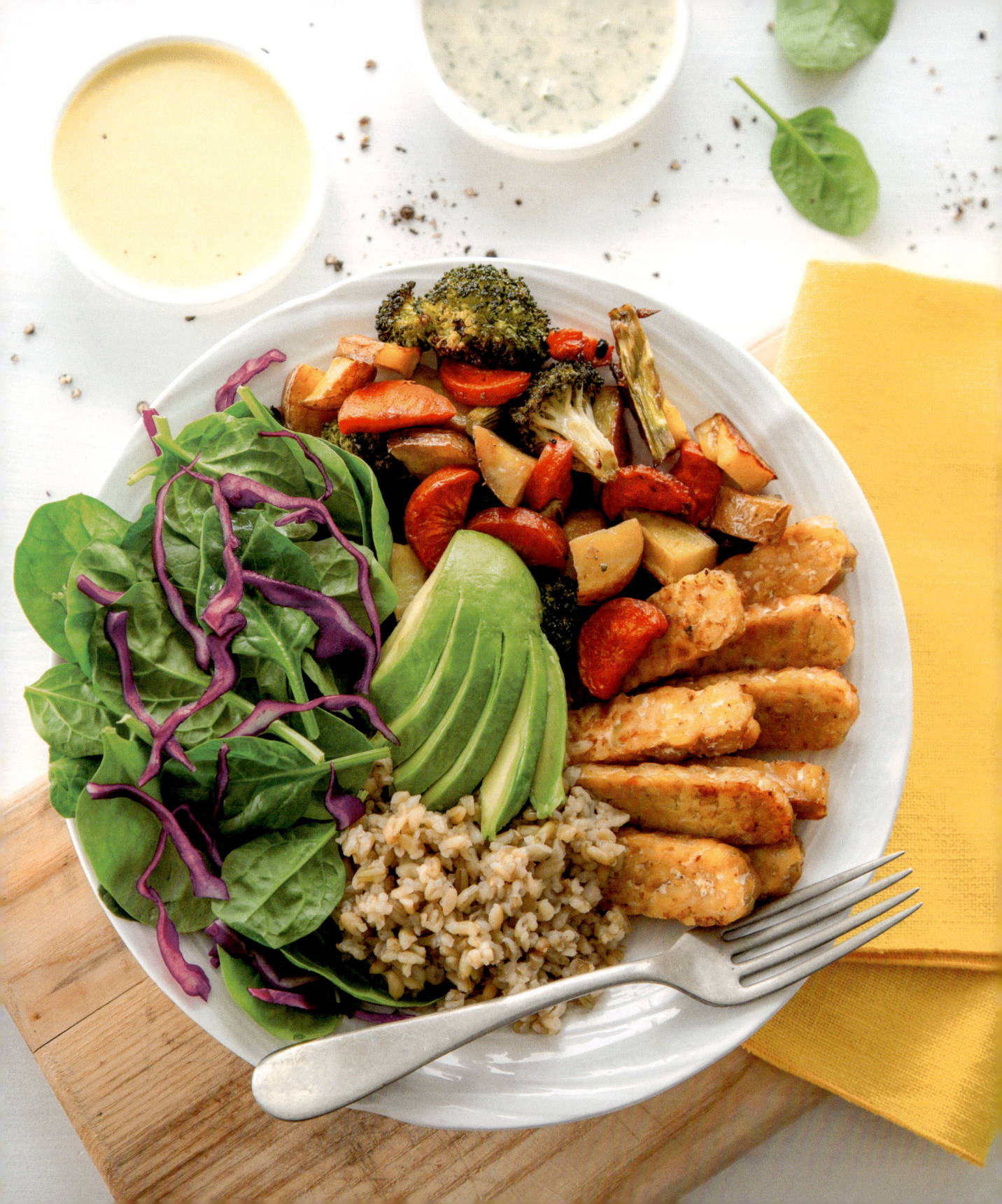

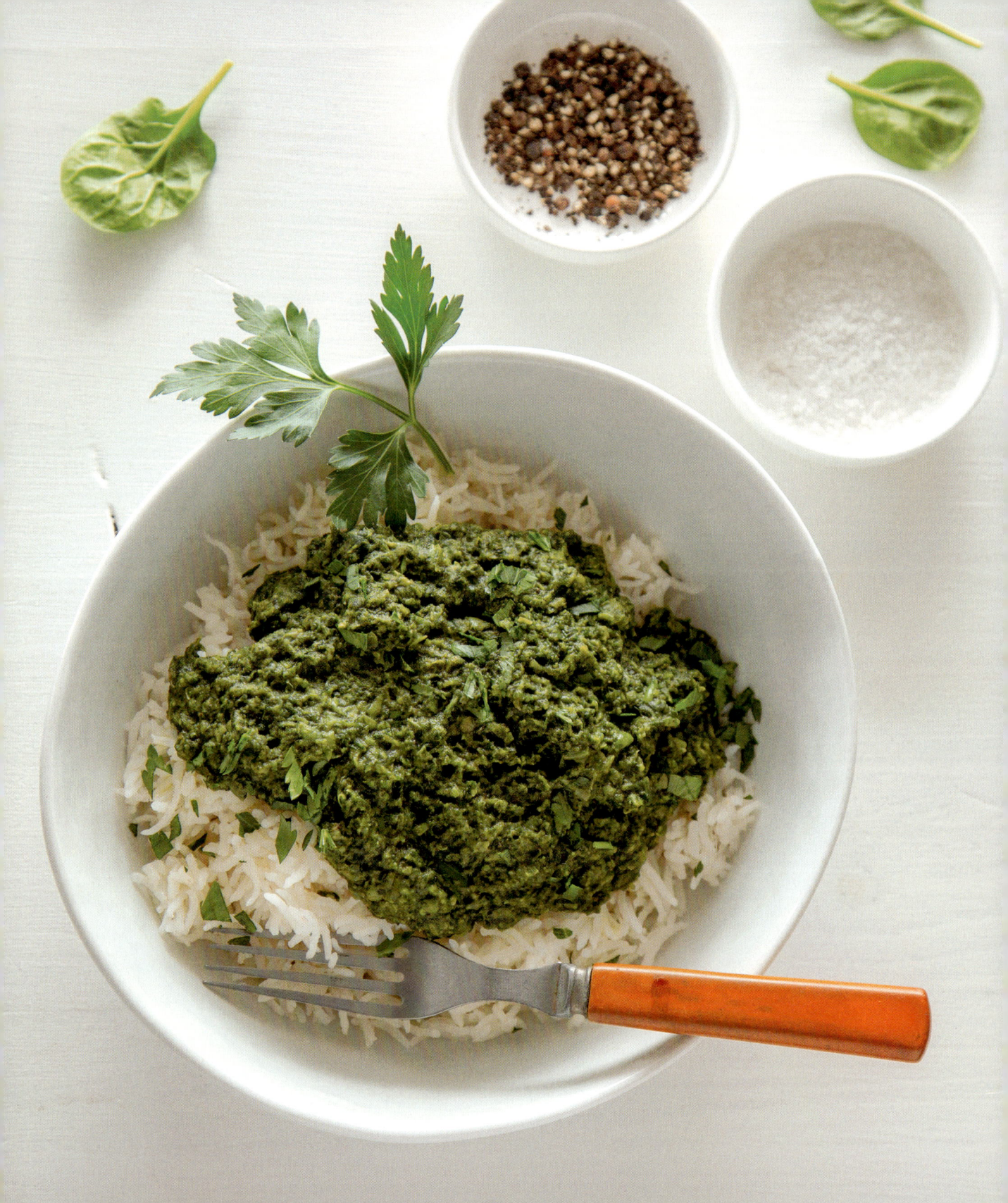

CURRI DE ESPINACAS DE LUJO

Los guisantes son una hortaliza baja en grasa y son muy importantes a la hora de mejorar la absorción de vitaminas, grasas y carbohidratos. Los guisantes te ayudarán a evacuar con regularidad y a sentirte saciada tras las comidas; también tienen un elevado contenido de nutrientes antioxidantes y antiinflamatorios. Ello significa protección ante los perjuicios de la oxidación y ante ciertos cánceres.

PARA 2 RACIONES

455 g de espinacas congeladas picadas y descongeladas

280 g de guisantes

2 tazas (480 ml) de caldo vegetal

2 cucharadas de la mezcla de especias para tu dosha (pág. 32)

2 cucharadas (6 g) de curri en polvo

1 cucharada de comino en polvo

1 cucharada de ghee

Sal y pimienta, en la cantidad que desees

2 tazas (372 g) de arroz hervido

Perejil fresco, picado, si te gusta

En una sartén grande y honda, pon las espinacas, los guisantes, el caldo, la mezcla de especias para tu dosha, el curri en polvo, el comino y el ghee. Llévalo a ebullición y déjalo hervir suavemente entre 10 y 15 minutos, o hasta que las verduras estén cocidas.

Déjalas enfriar y entonces ponlas en el recipiente de la batidora y tritúralas hasta que te quede un puré cremoso y suave. Sazónalo con sal y pimienta.

Vuelve a poner el puré en la sartén para calentarlo. Apaga el fuego y sirve este puré encima de un lecho de arroz blanco. Decora el plato con perejil.

Adaptaciones para doshas

ESTA RECETA ESTÁ ESCRITA PARA VATA
PARA PITTA: prescinde del curri y agrega otra cucharadita de mezcla de especias para pitta.
PARA KAPHA: no hace falta que sustituyas ningún ingrediente.

GUISO DE VERDURAS FÁCIL

Las calabazas de invierno, incluida la calabaza moscada, se comen en otoño cuando han absorbido la energía del sol durante todo el verano. Esta energía almacenada proporciona una vitalidad o calor (*ojas*) que es muy apropiada para cuando hace frío. Las calabazas son singulares porque no son solamente sustanciosas, sino que además secan el exceso de fluido gracias a su naturaleza ligeramente diurética. Esta doble cualidad las hace ideales para las personas que quieren adelgazar, pero que todavía batallan con antojos de comidas poco recomendables.

PARA 2 RACIONES

1 cucharada (15 g) de ghee

1 cucharadita de semillas de comino

½ cucharadita de semillas de mostaza

4 dientes de ajo, triturados

Un trozo de jengibre fresco de unos 2,5 cm, pelado y rallado

2 cebollas, cortadas a dados

1 chile verde, sin semillas y picado

2 calabacines pequeños, cortados a dados

1 calabaza moscada pelada y cortada a cubitos

2 cucharaditas (6 g) de la mezcla de especias para tu dosha (pág. 32)

1 cucharadita de cúrcuma en polvo

1 lata (400 g) de garbanzos, escurridos

Sal y pimienta, en la cantidad que desees

Pon a calentar una sartén grande y honda o un wok con el ghee, el comino y las semillas de mostaza hasta que estas empiecen a saltar. Baja el fuego, agrega el ajo y el jengibre y saltéalos durante 1 minuto a fuego mediano. Agrega la cebolla y saltéala unos 3 minutos, o hasta que veas que ya está transparente.

Añade los calabacines cortados, la calabaza, el chile, la mezcla de especias para tu dosha y la cúrcuma. Reduce el fuego y rehógalo todo a fuego bajo 15 minutos, tapado. Pasado este tiempo, retira la tapa y agrega los garbanzos y déjalo rehogar todo 5 minutos más, o hasta que la calabaza esté tierna. Sazona el plato con sal y pimienta y sírvelo en platos soperos.

Adaptaciones para doshas

ESTA RECETA ESTÁ ESCRITA PARA VATA
PARA PITTA: prescinde del chile y pon solo 2 dientes de ajo.
PARA KAPHA: sustituye la calabaza por berenjena.

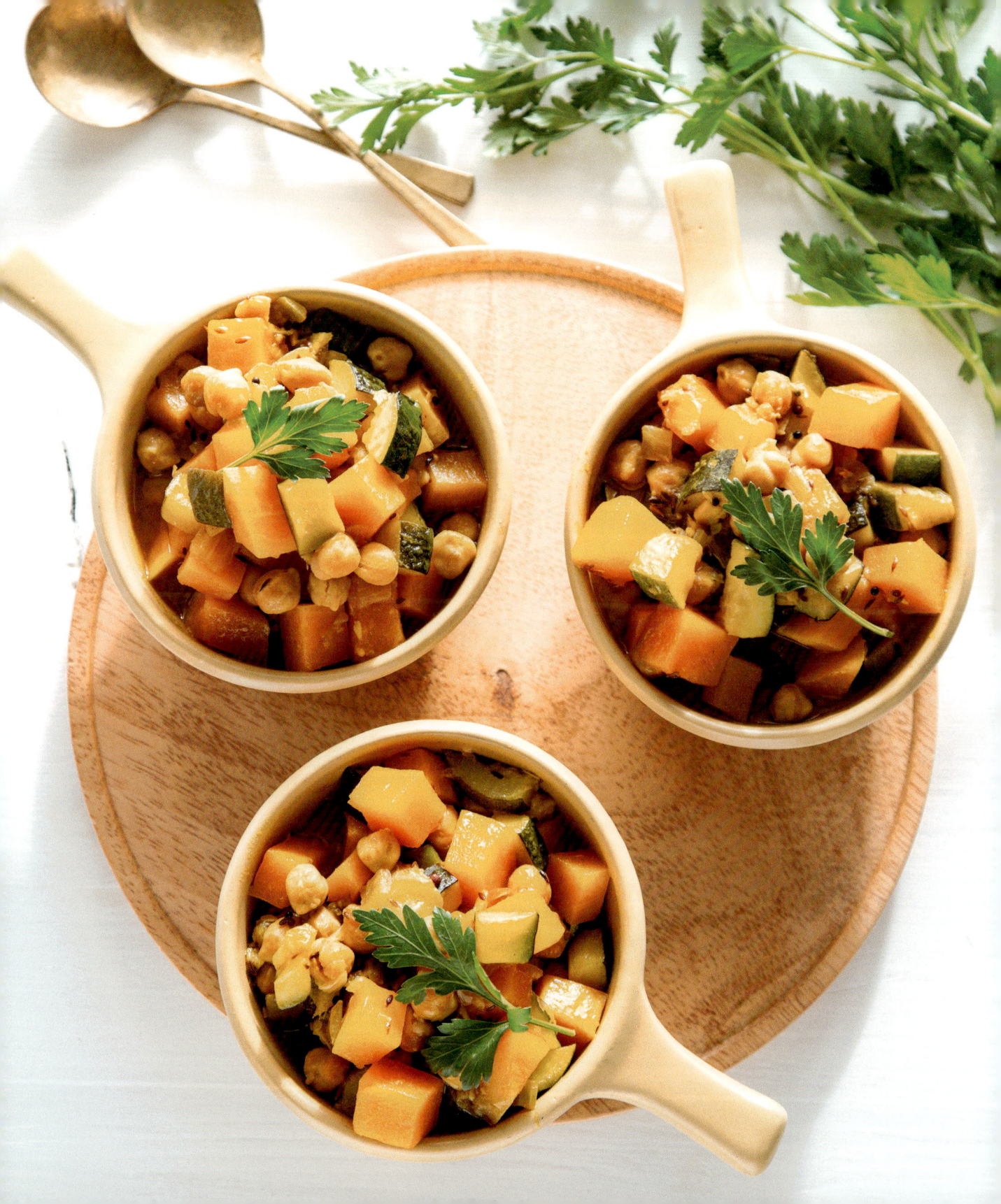

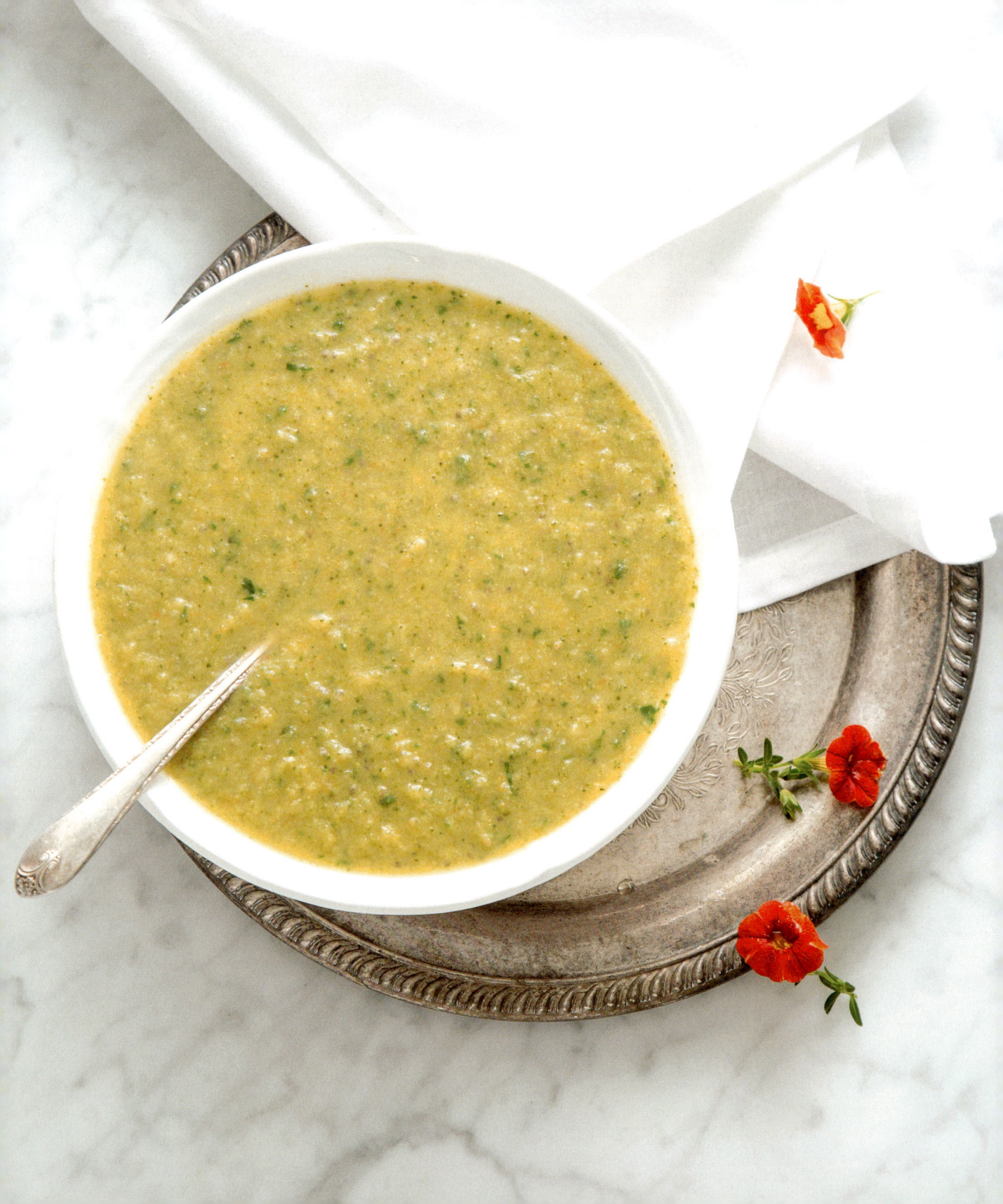

SOPA DE BRÓCOLI ANTIINFLAMATORIA

Esta es una sopa exquisita, de un color vivo y con propiedades desintoxicantes, cargada de vitaminas y minerales.

PARA 2 RACIONES

1 cucharada de ghee

1 cebolla, bien picada

2 dientes de ajo, triturados

1 zanahoria, pelada y cortada a trocitos

1 chirivía, pelada y cortada a trocitos

2 ramas de apio, cortado a dados pequeños

2 tazas (182 g) de brotes de brócoli

2 tazas (480 ml) de agua, o caldo vegetal bajo en sodio

1 taza (20 g) de una verdura de hojas verdes (kale, espinacas, hojas de remolacha y cualquier otra que te guste)

1 cucharada (15 g) de semillas de chía

½ cucharada de sal

El zumo de ½ limón

Pon el ghee en una olla para sopa y caliéntalo. Cuando esté caliente echa la cebolla, el ajo, la zanahoria, la chirivía, el apio y el brócoli y rehógalos un poco a fuego bajo. Agrega el agua o el caldo vegetal y llévalo a ebullición. Cuando rompa el hervor, tapa la olla y deja que hierva lentamente durante 5-7 minutos, o hasta que las verduras estén tiernas pero enteras.

Ahora incorpora la verdura de hoja verde y luego ponlo todo en el recipiente de la batidora. Agrega las semillas de chía, sal y el zumo de limón, y tritúralo todo hasta que obtengas una crema fina. Sírvela caliente.

Adaptaciones para doshas

ESTA RECETA ESTÁ ESCRITA PARA VATA
PARA PITTA: no hace falta que sustituyas ningún ingrediente.
PARA KAPHA: no hace falta que sustituyas ningún ingrediente.

BOL DE VERDURAS ASADAS

Los cereales como el farro ayudan a lubricar y aportan energía, fuerza física y resistencia. El ayurveda recomienda comer cereales en cada comida a fin de obtener la energía adecuada para el cuerpo. Los tipos vata y pitta pueden consumir mayores cantidades de cereales, mientras que los kapha es mejor que tomen menores cantidades de este alimento para no engordarse.

PARA 4 RACIONES

1 ½ tazas (300 g) de farro sin cocer y semiintegral

2 tazas (280 g) de calabaza moscada

2 tazas (149 g) de setas Baby bella, cortadas en cuartos

2 tazas (176 g) de coles de Bruselas, cortadas en cuatro o por la mitad

6 cucharadas (90 g) de ghee, dividido en dos partes

Sal y pimienta, en la cantidad que desees

El zumo de 1 ½ limones

1 diente de ajo, picado

2 cucharadas (30 g) de tahina

1/4 taza (10 g) de perejil fresco

Precalienta el horno a 220 ºC y cubre una bandeja para horno con un par de capas de papel de aluminio.

Pon el farro en un cazo y cúbrelo con agua fría. Déjalo en remojo 15 minutos y luego cuélalo. Vuelve a poner el farro en el cazo y cúbrelo de agua otra vez. Ahora llévalo a ebullición y déjalo que hierva lentamente 15 minutos. Pasado este tiempo, cuélalo y déjalo enfriar sobre una bandeja con papel secante. Resérvalo.

Distribuye la calabaza, las setas y las coles de Bruselas sobre la bandeja cubierta con papel de aluminio y rocía las verduras con 3 cucharadas (45 g) de ghee. Sazónalas con sal y pimienta y revuélvelas para que todas queden bien sazonadas. Ahora mete la bandeja en el horno y déjala entre 15 y 18 minutos, o hasta que veas que las verduras adquieren un tono dorado y están tiernas. Retira la bandeja del horno y deja que se enfríe un poco.

Introduce en el recipiente de la batidora el zumo de limón, el perejil, el ajo, la tahina y el resto de ghee (3 cucharadas, 45 g) y bate los ingredientes hasta que obtengas una crema suave. Agrega 3 cucharadas (45 ml) de agua para diluirla un poco si te gusta más líquida. Sazónala con más sal y pimienta.

En una ensaladera grande mezcla bien el farro y las verduras al horno. Repártelas en cuecos individuales y adereza las verduras rociándolas con un chorrito de salsa.

Adaptaciones para doshas

ESTA RECETA ESTÁ ESCRITA PARA VATA
PARA PITTA: utiliza tahina de semillas de calabaza o de sésamo.
PARA KAPHA: utiliza tahina de semillas de calabaza o de girasol.

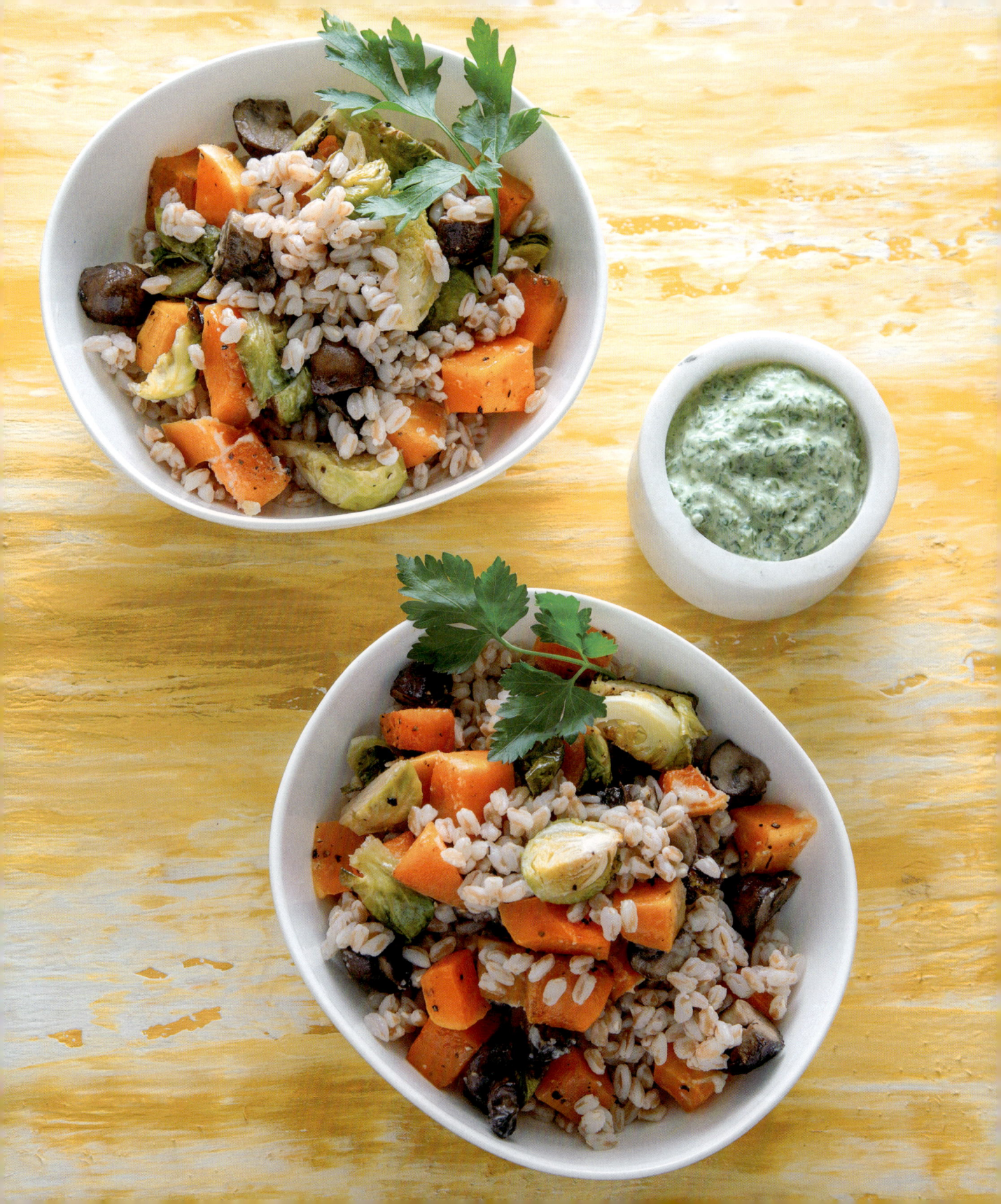

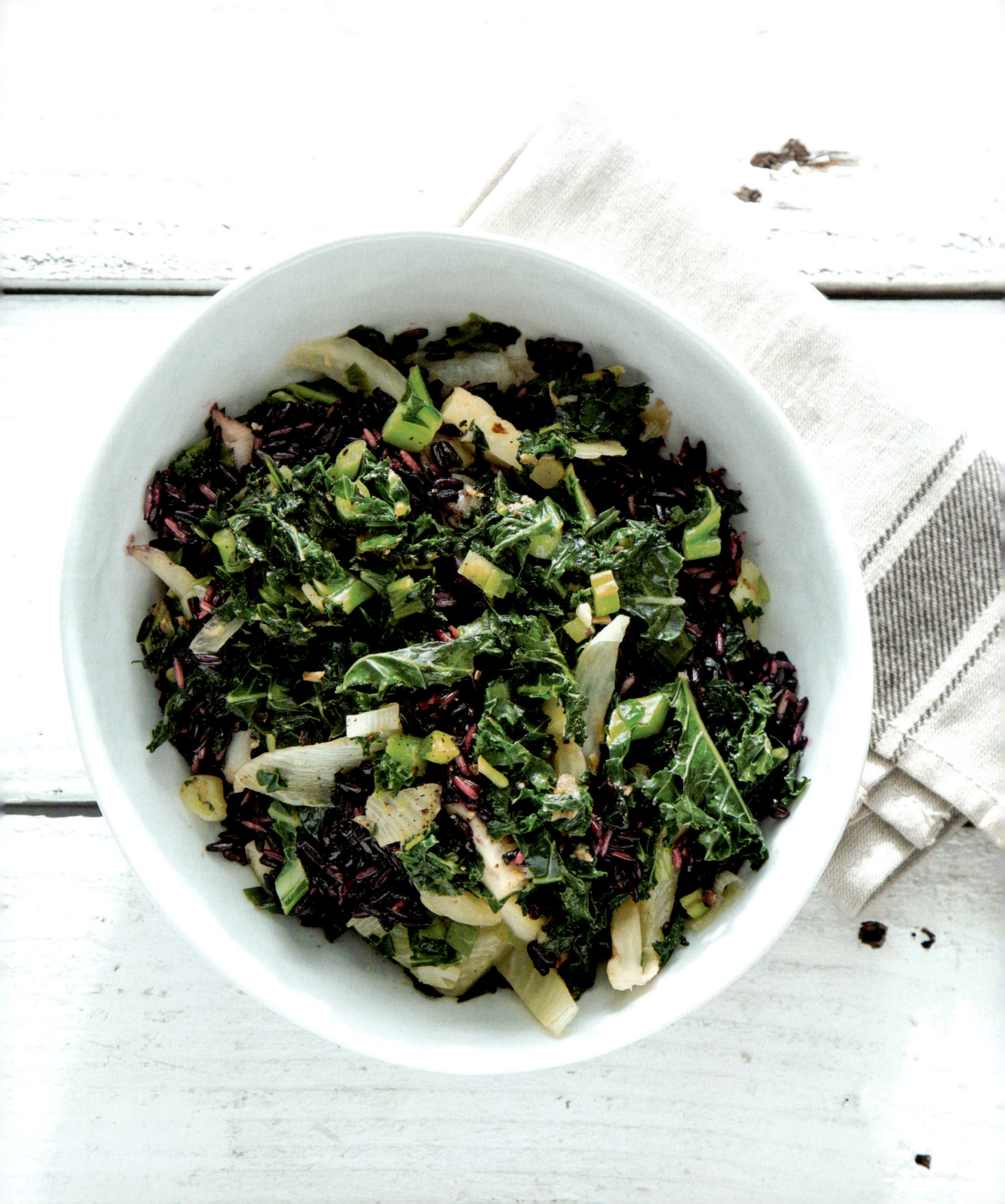

COL KALE SALTEADA Y ENSALADA DE ARROZ SALVAJE CON HINOJO

El hinojo se utiliza como tónico digestivo y también es un laxante suave. Además ayuda a eliminar toxinas del cuerpo, así como a disminuir el reumatismo y los gases. Algunos de los elementos contenidos en sus aceites esenciales son estimulantes que fomentan la secreción de los jugos gástricos y digestivos, ayudan a disminuir la inflamación del estómago y los intestinos y mejoran la adecuada absorción de los nutrientes de los alimentos.

PARA 2 RACIONES

¼ taza (60 ml) de zumo de lima o de limón

2 dientes de ajo, triturados, divididos en dos partes

¼ taza (60 ml) de aceite de oliva virgen extra

Sal, en la cantidad que desees

2 tazas (372 g) de arroz salvaje hervido

1 cucharada (15 g) de ghee

1 cucharadita (6 g) de jengibre rallado

½ bulbo de un hinojo grande, cortado a trozos

1 manojo de hojas de col kale

½ taza (24 g) de escalonias picadas

Pimienta, en la cantidad que desees

En un cuenco pequeño mezcla el zumo de lima o de limón, una parte del ajo triturado, el aceite de oliva y la sal para hacer la salsa.

En un cuenco grande, mezcla bien la salsa que acabas de preparar con el arroz salvaje hervido y resérvalo.

Pon el ghee en una sartén grande y honda y caliéntalo a fuego mediano. Agrega el jengibre y el resto de ajo triturado y saltéalo durante 2 o 3 minutos, o hasta que el ajo empiece a dorarse. Agrega el hinojo y saltéalo 2 o 3 minutos. Añade la col kale y las escalonias y saltéalas 3 minutos. Agrega ahora el arroz a las verduras y sazónalo todo con sal y pimienta. Sírvelo caliente.

Adaptaciones para doshas

ESTA RECETA ESTÁ ESCRITA PARA VATA
PARA PITTA: utiliza zumo de lima y no pongas escalonias.
PARA KAPHA: utiliza aceite de girasol en lugar de aceite de oliva. Agrega a la salsa una pizca de pimiento rojo en copos.

CHERMOULA Y PASTA

La chermoula es una salsa común en el norte de África, y básica en la cocina marroquí, que consiste en diferentes hierbas aromáticas mezcladas. Tradicionalmente se prepara con hojas y semillas de cilantro, ajo, pimentón rojo ahumado, pasta de pimiento rojo picante, limón y aceite de oliva. La chermoula tiene extraordinarias propiedades desintoxicantes gracias al cilantro, que tiene la capacidad de agarrarse a los metales pesados y eliminarlos del cuerpo. Utiliza chermoula para marinar o para acompañar pescados, carnes grasas, cordero y pollo asados (cuando hayas terminado la limpieza), o disfruta de esta salsa para mezclarla con pasta, como en esta receta.

PARA 4 RACIONES

1 cucharada de semillas de comino

¼ taza (10 g) de hojas de perejil fresco picadas

⅓ taza (15 g) de hojas de cilantro con sus tallos tiernos picados

3 dientes de ajo, pelados y triturados

1 cucharadita de pimentón rojo ahumado

2 cucharaditas (10 ml) de zumo de limón, en dos partes

6 cucharadas (90 ml) de aceite de oliva virgen extra, y un poco más si hace falta

½ cucharadita de sal

½ cucharadita de pasta de pimientos rojos picantes (o ½-1 chile fresco, sin semillas y picado)

1 bolsa (½ kg) de pasta fusili (u otra pasta que te guste)

En una sartén tuesta las semillas de comino a fuego mediano, durante 1 o 2 minutos, o hasta que empiecen a soltar su aroma.

Pon en el recipiente de la batidora el perejil, el cilantro, el ajo, el pimentón rojo, 1 cucharadita del zumo de limón, el aceite de oliva, la sal, la pasta de pimientos picantes y los cominos tostados. Tritúralo hasta que te quede una pasta fina.

Agrega a la pasta el resto de zumo de limón y un poco más de aceite de oliva (si es necesario), hasta que la mezcla sea una pasta homogénea.

Hierve la pasta al dente siguiendo las instrucciones del paquete. Cuando esté lista, cuélala y mézclala con la salsa chermoula como si se tratara de pesto. La chermoula se conserva hasta tres días en el refrigerador.

Adaptaciones para doshas

ESTA RECETA ESTÁ ESCRITA PARA VATA
PARA PITTA: no pongas el pimentón rojo ahumado ni la pasta de pimientos picantes.
PARA KAPHA: sustituye el aceite de oliva por aceite de colza para cocinar.

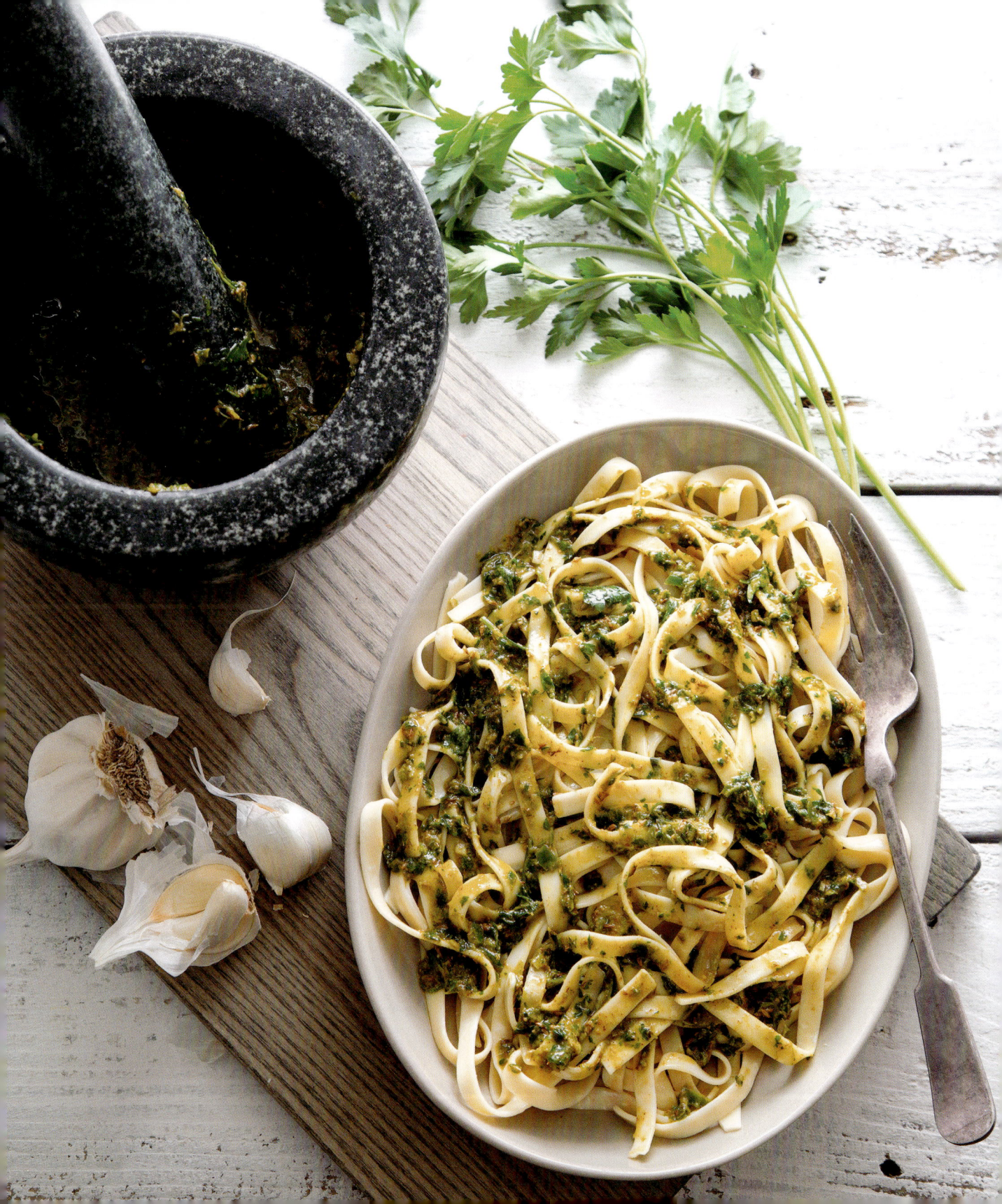

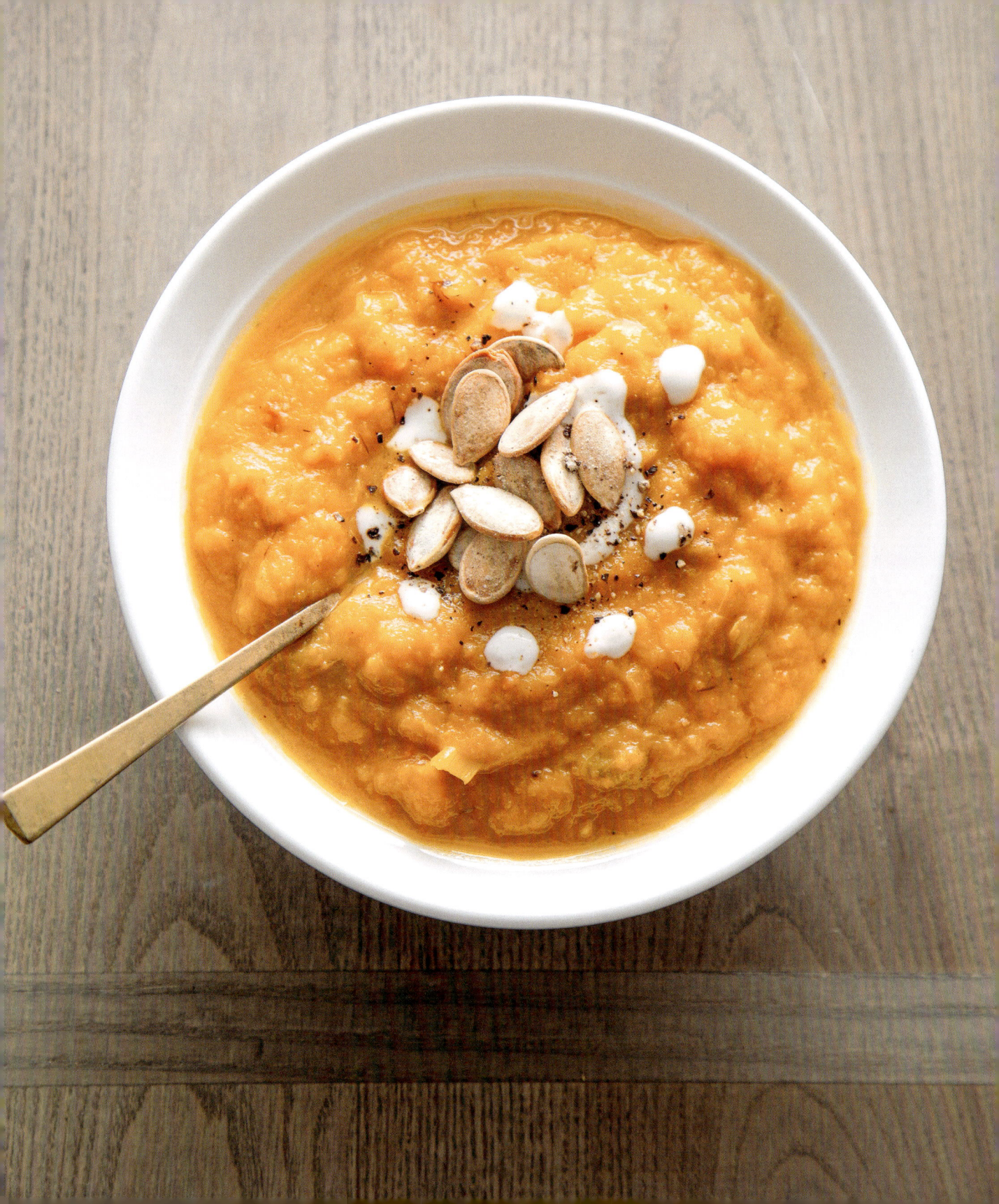

SOPA DE CALABAZA Y AZAFRÁN

Cuando empieza a hacer frío y los pittas disfrutan de sus paseos en medio del aire helado, los vatas suspiran por algo caliente. La cremosidad de la leche de coco, el dulzor de la calabaza y las cualidades sátvicas del azafrán se combinan para calmar y hacer desaparecer cualquier pensamiento negativo e inquietante. La calabaza es un emoliente refrescante que se usa tópicamente para tener una piel más suave e internamente para las úlceras. Las calabazas tienen una acción diurética, pero además son ricas en potasio y sodio. El color naranja indica que también son ricas en betacaroteno, utilizado para regenerar y rejuvenecer, exactamente lo que te conviene al empezar la limpieza.

PARA 4 RACIONES

4 cucharadas (60 g) de ghee

1 puerro, cortado a trozos

⅛ de cucharadita de hebras de azafrán

2 cucharadas (30 ml) de vinagre de manzana

910 g de calabaza, pelada, sin semillas y cortada a cubos

2 zanahorias, cortadas a rodajas

4 tazas (960 ml) de caldo vegetal

⅛ cucharadita de canela en polvo

¼ cucharadita de nuez moscada rallada

¼ taza (60 ml) de leche de coco

Sal y pimienta, en la cantidad que desees

½ taza (70 g) de semillas de calabaza tostadas

En una cazuela calienta el ghee. Echa el puerro y el azafrán y rehógalos suavemente, revolviéndolos de vez en cuando, durante 5 minutos, o hasta que el puerro esté tierno. Agrega el vinagre, la calabaza, las zanahorias, el caldo, la canela y la nuez moscada. Déjalo hervir todo unos 20 minutos, o hasta que la calabaza y las zanahorias estén tiernas.

Retira la cazuela del fuego y deja que se enfríe el contenido unos 5-10 minutos. Pasado este tiempo, pasa el contenido al recipiente de la batidora y tritúralo hasta que tenga una consistencia suave y cremosa. Vuelve a poner la sopa en la cazuela y caliéntala.

Vierte la sopa en platos soperos y échale un chorrito de leche de coco. Sazona la sopa con sal y pimienta, y esparce por encima unas semillas de calabaza. Sirve la sopa inmediatamente.

Adaptaciones para doshas

ESTA RECETA ESTÁ ESCRITA PARA VATA
PARA PITTA: prescinde del vinagre de manzana.
PARA KAPHA: agrega una pizca de pimiento rojo en copos y prescinde de la leche de coco.

OLLA DE SHAKSHUKA

Como todas las legumbres, los garbanzos van cargados de fibra y proteínas. Los garbanzos son una buena ayuda para la circulación y refuerzan la inmunidad, son ricos en vitaminas y una excelente fuente de ácidos grasos saludables.

PARA 2 RACIONES

1 cucharada (15 ml) de aceite de oliva virgen extra o de aceite de aguacate

¼ de cebolla cortada a dados

⅛ de pimiento rojo, cortado a trozos

2 dientes de ajo, triturados

1 lata (430 g) de tomate natural troceado

1 ½ cucharada (22g) de pasta de tomate concentrado

½ cucharada (7 g) de azúcar de coco o ½ cucharada (8 ml) de jarabe de arce

Sal marina, en la cantidad que desees

1 cucharada de pimentón dulce o ahumado

½ cucharada de comino en polvo

1 cucharadita de chile en polvo

⅛ cucharadita de canela en polvo

1 bote (430 g) de garbanzos, escurridos y lavados

2 tazas (316 g) de arroz basmati hervido

Calienta el aceite en una sartén grande y honda a fuego medio. Echa la cebolla, el pimiento rojo y el ajo. Saltéalos, revolviéndolos de vez en cuando, durante 4-5 minutos, o hasta que estén tiernos y suelten su aroma. Agrega los tomates, la pasta de tomate, el azúcar de coco, la sal marina, el pimentón, el comino, el chile en polvo y la canela. Revuélvelo para que todos los ingredientes queden bien integrados. Rehógalo a fuego mediano durante 2 o 3 minutos, revolviéndolo a menudo. Si te gusta la textura crujiente, ya lo tienes. Si prefieres una textura más suave y cremosa puedes verter unas cucharadas de la mezcla en el recipiente de la batidora y triturarlo.

Añade los garbanzos. Dales unas vueltas para combinarlos bien y, a fuego medio, déjalo pochar entre 15 y 20 minutos para que todos los aromas afloren y se mezclen bien con los garbanzos. Pruébalo y corrige de sal y pimienta. Sírvelo en platos sobre un lecho de arroz blanco.

Adaptaciones para doshas

ESTA RECETA ESTÁ ESCRITA PARA VATA
PARA PITTA: los pittas no deben comer este plato muy a menudo. Prescinde del pimiento rojo, de la pasta de tomate y el pimentón. Agrega unas hojas de cilantro y un poco de yogur para refrescar el plato.
PARA KAPHA: no hace falta que sustituyas ningún ingrediente.

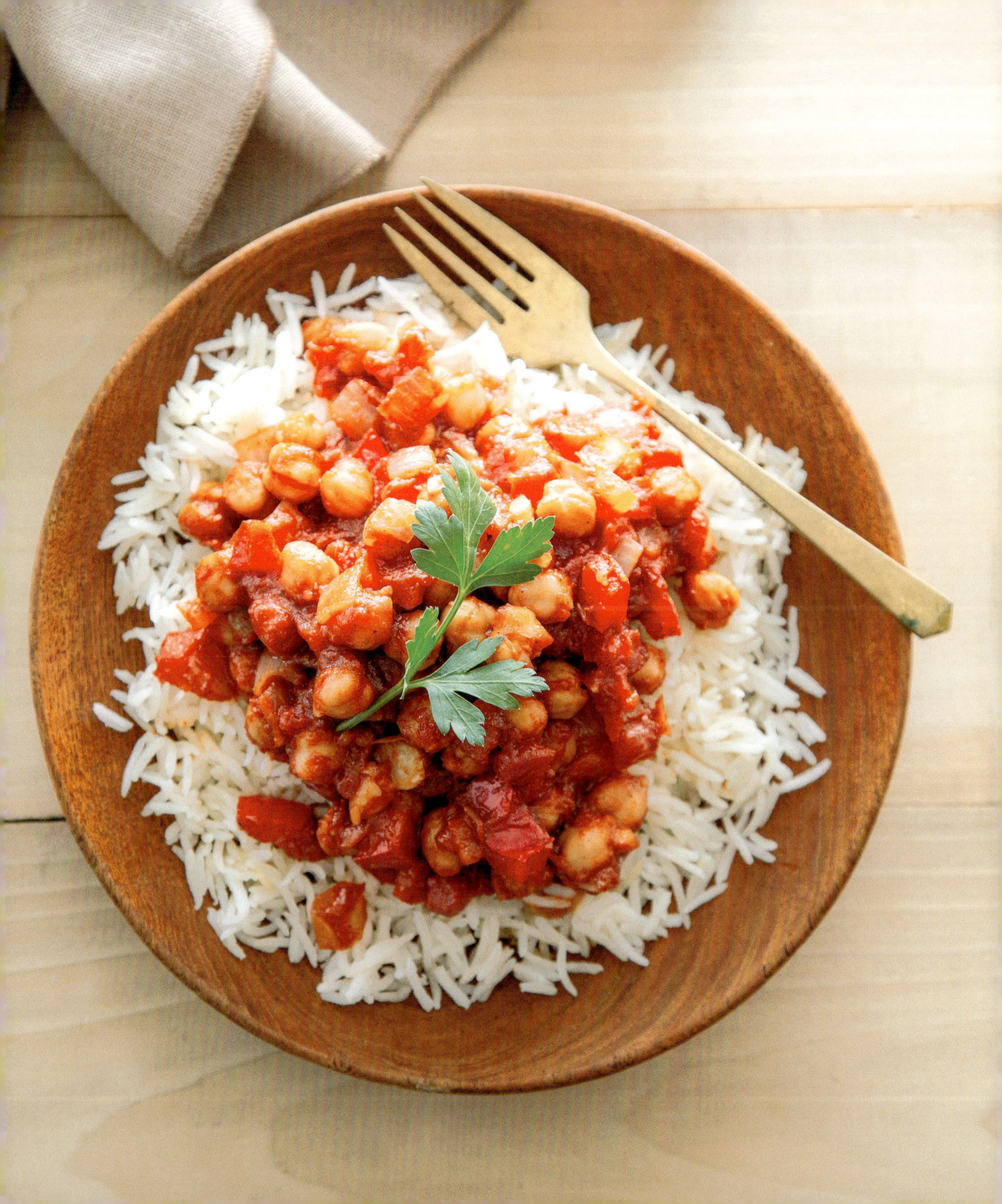

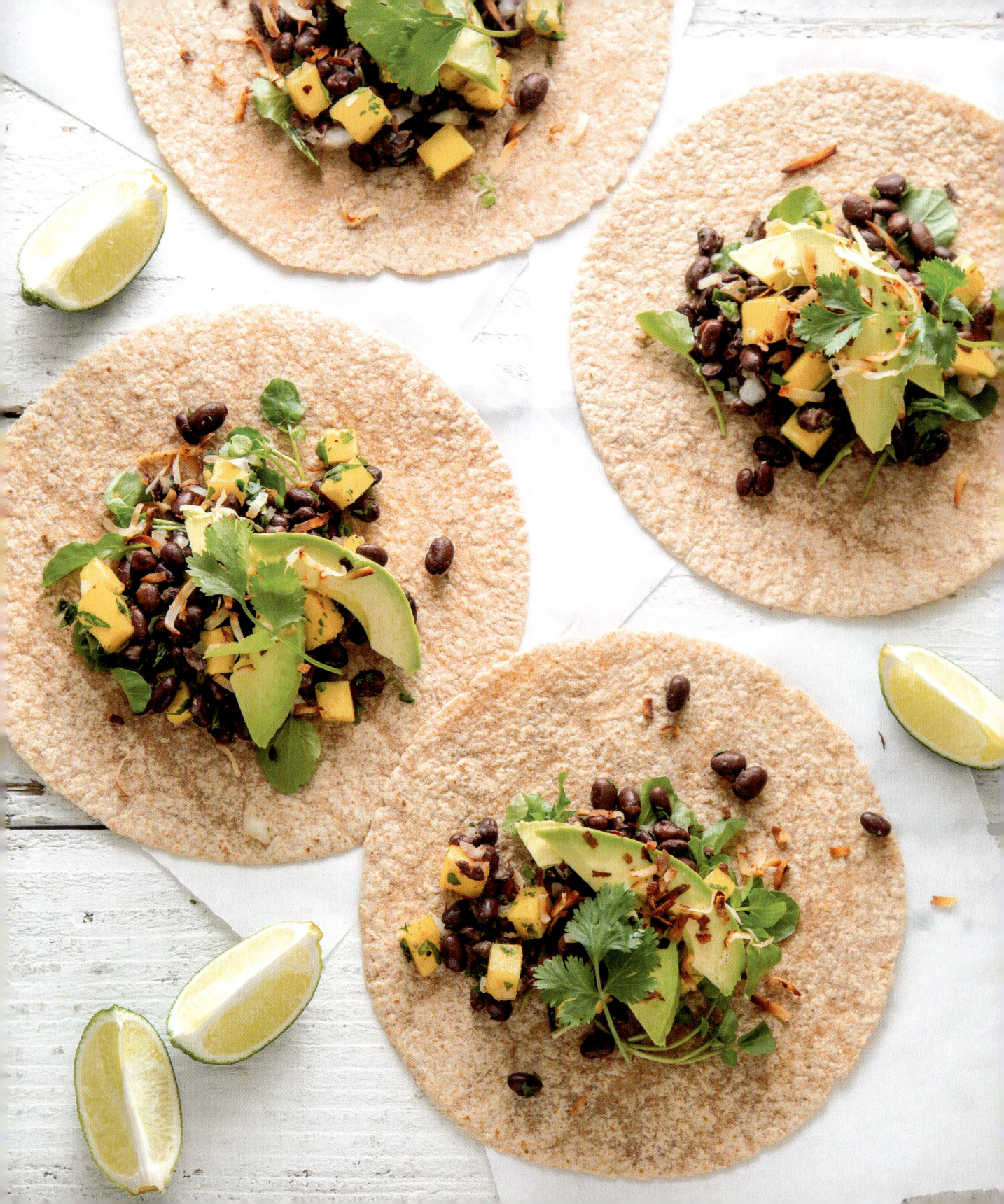

Cenas de lujo

TACOS CON FRIJOLES Y SALSA DE MANGO

Las legumbres, capaces de saciar el hambre y con abundantes proteínas, son el remedio natural para satisfacer a quienes tienen antojos de alimentos fuertes. Con un alto contenido de fibras solubles y no solubles, estimulan el movimiento de los intestinos y ayudan a limpiarlos. La fibra de las legumbres, además de disminuir el colesterol, sacia el apetito. Las especias picantes ponen en marcha el sistema digestivo estimulando el agni (fuego digestivo).

PARA 4 RACIONES

1 lata (430 g) de frijoles negros, escurridos y lavados

1 mango grande, cortado en trozos de unos 6 mm

½ cebolla pequeña, bien picada

2 cucharadas (30 ml) de zumo de lima recién exprimido

2 cucharaditas (6 g) de la mezcla de especias de tu dosha (pág. 32)

Una pizca de asafétida

Sal y pimienta, en la cantidad que desees

½ taza (20 g) de cilantro fresco picado

4 tortillas para tacos, calentadas

¼ de taza (8 g) de berros

1 aguacate, pelado, sin hueso y cortado a tiras

2 cucharadas (10 g) de coco en copos tostado

Una lima cortada en cuñas, para servir

En un cuenco mediano, mezcla bien los frijoles, el mango, la cebolla, el zumo de lima, la mezcla de especias dosha, la asafétida, la sal, la pimienta y el cilantro.

Reparte las tortillas en los platos de servir. Distribuye los berros entre las cuatro tortillas y encima reparte la mezcla de mango y frijoles. Agrega el aguacate, esparce por encima los copos de coco y sirve los platos decorados con las cuñas de limón.

Adaptaciones para doshas

ESTA RECETA ESTÁ ESCRITA PARA VATA
PARA PITTA: este es un plato perfecto para pittas, por lo que no hace falta que sustituyas ningún ingrediente.
PARA KAPHA: no pongas copos de coco ni aguacate y, en cambio, agrega ½ cucharadita de pimienta de Cayena a la salsa. Usa tortillas de maíz.

ENSALADA DE FARRO DE INVIERNO

Para preparar una magnífica ensalada de farro, primero lo cocinamos con vinagre de manzana y un buen aceite de oliva. Los pistachos y el queso ayudan a lograr una ensalada sustanciosa, rica, caliente y rica en proteínas. Los cereales como el farro ayudan a fortalecer el tejido óseo y la musculatura y aportan fuerza y resistencia a nuestro cuerpo. La cantidad de cereales que ingerimos son importantes para las personas que siguen una dieta vegetariana.

PARA 2 RACIONES

1 taza (200 g) de farro crudo

1 taza (240 ml) de vinagre de manzana

2 cucharadas (10 g) de sal kosher, y un poco más si hace falta

2 hojas de laurel

2 tazas (480 g) de agua, y un poco más si hace falta

½ taza (120 ml) de aceite de oliva virgen extra

2 cucharadas (30 ml) de zumo de limón recién exprimido

½ taza (40 g) de queso parmesano en escamas

½ taza (60 g) de pistachos picados

2 tazas (40 g) de hojas de rúcula

1 taza (24 g) de hojas de albahaca o de perejil, picadas

1 taza (24 g) de hojas de menta

1 taza (160 g) de tomates Cherry cortados por la mitad

⅓ taza (40 g) de rábanos cortados a rodajas finas

En un cazo mediano, pon el farro, el vinagre, la sal, la hoja de laurel y el agua y ponlo a hervir 30 minutos, o hasta que el farro esté tierno y el líquido se haya evaporado. Si ves que el farro se queda sin líquido antes de terminar de cocerse, agrega un poco más de agua. Una vez hecho el farro, déjalo enfriar y retira las hojas de laurel.

En una ensaladera, mezcla bien el aceite de oliva, el zumo de limón y una pizca de sal. Agrega el farro, el queso parmesano y los pistachos, y revuelve bien todos los ingredientes. Justo antes de servirlo, incorpora la rúcula, la albahaca, la menta, los tomates, los rábanos y sal a tu gusto.

Adaptaciones para doshas

ESTA RECETA ESTÁ ESCRITA PARA VATA
PARA PITTA: no pongas vinagre de manzana. Sustituye los tomates por pimientos rojos.
PARA KAPHA: sustituye los tomates por pimientos rojos y usa queso de cabra en lugar de parmesano.

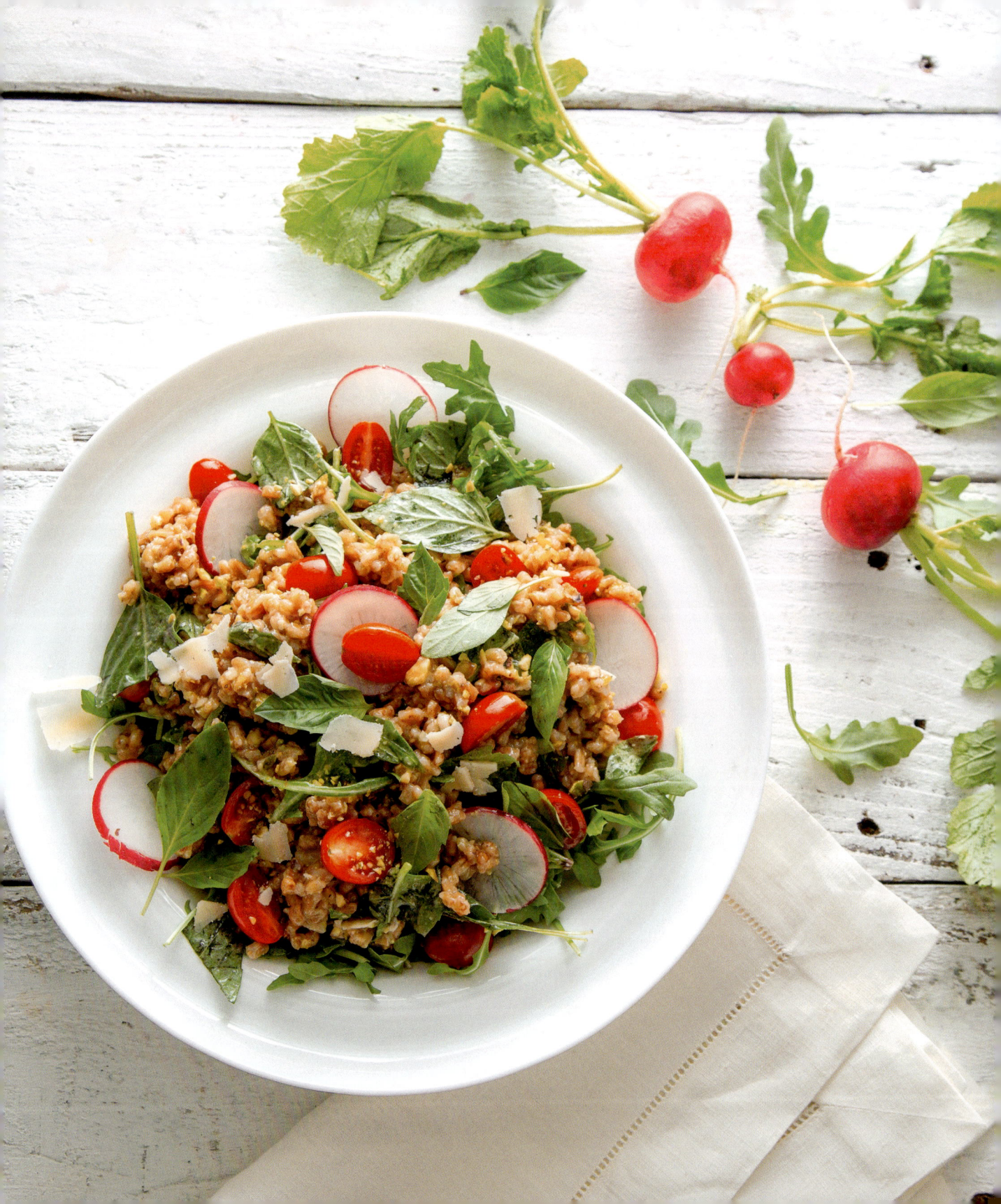

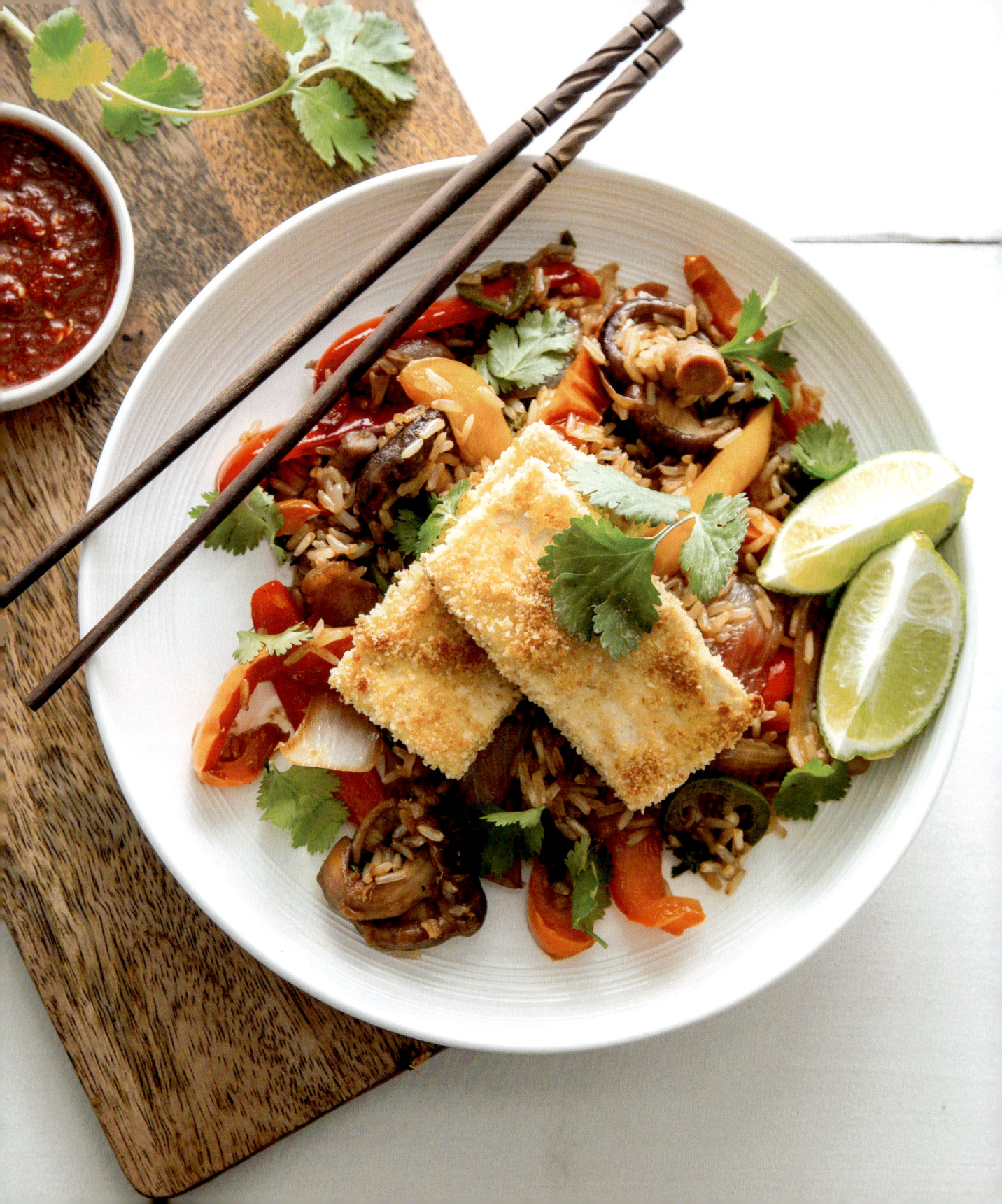

TOFU AL HORNO CON ARROZ Y JENGIBRE

Como la mayoría de nosotros nos tenemos que preparar la cena, seguro que vamos a tener que dedicar un tiempo a la cocina antes de poder cenar. Aunque los atajos son atractivos, lo que nos apetece de verdad es llegar a casa después del trabajo y poder cenar dedicando a la preparación de la cena cuanto menos tiempo mejor. Prueba este crujiente tofu al horno con salteado de verduras si quieres una cena sabrosa y multicolor cuya preparación te va a llevar poco tiempo.

PARA 2 RACIONES

1 taza (200 g) de arroz integral crudo

455 g de tofu

¼ de taza (35 g) de pan rallado

4 cucharadas (20 ml) de aceite de oliva virgen extra, en dos partes

1 huevo

2 dientes de ajo, triturados

Un trozo de jengibre, de unos 5 cm, pelado y rallado

2 tazas (320 g) de verduras para saltear precocidas

2 cucharadas (10 ml) de salsa de soja

⅓ de taza (15 g) de hojas de cilantro picadas, en dos partes (opcional)

Salsa de chile (salsa picante), en la cantidad que desees

Una lima cortada en cuñas, para servir

Precalienta el horno a 220 °C. Hierve el arroz siguiendo las instrucciones del paquete y, una vez hervido y colado, resérvalo.

Escurre el tofu y sécalo con papel de cocina para que no quede agua. Ahora envuélvelo con un trapo limpio, ponle encima una sartén pesada y deja que suelte todo el líquido.

En un cuenco no muy hondo, mezcla el pan rallado con dos cucharadas (10 ml) de aceite. En otro cuenco separado, bate el huevo. Ahora corta en tofu el 16 trozos iguales y rebózalos primero con el huevo batido y a continuación con el pan rallado. Coloca los trozos de tofu así rebozados en una bandeja para horno y hornéalos 20 minutos, o hasta que adquieran un color tostado, pero que no se quemen.

En un wok, pon a calentar el resto de aceite (10 ml) a fuego mediano. Agrega el ajo, el jengibre y la mezcla de verduras y saltea todos estos ingredientes durante 2 minutos. Incorpora el arroz hervido y saltéalo 3 minutos, o hasta que esté bien caliente. Riégalo con la salsa de soja y la mitad del cilantro (si te gusta) y sírvelo con el tofu, unas gotas de salsa picante, el resto del cilantro y las cuñas de lima para exprimir su zumo por encima.

Adaptaciones para doshas

ESTA RECETA ESTÁ ESCRITA PARA VATA
PARA PITTA: no pongas la salsa de chile picante.
PARA KAPHA: no hace falta que sustituyas ningún ingrediente.

ENSALADA DE JÍCAMA CON SALSA DE TAHINA Y MENTA

Las hortalizas crudas no son siempre la mejor opción para lograr una buena digestión. En realidad, a veces reducen el fuego digestivo (agni) a todos los doshas. Sin embargo, estas hortalizas crudas, incluida la jícama, son de lo más beneficioso puesto que tienen un alto contenido de agua. La jícama además tiene mucha fibra, y la fibra en concreto contenida en estos tubérculos nutre los microbios buenos que habitan en nuestro intestino. Se trata de una comida ligera, crujiente y astringente, que, a la vez, sacia nuestro apetito y resulta muy sabrosa para la cena.

PARA 2 RACIONES

3 cucharadas (20 g) de semillas de calabaza crudas

1 cucharadita de semillas de sésamo

2 cucharadas (30 ml) de zumo de lima recién exprimido

1 cucharada (3 g) de albahaca fresca picada

Una pizca de pimentón rojo en copos

Sal y pimienta, en la cantidad que desees

⅓ de taza (75 g) de tahina

1 diente de ajo, picado

1 puñado de hojas de menta, y algunas más si hacen falta

2 zanahorias medianas, peladas y cortadas en juliana

1 taza (140 g) de pepino

1 jícama mediana, pelada y cortada a tiras

En un cuenco pequeño, mezcla las semillas de calabaza, las semillas de sésamo, el zumo de lima, la albahaca, los copos de pimiento rojo, la sal y la pimienta. Pon el contenido del cuenco en el recipiente de la batidora y agrega la tahina, el ajo y la menta. Tritúralo todo hasta que obtengas una salsa suave y cremosa.

En una ensaladera, mezcla las zanahorias, el pepino y la jícama. Vierte ahora la salsa por encima de las hortalizas y revuelve bien para que todos los ingredientes se integren y la salsa los impregne. Sirve la ensalada con unas hojas de menta para decorar, si te gusta.

Adaptaciones para doshas

ESTA RECETA ESTÁ ESCRITA PARA VATA
PARA PITTA: esta receta es perfecta para pittas. No hace falta que sustituyas ningún ingrediente.
PARA KAPHA: esta receta es perfecta para kaphas, pero pon yogur en lugar de tahina.

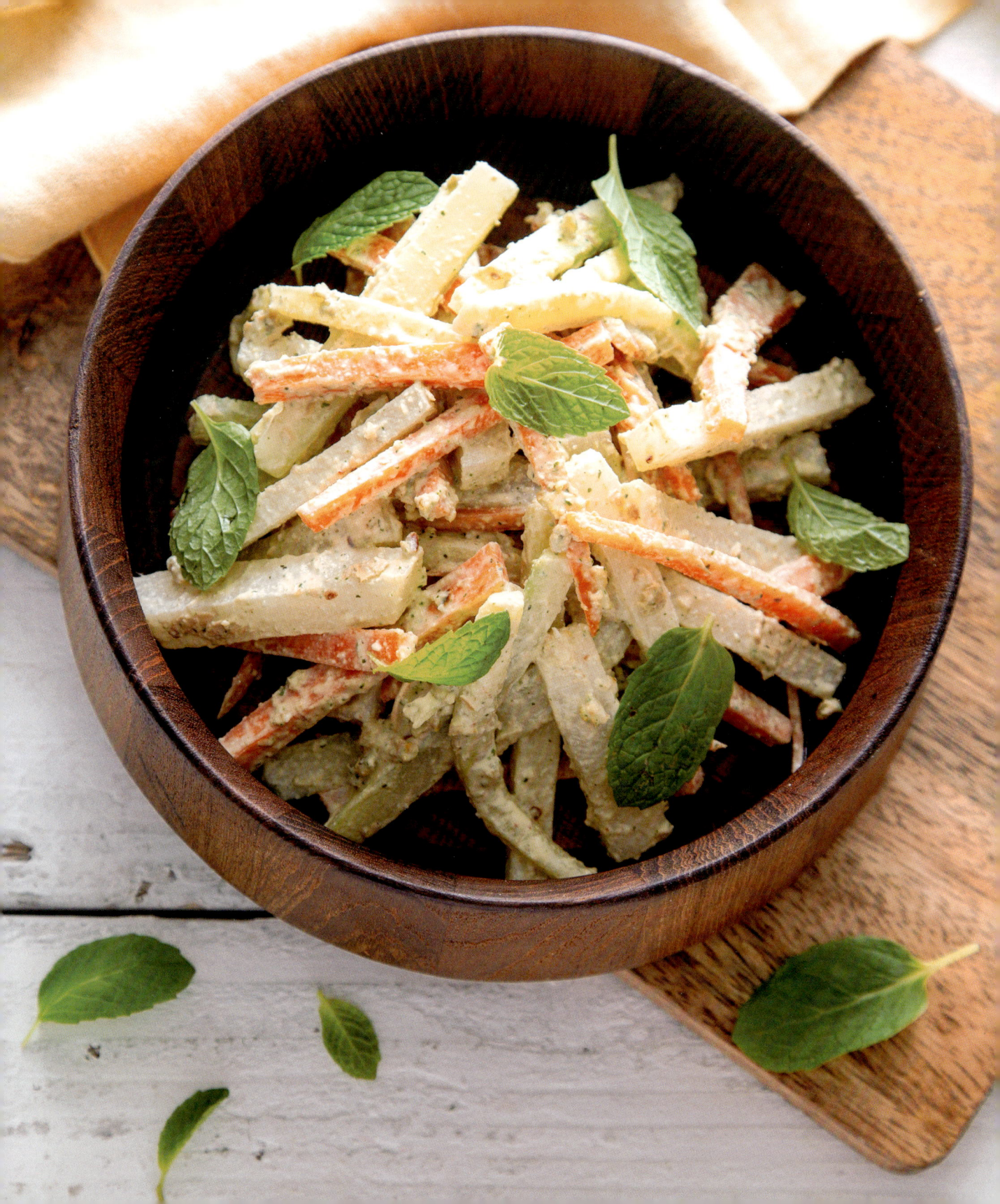

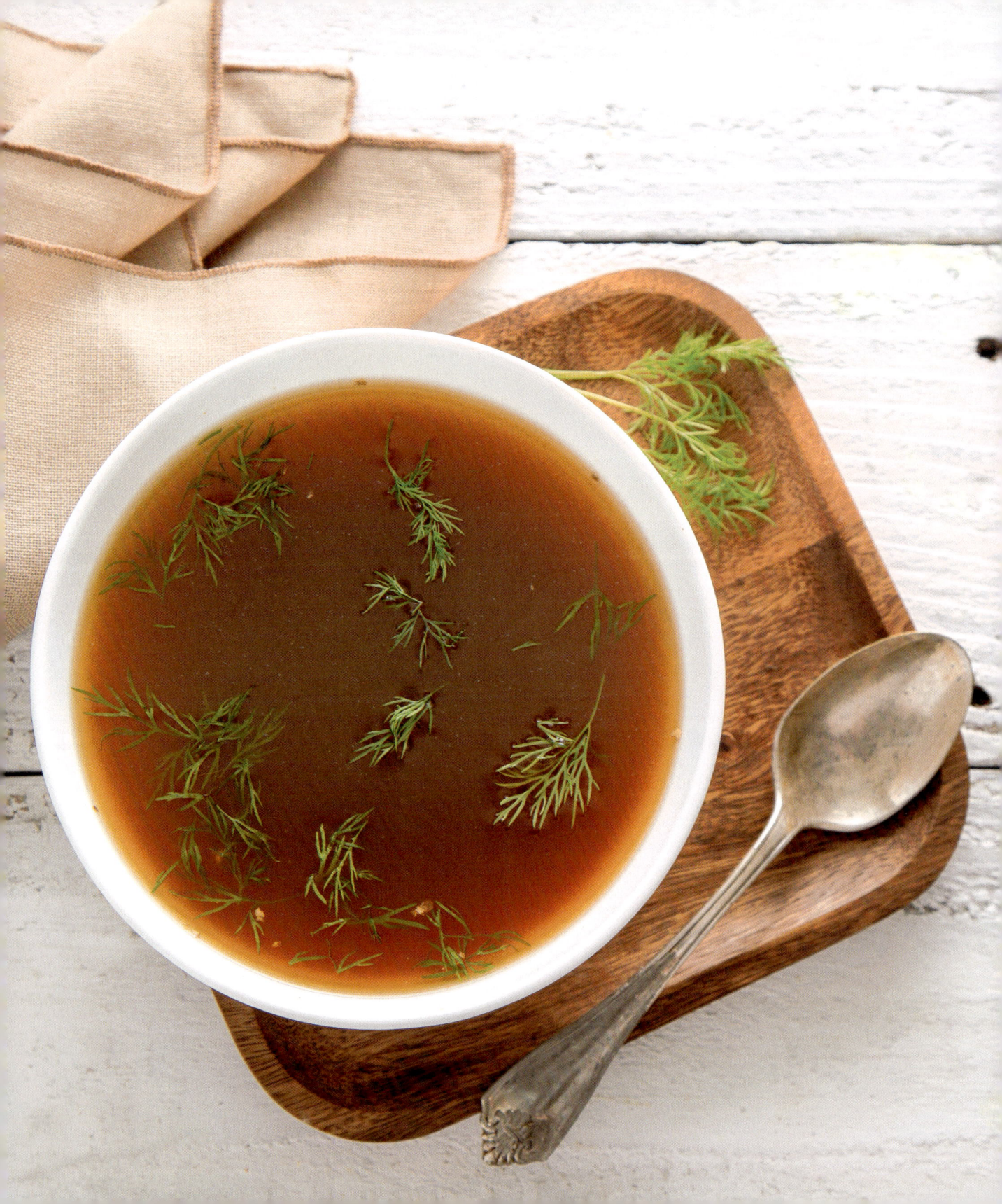

SOPA DE FENOGRECO Y ENELDO PARA ADELGAZAR

El fenogreco disminuye la inflamación y es una hierba muy eficaz para los desequilibrios de vata y kapha. No solo es caliente, sino que además tiene un sabor dulce y una cualidad nutritiva y untuosa que crea un gran efecto de enraizamiento en el cuerpo. También fortalece el fuego digestivo central, ya que las semillas mantienen sano el plasma y la sangre. Al combinar fenogreco y eneldo, nuestra salud se beneficia el doble gracias a la capacidad de esta sopa para estimular la salud digestiva, además de ayudarnos a superar el insomnio, el hipo, la diarrea, la disentería, los trastornos menstruales y los respiratorios, así como el cáncer.

PARA 2 RACIONES

4 tazas (960 ml) de caldo vegetal

1 cucharadita de fenogreco molido

1 cucharadita de jengibre en polvo

1 cucharadita de eneldo

1 cucharadita de la mezcla de especias para tu dosha (pág. 32)

Pimienta, en la cantidad que desees

½ cucharadita de ghee

En una olla, pon a hervir el caldo vegetal a fuego mediano. Incorpora al caldo el fenogreco, el jengibre, el eneldo, la mezcla de especias para tu dosha y la pimienta. Cuando rompa el hervor, reduce el fuego y déjalo hervir poco a poco 15 minutos. Vierte la sopa en una sopera y agrega el ghee y más pimienta, a tu gusto.

Adaptaciones para doshas

ESTA RECETA ESTÁ ESCRITA PARA VATA
PARA PITTA: no hace falta que sustituyas ningún ingrediente.
PARA KAPHA: esta sopa es perfecta para kaphas.

ESPAGUETIS DE CALABACÍN CON PESTO

En este plato hay un montón de ingredientes rejuvenecedores que están pensados para equilibrar, refrescar y calmar. El cilantro, las almendras y la menta convierten este plato en una comida sana y energética con abundantes antioxidantes y fitonutrientes. El mentol contenido en la menta ayuda a hacer el proceso digestivo a la vez que actúa sobre los delicados músculos del estómago. El aroma de la menta activa las glándulas salivares, así como las glándulas que producen las enzimas digestivas. El resultado es que mejora nuestra digestión.

PARA 2 RACIONES

5-6 calabacines medianos, cortados finos a modo de espaguetis

¾ cucharadita de sal, en dos partes

1 aguacate maduro, pelado y sin hueso

1 taza (20 g) de hojas de cilantro frescas

¼ de taza (35 g) de almendras sin sal

2 cucharadas (30 ml) de zumo de limón

¼ de pimienta molida

5 cucharadas (75 ml) de aceite de oliva virgen extra, en dos partes

3 dientes de ajo, picados

Hojas de menta, en la cantidad que desees

Con un cortador de verduras o un espirilizador, corta los calabacines como si fueran espaguetis. No sigas cortando cuando llegues a la parte central que contiene las semillas porque se rompen las tiras. Pon los espaguetis de calabacín en un colador y espolvoréalos con ½ cucharadita de sal. Deja que vayan perdiendo agua durante 15-30 minutos y a continuación escúrrelos suavemente presionándolos con la mano para eliminar el exceso de agua.

Pon en el recipiente de la batidora el aguacate, el cilantro, las almendras, el zumo de limón, la pimienta y el resto de sal (¼ cucharadita). Tritúralo hasta que te quede una salsa. Agrega 4 cucharadas (60 ml) de aceite de oliva y vuelve a triturarlo hasta que adquiera una consistencia suave. Reserva esta salsa.

En una sartén honda, calienta el resto del aceite (15 ml) a fuego medio alto. Saltea 30 segundos los ajos. Agrega los espaguetis de calabacín y la menta. Revuélvelos bien para que se impregnen del aceite y el ajo, 3 minutos, o hasta que estén calientes. Ahora pon los espaguetis en una fuente para servir, agrega el pesto de aguacate y cilantro y revuélvelos para que todo quede bien integrado.

Adaptaciones para doshas

ESTA RECETA ESTÁ ESCRITA PARA VATA
PARA PITTA: no hace falta que sustituyas ningún ingrediente.
PARA KAPHA: utiliza aceite de girasol en lugar de aceite de oliva.

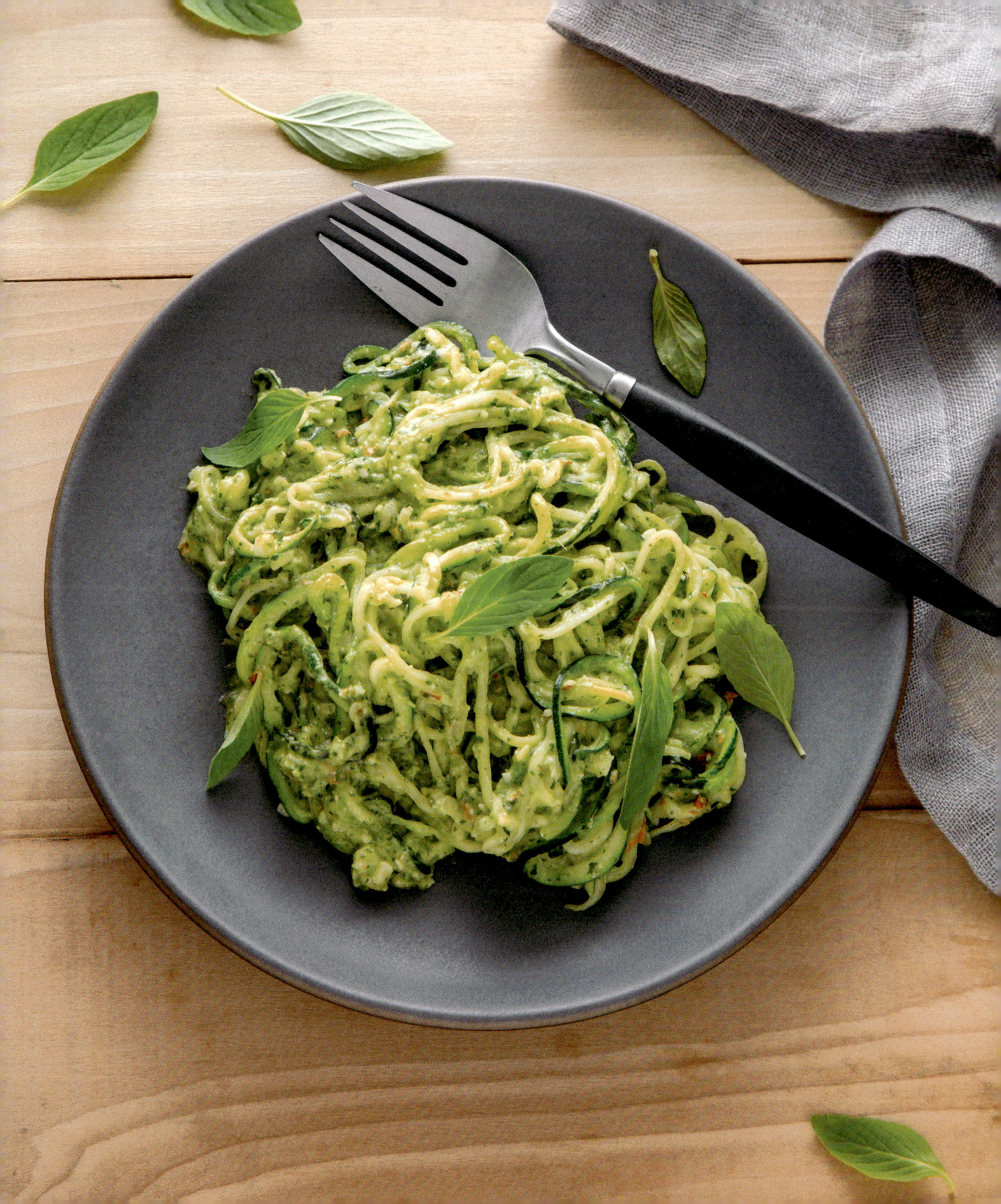

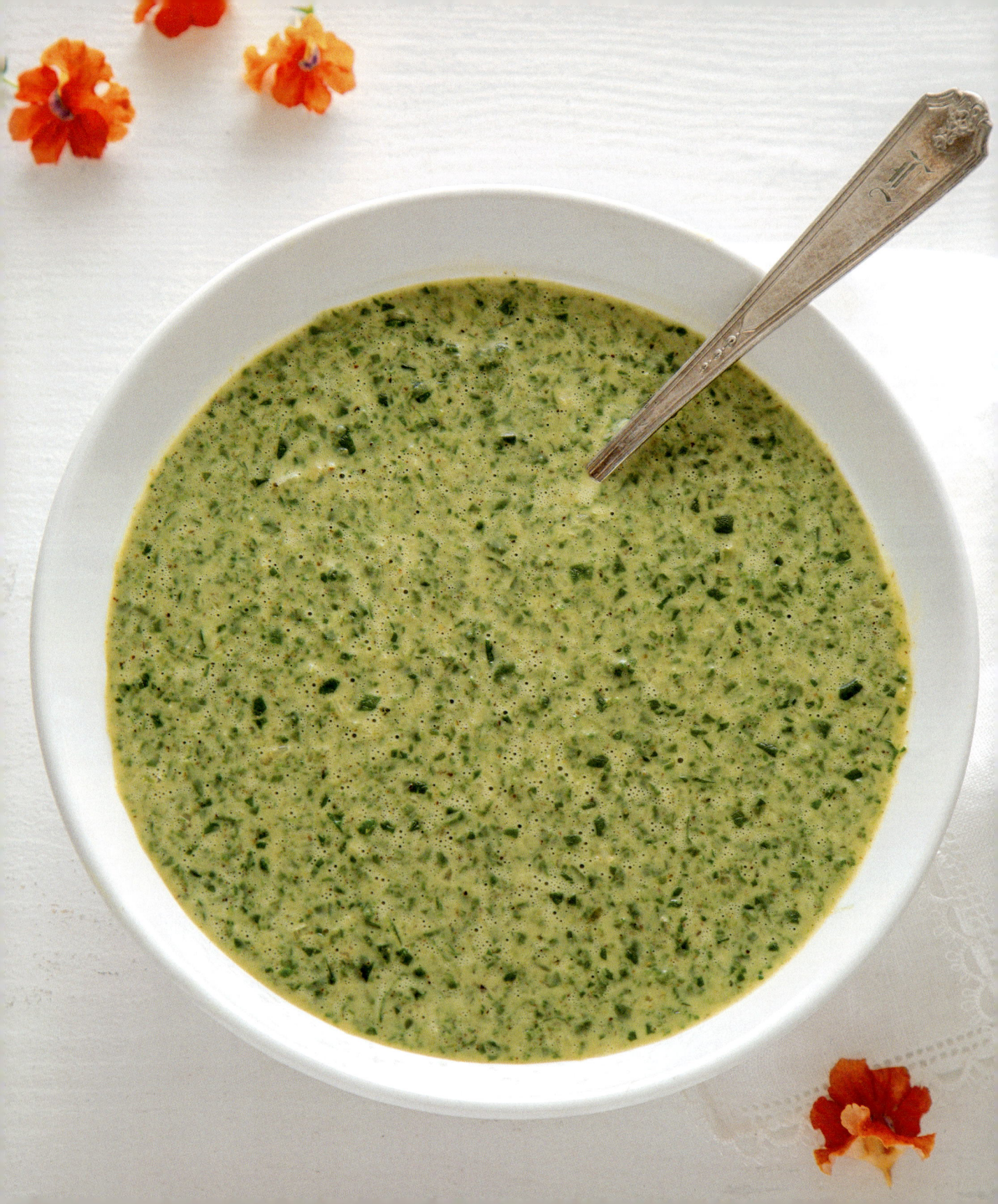

SOPA DE CURRI DE COCO REFRESCANTE

Este curri es tan sabroso como fácil de preparar. Tiene un efecto que facilita la posdigestión, lo cual equilibra a vata y a pitta. Reduce la tensión y el estrés, por lo que, además de ser un plato delicioso, tiene efectos curativos.

PARA 2 RACIONES

1 cucharada (14 g) de aceite de coco

2 dientes de ajo, picados

1 escalonia, cortada a trocitos

½ cucharada (4 g) de jengibre rallado

½ cucharada (4 g) de curri en polvo, y un poco más si hace falta

115 g de espinacas congeladas, a medio descongelar

1 ⅓ tazas (320 ml) de leche de coco sin azúcar añadido

1 cucharada (7 g) de azúcar de coco, y un poco más para añadir al final

Sal marina, en la cantidad que desees

1-2 cucharadas (10-20 g) de maicena

Arroz basmati hervido, en la cantidad que desees

En una sartén grande y honda, pon a calentar el aceite y saltea los ajos, la escalonia y el jengibre durante 3 o 4 minutos, o hasta que la cebolla adquiera un tono ligeramente dorado. Agrega el curri y las espinacas y saltéalas 3 o 4 minutos, dándoles vueltas de vez en cuando. Agrega la leche de coco, el azúcar de coco y la sal. Déjalo rehogar durante 4 minutos. Agrega la maicena y revuélvelo. Baja el fuego y déjalo que se haga entre 5 y 10 minutos, o hasta que veas que empieza a espesarse. Sírvelo acompañado de arroz, si te gusta.

Adaptaciones para doshas

ESTA RECETA ESTÁ ESCRITA PARA VATA
PARA PITTA: agrega coco tostado para decorar.
PARA KAPHA: no hace falta que sustituyas ningún ingrediente.

SOPA DE CHAMPIÑONES DELICIOSA

¿Sabías que la estrecha conexión de las setas con la tierra es excelente para todo tipo de insomnios? Agrega un poco de jengibre y de cúrcuma ¡y obtendrás un poderoso antiinflamatorio!

PARA 4 RACIONES

1 cucharada (15 g) de ghee

1 cebolla, picada

1 taza (60 g) de champiñones cortados a trozos

3 ½ tazas (840 ml) de caldo vegetal

1 cucharadita de jengibre rallado

Una pizca de cilantro en polvo

1 cucharadita de cúrcuma en polvo

Sal y pimienta, en la cantidad que desees

En una cazuela grande, calienta el ghee y pon a rehogar la cebolla unos 5 minutos, o hasta que esté transparente. Agrega los champiñones y saltéalos 2 minutos. Ahora echa el caldo a la cazuela y llévalo a ebullición. Cuando rompa el hervor, baja el fuego y déjalo hervir suavemente entre 7 y 8 minutos, o hasta que percibas que la sopa empieza a soltar sus aromas. Aderézala con sal y pimienta a tu gusto ¡y a disfrutar de la sopa!

Adaptaciones para doshas

ESTA RECETA ESTÁ ESCRITA PARA VATA
PARA PITTA: no hace falta que sustituyas ningún ingrediente.
PARA KAPHA: no hace falta que sustituyas ningún ingrediente.

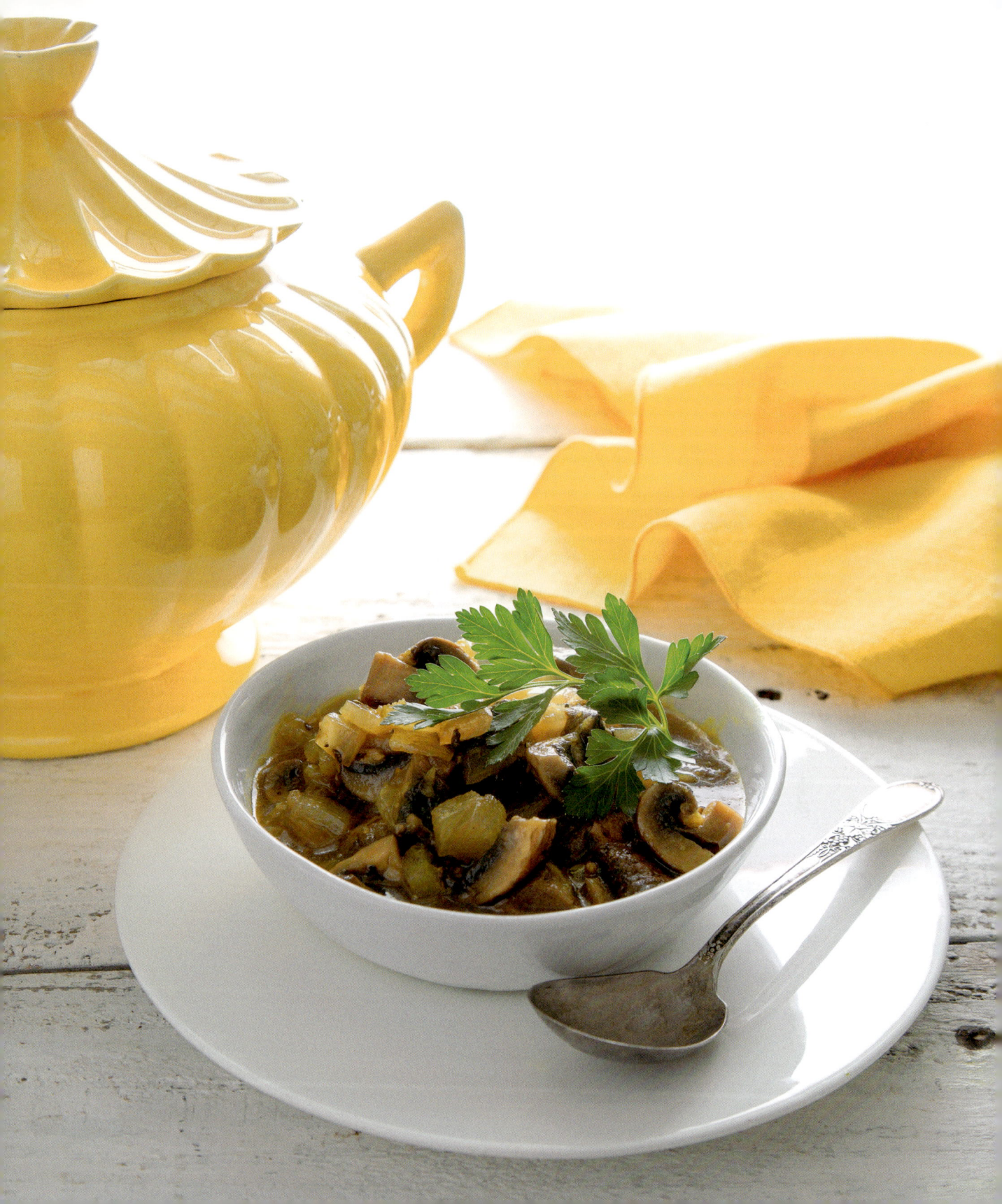

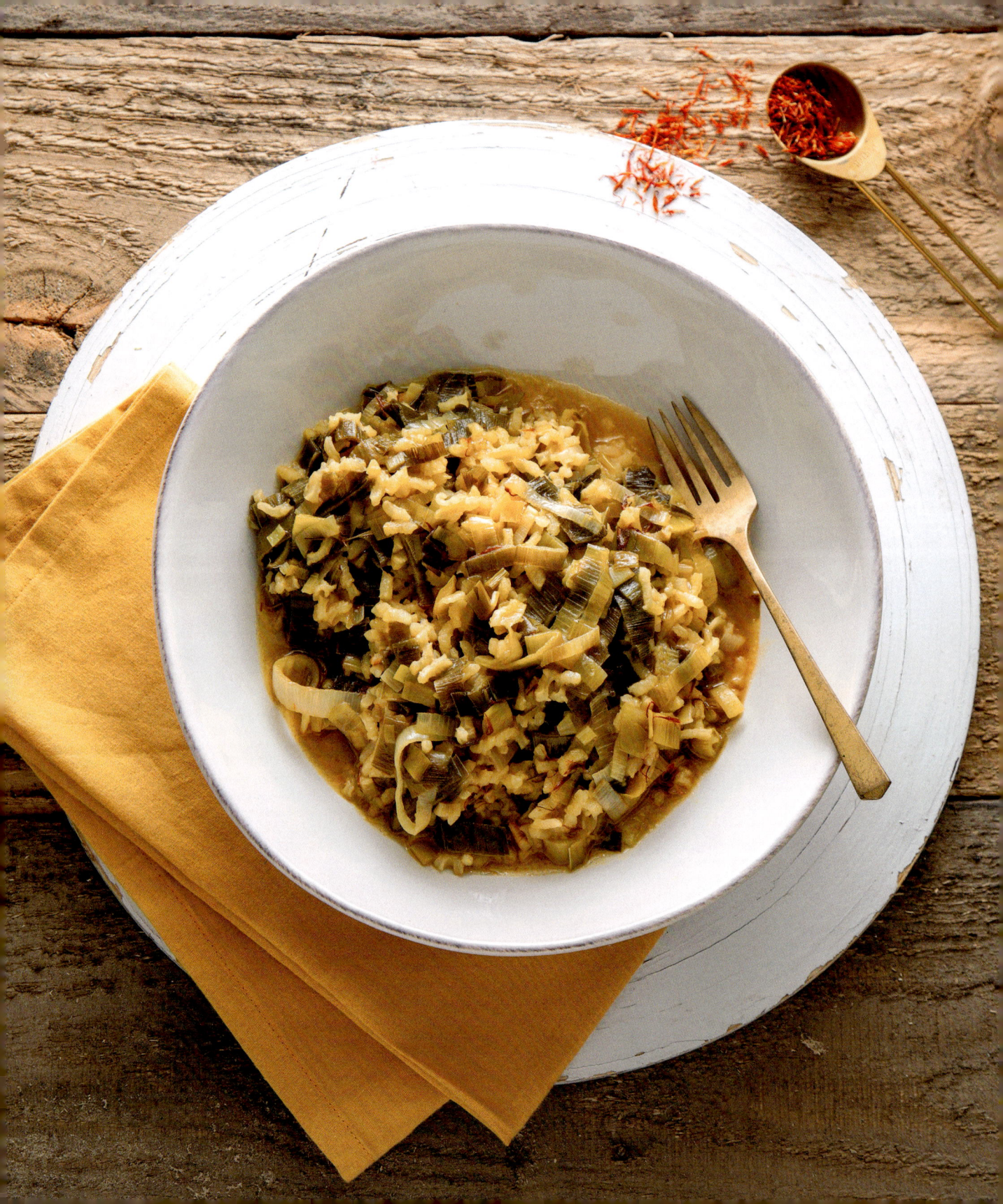

RISOTTO DE LENTEJAS CON AZAFRÁN

El azafrán es conocido por sus propiedades medicinales, su color y su aroma. Apreciado en todo el mundo, especialmente por los expertos en cocina y en medicina, su *snigdha* (untuosidad) y su *laghu* (luminosidad), junto a su sabor amargo, pacifican todos los doshas. Por otro lado, el azafrán tiene un *vipaka* (proceso posdigestivo) único, que ayuda a asimilar la nutrición, y cuando nos sometemos a un proceso de limpieza necesitamos toda la ayuda nutricional posible.

PARA 2 RACIONES

3 tazas (720 ml) de caldo vegetal

1 ½ cucharadas (22g) de ghee, en dos partes

2 puerros, limpios y cortados a rodajas no muy anchas

⅔ taza (130 g) de arroz para *risotto*, crudo

½ taza (120 ml) de vino blanco, a temperatura ambiente

Unas hebras de azafrán

Sal y pimienta, en la cantidad que desees

Un puñadito de perejil picado, para decorar

En un cazo mediano, pon a calentar el caldo vegetal y, cuando rompa el hervor, baja el fuego y déjalo hervir muy despacio.

En una cazuela grande, pon 1 cucharada (15 g) de ghee. Caliéntalo y agrega los puerros, y rehógalos unos 5 minutos, o hasta que veas que están tiernos. Agrega el arroz y combínalo bien con los puerros revolviéndolo. Cuando veas que el arroz empieza a adquirir un tono ligeramente dorado, agrega el vino blanco y deja que se evapore, 1 o 2 minutos, sin dejar de revolver.

Vierte el caldo sobre el arroz, poco a poco, y revuélvelo a menudo. Cuando el caldo rompa el hervor, baja el fuego y vigila para que mantenga un hervor lento en todo momento. Reserva 1 cacito de caldo. Tapa la cazuela y no dejes que pierda el hervor durante 10 minutos.

Ahora echa las hebras de azafrán en el cacito de caldo que has reservado y agrégalas al risotto. Vuelve a tapar la cazuela y deja que siga hirviendo entre 5 y 8 minutos, o hasta que el arroz esté cocido y ya no haya un exceso de líquido en la cazuela. Ahora agrega la ½ cucharada de ghee restante (7 g), sazona con sal y pimienta y deja reposar el risotto 1 minuto. Sírvelo con un poco de perejil picado por encima.

Adaptaciones para doshas

ESTA RECETA ESTÁ ESCRITA PARA VATA
PARA PITTA: decóralo con cilantro en lugar de perejil.
PARA KAPHA: decóralo con albahaca picada en lugar de perejil.

PASTA CON CALABAZA

La calabaza es un demulcente refrescante cuyo uso tópico sirve para suavizar la piel y, el interno, para curar úlceras. Las calabazas tienen un efecto diurético, además de un alto contenido en potasio y sodio. El color naranja indica que la calabaza también es rica en betacaroteno, que tiene propiedades regeneradoras. Por si fuera poco, la calabaza tiene propiedades sedantes y laxantes, ideales para ayudar a las digestiones lentas mientras hacemos la limpieza.

PARA 4 RACIONES

1 bolsa (500 g) de macarrones de pasta de trigo

2 cucharadas (30 g) de ghee, en dos partes

4 dientes de ajo, picados

1 cebolla mediana, bien picada

1 hoja de laurel

4-6 ramitas de salvia, cortadas en chifonada, y unas más para decorar

½ taza (120 ml) de vino blanco seco, a temperatura ambiente

2 tazas (480 ml) de caldo vegetal

1 taza (245 g) de calabaza en lata

½ taza (120 ml) de crema de almendras

⅛ cucharadita de canela molida

½ cucharadita de nuez moscada rallada

Sal y pimienta, en la cantidad que desees

En una cazuela pon a hervir la pasta siguiendo las instrucciones del paquete. Cuando esté lista, resérvala.

En una sartén grande y honda calienta una cucharada (15 g) de ghee. Saltea el ajo y la cebolla durante 3-5 minutos, o hasta que veas que la cebolla está tierna. Agrega la hoja de laurel, la salvia y el vino. Déjalo rehogar 2 minutos, o hasta que el vino se haya reducido a la mitad. Agrega el caldo y la calabaza y revuélvelo bien. Sigue dándole vueltas al contenido de la sartén hasta que empiece a hervir. Ahora vierte en ella la crema de almendras. Sazónalo con canela, nuez moscada, sal y pimienta. Déjalo hervir suavemente entre 5 y 10 minutos, o hasta que la salsa espese.

Vuelve a poner la pasta en la cazuela donde la has hervido. Retira la hoja de laurel de la salsa y viértela por encima de la pasta. Déjala a fuego bajo 1 minuto revolviéndola bien para que la pasta quede bien integrada con la salsa. Pasado 1 minuto, cuando la pasta esté caliente, apaga el fuego y decórala con bastantes hojas de salvia antes de servirla.

Adaptaciones para doshas

ESTA RECETA ESTÁ ESCRITA PARA VATA
PARA PITTA: prescinde de la nuez moscada y del ajo y agrega 1 cucharadita de cilantro o de menta.
PARA KAPHA: usa pasta de maíz en lugar de pasta de trigo (búscala en los estantes de alimentos sin gluten de los supermercados).

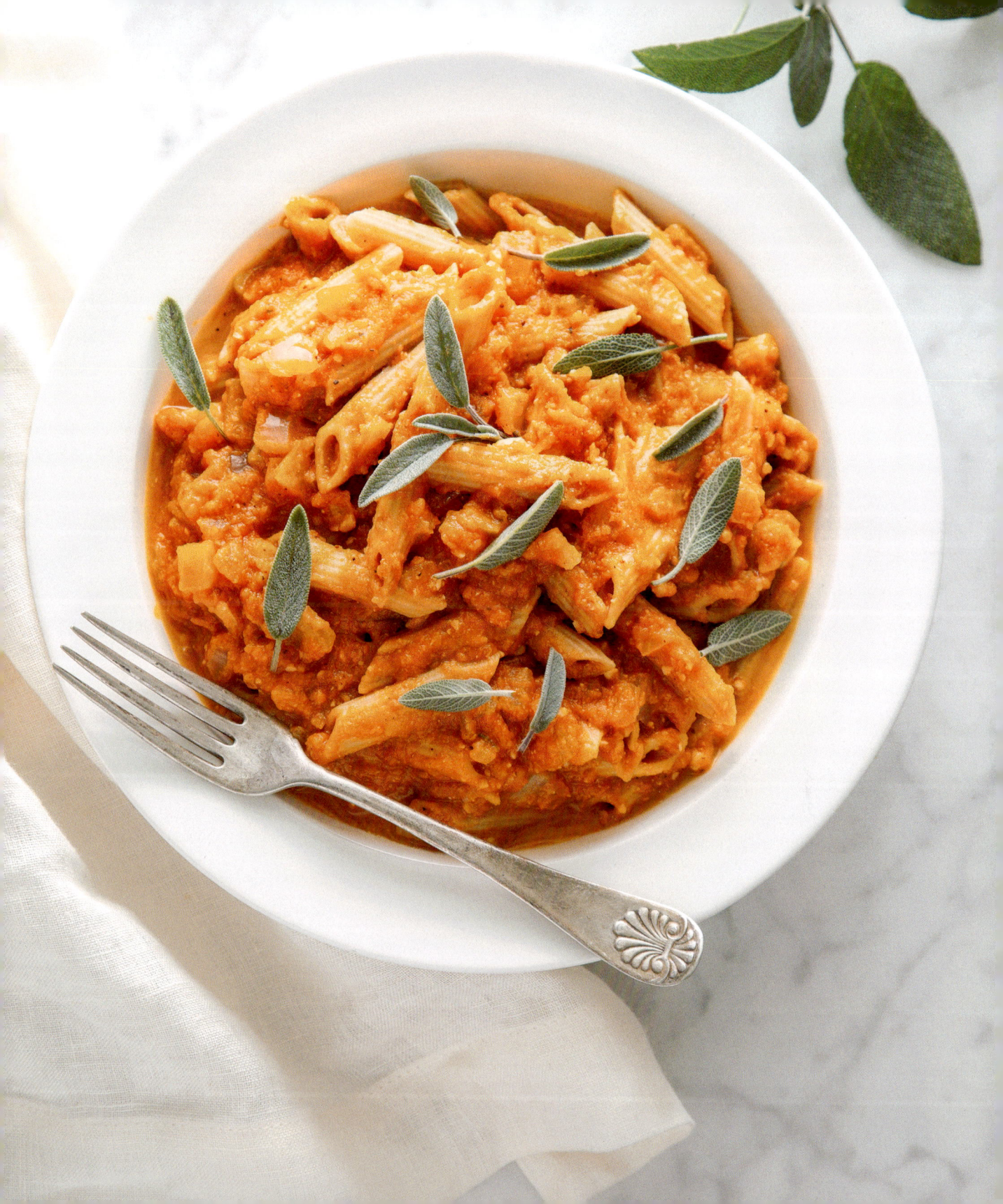

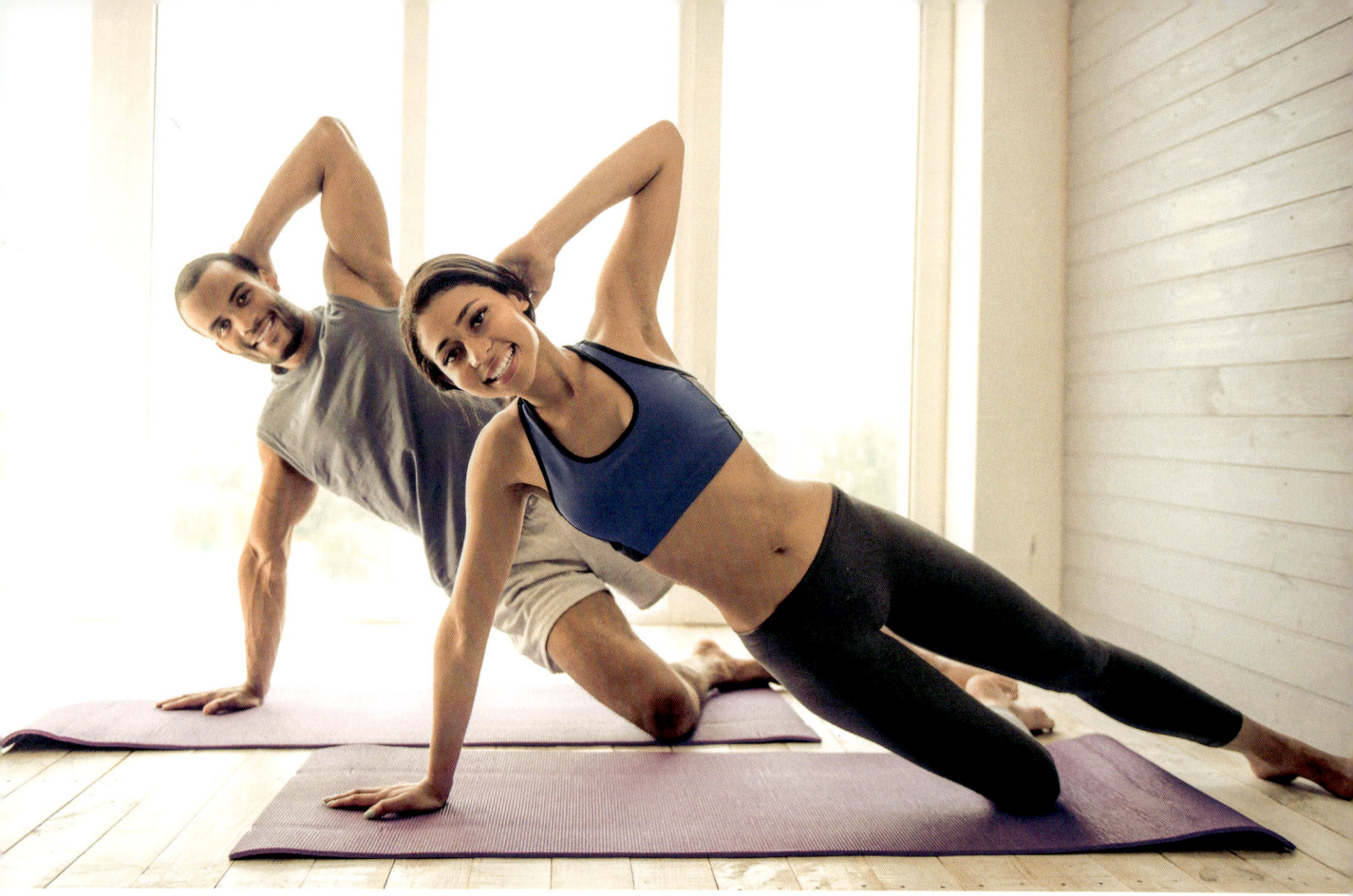

AUTOCUIDADO

Cuidarse uno mismo no es ser indulgente o egoísta; es necesario para sentirnos sanos y vitales. El autocuidado diario nos ayuda a cultivar hábitos que impregnarán todos los aspectos de nuestra vida. Cuando practicamos actos de autocuidado simples mediante yoga, meditación y pranayama (trabajo de respiración) nos abrimos a sentirnos alimentados en profundidad.

Sigue estas prácticas sistemáticamente, partiendo de una actitud tranquila y centrada. Procúrate el tiempo para practicar y dite a ti misma que no tienes nada más importante que hacer, ningún otro lugar a donde ir. Es el tiempo que vas a dedicar a cuidar de ti.

Ejercicios de yoga para ganar fuerza y flexibilidad

Esta práctica de yoga aportará equilibrio a tu mente, demasiado estimulada, y a tu cuerpo, sometido a muchas tensiones. Está pensada para reforzar la parte central de tu cuerpo y también para mantener la flexibilidad. El equilibrio entre flexibilidad y fuerza te beneficiará en gran manera cuando empieces tu limpieza. Trabaja la respiración y mantén las posturas un poquito más de lo que te parezca que eres capaz de aguantar. Permanecer en silencio y calma será tu reto y tu recompensa. No te preocupes si al hacer los ejercicios no te pareces a las imágenes de las fotografías. Esta es tu práctica y para tu cuerpo es más valioso un esfuerzo continuado que el empeño en lograr una postura solo para parecerte al modelo. Para completar la secuencia entera de ejercicios vas a necesitar entre 24 y 26 minutos. Si quieres acompañarme en tu práctica de yoga o de meditación, visita www.theholistic ghway.com/bookspecial y escribe la contraseña «Ayurveda». En esta página encontrarás los vídeos y el audio que acompañan al libro, y podrás practicar conmigo.

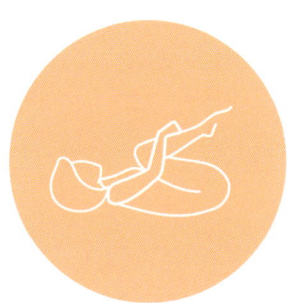

Amor por tu espalda (2 minutos)

1. Estírate en el suelo de espaldas. Dobla las rodillas, recógelas sobre el pecho abrazándolas y agárrate las manos por debajo de las rodillas o por los tobillos.
2. Balancéate en esta postura a un lado y al otro, dándote un masaje en la parte baja de tu espalda.
3. En esta misma postura, con las rodillas juntas y dobladas encima del pecho, dibuja círculos con las rodillas primero en una dirección y luego en la contraria. Disfruta de abrir y relajar toda la zona baja de tu espalda.

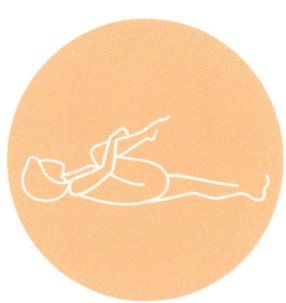

Postura para liberar aire (1 minuto)

1. Sigue estirada en el suelo boca arriba y con las piernas estiradas. Dobla la rodilla derecha por encima del pecho y deja la pierna izquierda estirada en el suelo. Agárrate ambas manos por debajo de la rodilla o más abajo de la pierna derecha.
2. Mantén una respiración pausada y siente como se masajea tu colon. Esto te ayudará a mejorar la digestión y la evacuación.
3. Con una espiración estira la pierna derecha en el suelo. Con una inspiración dobla la pierna izquierda y llévatela al pecho, para volver a masajear el colon. En esta postura, haz de 3 a 5 respiraciones profundas. Ahora espira y estira la pierna izquierda en el suelo.

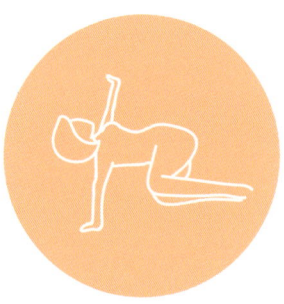

Torsión en el suelo (2 minutos)

1. Estírate en el suelo con las rodillas flexionadas y los pies bien apoyados en el suelo.
2. Abre los brazos y apóyalos en el suelo formando una T con el tronco.
3. Inspira y al espirar deja caer las rodillas dobladas hacia la derecha, hasta que se apoyen en el suelo, para crear una torsión que se alargue por toda la columna vertebral.
4. Gira la cabeza hacia la dirección contraria a las rodillas. En esta postura haz entre 3 y 5 respiraciones profundas.
5. Con una inspiración lleva las rodillas al centro y al espirar déjalas caer al otro lado. Gira la cabeza al lado contrario de las rodillas y procura no levantar los hombros del suelo.

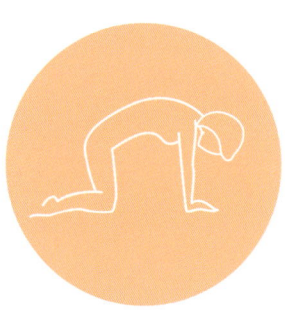

Estiramiento del gato (1 minuto)

1. Ponte de cuatro patas en el suelo apoyándote en las manos y las rodillas. Fíjate que los hombros te queden justo por encima de las muñecas y las caderas por encima de las rodillas. Abre bien los dedos de las manos, como si fueran un abanico, y presiona las manos contra el suelo.
2. Inspira y lleva el sacro hacia atrás y hacia arriba, bajando a la vez el abdomen hacia la tierra. Sigue con este movimiento hasta que el pecho y la mirada queden orientados hacia arriba.
3. Espira y baja el sacro a la vez que escondes el ombligo como si quisieras llevarlo hacia el techo, curvando la espalda. Esconde la barbilla hacia el pecho para estirar toda la nuca. Repite el ejercicio 5 veces.

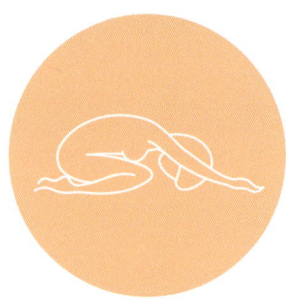

Postura del bebé (2 minutos)

1. Siéntate encima de los talones y apoya el pecho sobre los muslos; deja descansar la frente sobre el suelo. Si ves que las nalgas no llegan a los talones, pon una manta doblada en los muslos para poder disfrutar de la postura.
2. Estira los brazos y las manos por delante de la cabeza con las palmas hacia abajo y los codos ligeramente curvados. En esta postura haz unas 10 respiraciones profundas.

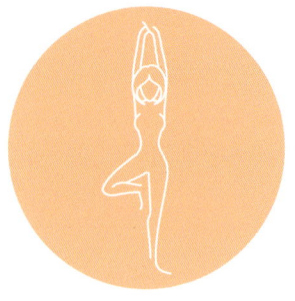

Equilibrio del árbol (1 minuto)

1. Empieza de pie y distribuye bien el peso de tu cuerpo entre los dos pies. Ahora lleva el peso del cuerpo hacia el pie derecho. Dobla la pierna izquierda y lleva la planta del pie izquierdo a la ingle de la pierna derecha. Si no llegas, apoya la planta del pie izquierdo en la parte interior del muslo o de la pantorrilla derechos (no te apoyes justo en la rodilla). Mantén la pelvis centrada hacia el frente.
2. Junta las manos delante del pecho o llévalas por encima de la cabeza con los brazos estirados hacia arriba. Respira cómodamente mientras mantienes el equilibrio sobre una pierna. Sonríe a la postura y mantenla todo el tiempo que puedas. Repite el ejercicio hacia el otro lado.

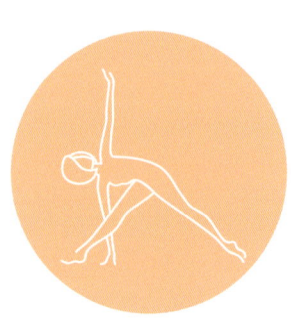

Triángulo (2 minutos)

1. Empieza de pie con los pies juntos. Abre la pierna izquierda llevándola aproximadamente a 1 metro de distancia de la derecha y gira el pie izquierdo para que forme un ángulo de 45 grados.
2. Inspira y abre los brazos hacia los lados hasta la altura de los hombros. En la espiración, lleva el peso de la pelvis hacia la izquierda a la vez que bajas el tronco y el brazo derecho hacia la derecha (mantén el pecho y los brazos bien abiertos).
3. Apoya la mano derecha en la pierna derecha sin dejar caer todo el peso y sube el brazo izquierdo a la vertical. Mira hacia la mano izquierda. En esta postura haz 5 respiraciones profundas.
4. Con una inspiración, presiona los pies contra el suelo, activa el tronco y vuelve a ponerte de pie. En la espiración baja las manos al lado de las caderas. En la siguiente inspiración lleva el pie izquierdo junto al derecho. Repite la torsión hacia el otro lado.

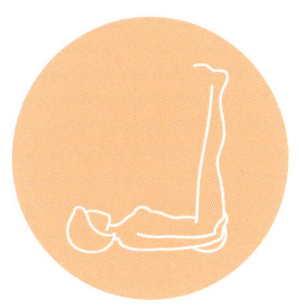

Relájate en la postura de la catarata (3-5 minutos)

1. Siéntate de lado con la cadera derecha tocando una pared.
2. Ayudándote de las manos, apoya la espalda en el suelo y al mismo tiempo sube las piernas a la vertical para apoyarlas en la pared. Los isquiones deben estar pegados a la pared. Relaja todo el cuerpo con las piernas a la vertical, bien estiradas y alienadas con tus caderas. Deja los brazos relajados a los lados, con las palmas de las manos hacia arriba.
3. Para salir de esta postura, dobla las rodillas y empuja los pies contra la pared para alejar tu cuerpo de esta. Quédate en el suelo apoyada sobre el lado derecho unos minutos. Ayúdate con las manos para volver a sentarte.

¡Silencio! *Savasana* (10 minutos)

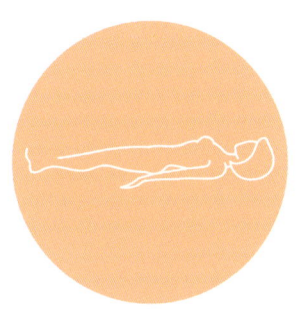

1. Estírate en el suelo boca arriba con las piernas estiradas. Tápate con una manta si eres propensa a resfriarte.
2. Lleva los hombros hacia abajo y hacia atrás al mismo tiempo que estiras los brazos en el suelo algo separados del cuerpo y con las palmas de las manos hacia arriba. Alarga el cuello. Inspira profundamente, espira y relaja todo el cuerpo.
3. Una tras otra, relaja sistemáticamente cada una de las partes de tu cuerpo empezando por los pies. Relaja los dedos de los pies, los tobillos, las pantorrillas, las rodillas y las caderas. Hazlo llevando tu atención a cada una de las partes de tu cuerpo y aflojando conscientemente cualquier tensión o rigidez que notes en este recorrido. Respira profunda y naturalmente y entrégate a la quietud de esta postura.
4. Al cabo de 10 minutos, haz unas respiraciones más profundas, mueve despacio los dedos de las manos y los pies, haz movimientos suaves con el cuerpo estirándolo, doblando las piernas, lo que te aporte comodidad.
5. Date la vuelta hacia la derecha, quédate así un par de minutos y luego ayúdate con las manos para quedarte sentada.

Cuando termines la secuencia de posturas, tómate unos minutos para volver y preguntarte cómo te sientes. ¿Crees que esta práctica te ha cambiado? Date un momento para reconocer el esfuerzo que has hecho y tu compromiso con esta práctica diaria. Junta las manos en posición de oración en el pecho y agradece todo lo que aporta alegría y gozo a tu vida.

Meditación de amor y bondad

Si quieres acompañarme en tu práctica de yoga o de meditación, visita www.theholistichighway.com/bookspecial y escribe la contraseña «Ayurveda». En esta página encontrarás los vídeos y el audio que acompañan al libro, y podrás practicar conmigo.

Dite a ti misma:

Deseo ser feliz.
Deseo estar a salvo de todo mal.
Deseo tener salud y no sufrir.
Deseo estar paz... como estoy ahora.

Ahora piensa en alguien a quien quieras, alguien que siempre haya estado a tu lado, y, a la vez que piensas en esta persona, repite mentalmente:

Deseo que seas feliz.
Deseo que estés a salvo de todo mal.
Deseo que tengas salud y que no sufras.
Deseo que estés en paz... como estás ahora.

Ahora piensa en el mundo entero, y en todas las personas y las cosas que lo habitan, y repite mentalmente:

Que todos los seres sean felices
Que todos los seres estén a salvo de todo mal.
Que todos los seres tengan salud y no sufran.
Que todos los seres estén en paz... como están ahora.

Pranayama: respiración alternante

Para disminuir el estrés en tu cuerpo, te propongo una poderosa práctica de respiración llamada respiración alternada o *nadi shodhana*. Este tipo de respiración neutraliza el cortisol que estimula en tu cuerpo una reacción de estrés. Si practicas diariamente la respiración alternante, dormirás mejor, te concentrarás más y tendrás más memoria y una mente más clara.

1. Siéntate en el suelo, o en una silla en una postura cómoda, con la columna recta y alargada y los hombros sueltos y relajados hacia abajo. Relaja también la cara y la mandíbula y concentra tu atención en una respiración lenta y regular.

2. Deja tu mano izquierda descansando sobre la rodilla derecha y sitúa el pulgar de la mano derecha en la pared nasal derecha y el dedo anular en la izquierda, sin hacer presión. Haz aquí una inspiración lenta y profunda.

3. Ahora presiona la pared derecha con el pulgar para tapar la fosa nasal y espira todo el aire por el lado izquierdo. Cuando hayas soltado todo el aire, inspira por el mismo lado izquierdo. Al final de la inspiración, presiona la pared nasal izquierda con el anular para tapar la fosa nasal y espira todo el aire por el lado derecho.

4. Inspira por el lado derecho. Al final de la inspiración, presiona la pared nasal derecha presionándola con el pulgar y suelta el aire por el lado izquierdo. Sigue este patrón durante 10 respiraciones completas.

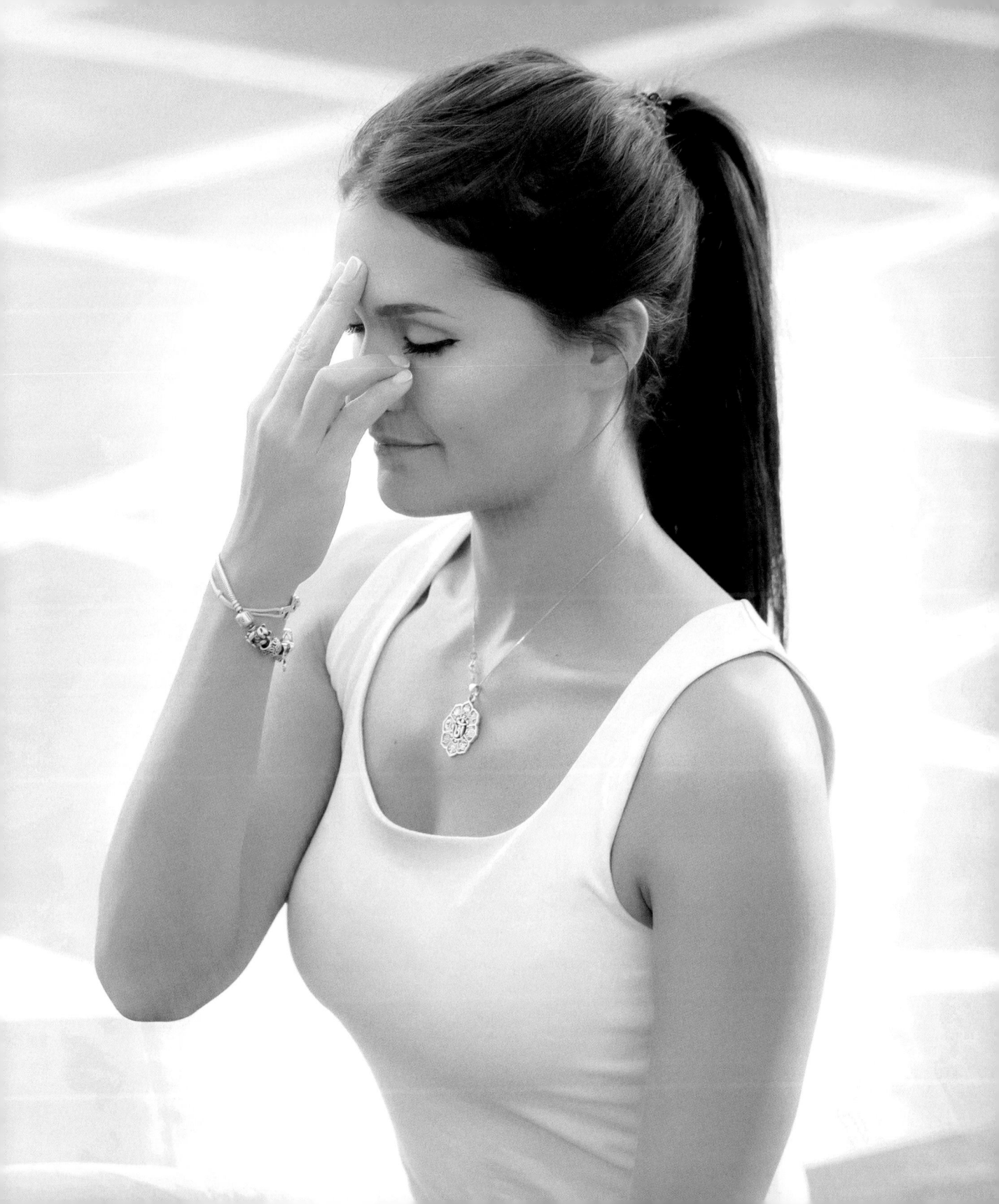

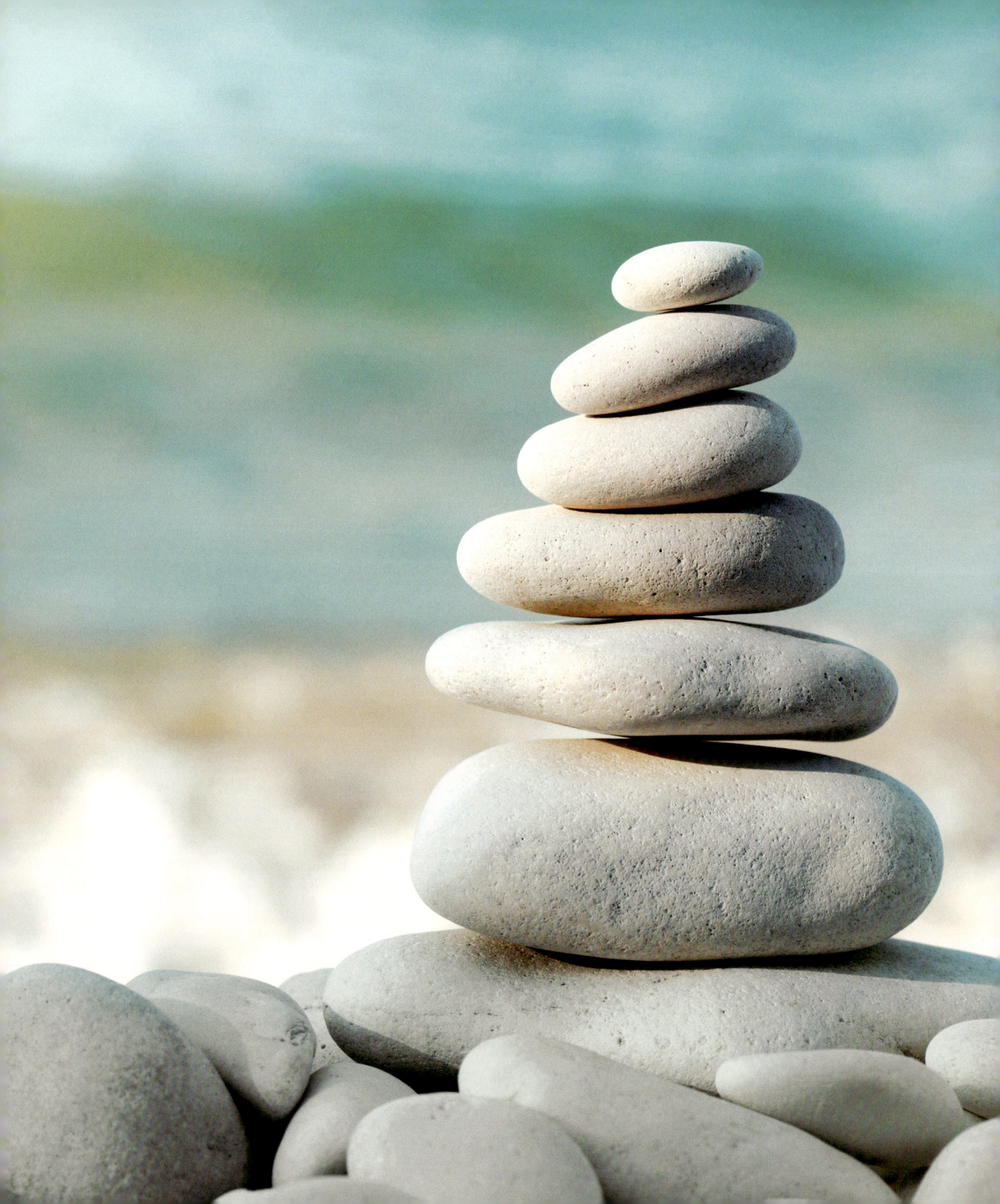

Capítulo 3

FASE 2: DÍAS 12 A 19

«Los médicos del futuro no recetarán medicamentos, sino que harán que sus pacientes se interesen por el cuidado de su cuerpo, la dieta y las causas y la prevención de las enfermedades». *Thomas Edison*

LIMPIEZA ACTIVA: EL NÚCLEO DEL PROGRAMA

Esta va a ser la parte central de la limpieza. Durante este tiempo vas a alimentarte con una dieta única muy simple, que consiste en alimentos muy purificantes como el kitchari (pág. 132). La dieta es perfectamente suficiente para que puedas cumplir con tus responsabilidades, pero a la vez reinicia el sistema digestivo, ayuda a eliminar toxinas y equilibra vata, pitta y kapha.

Estarás en la fase transformadora de la limpieza, lo cual significa perder grasa no deseada, recuperar luminosidad, recargar el metabolismo, equilibrar las hormonas, librarse de ese «michelín» en la barriga y eliminar las toxinas que hacen que te sientas pesada y aletargada. Te sentirás más feliz y despierta porque avivarás tu fuego interior. Empezarás a llenar el depósito de tu energía desde el principio.

Come limpio

¿Sabías que el 95 % de la serotonina (la hormona de la felicidad) se fabrica en el sistema digestivo? ¿Y sabías que el 80 % de tu sistema inmunológico también se fabrica en el sistema digestivo? Durante la fase de limpieza activa, fortalecerás el sistema digestivo, la puerta a tu salud. Estimularás el sistema inmunológico, adelgazarás con facilidad, te sentirás menos hinchada, descubrirás alergias alimentarias que ignorabas y, sobre todo, digerirás fácilmente.

RUTINA DIARIA

A medida que sigas la rutina diaria, echa un vistazo a las sugerencias para los días 12 al 19 en relación con la limpieza activa.

Fase 2. Rutina diaria

	VATA	**PITTA**	**KAPHA**
Despertar	Media hora antes de la salida del sol (en primavera y verano en el hemisferio norte, puedes levantarte justo antes de que salga el sol)	Una hora antes de la salida del sol (en primavera y verano en el hemisferio norte, puedes levantarte media hora antes de que salga el sol).	Una hora y media antes de la salida del sol (en primavera y verano en el hemisferio norte, puedes levantarte 45 minutos antes de que salga el sol)
Bebida	Infusión purificante vata (pág. 31)	Infusión refrescante pitta (pág. 31)	Infusión estimulante kapha (pág. 31)
Nariz	Échate unas gotas de aceite de sésamo o nasya en ambas fosas nasales (pág. 35)		
Ejercicios	Sigue la secuencia de yoga (pág. 137)		
Abhyanga (aceite para masaje)	Aceite de sésamo	Aceite de coco	Aceite de sésamo o de mostaza
Limpieza de la cara y suero	Limpieza facial vata (pág. 120)	Limpieza facial pitta (pág. 120)	Limpieza facial kapha (pág. 120)
Práctica de meditación	Dedica 15 minutos como mínimo, todos los días, a tu práctica espiritual. Echa un vistazo a las sugerencias para escribir el diario		
Desayuno	Desayuno purificante de temporada vata (págs. 124-131)	Desayuno purificante de temporada pitta (págs. 124-131)	Desayuno purificante de temporada kapha (págs. 124-131)
Media mañana	Toma 2 tabletas trikatu (pág. 37) Infusión purificante vata	Infusión refrescante pitta (pág. 31)	Toma 2 tabletas trikatu (pág. 37) Infusión estimulante kapha
Comida	Kitchari (pág. 132) con especias vata (pág. 32) Agua caliente para beber Descansa después de comer	Kitchari (pág. 132) con especias pitta (pág. 32) Agua a temperatura ambiente para beber Da un paseo corto por un entorno natural después de comer	Kitchari (pág. 132) con especias kapha (pág. 32) Agua caliente para beber Da un paseo andando a paso rápido después de comer

	VATA	PITTA	KAPHA
Media tarde	Infusión purificante vata (pág. 31) Échate una siesta o descansa un rato	Infusión refrescante pitta (pág. 31) Descansa un rato	Infusión estimulante kapha (pág. 31) Haz unas respiraciones rápidas o practica la respiración kapalabhati (pág. 143)
Cena (17.30 h-19.30 h)	Kitchari (pág. 132) Bebe agua caliente	Kitchari (pág. 132) Bebe agua a temperatura ambiente	Kitchari (pág. 132) Bebe agua caliente
A la puesta de sol	Haz unos estiramientos o la secuencia de yoga	Da un paseo o haz la secuencia de yoga	Da un paseo a paso rápido o haz la secuencia de yoga
Diario escrito	Lee las sugerencias para tu diario escrito		
Por la noche	Toma 2 tabletas de triphala o 1 cucharadita de triphala en polvo disuelto en agua tibia. Si notas estreñimiento, puedes tomar hasta 4 tabletas o 2 (10 g) de triphala en polvo disuelto en agua tibia.	Toma 2 tabletas de triphala o 1 cucharadita de triphala en polvo disuelto en agua tibia. Si tienes diarrea o tus heces son bastante líquidas, reduce a 1 tableta o ½ cucharadita de triphala en polvo disuelto en agua tibia.	Toma 2 tabletas de triphala o 1 cucharadita de triphala en polvo disuelto en agua. Las naturalezas kapha no suelen tener ni estreñimiento ni diarrea.
Masaje	Sigue las instrucciones para abhyanga (pág. 137) y date un masaje en las plantas de los pies con aceite de sésamo antes de acostarte.	Sigue las instrucciones para abhyanga (pág. 137) y date un masaje en las plantas de los pies con aceite de coco antes de acostarte.	Sigue las instrucciones para abhyanga (pág. 137) y date un masaje en las plantas de los pies con aceite de sésamo o de mostaza antes de acostarte.
Aceites esenciales	Esparce por tu habitación un poco del aceite aromático vata (pág. 121)	Esparce por tu habitación un poco del aceite aromático pitta (pág. 121)	Esparce por tu habitación un poco del aceite aromático kapha (pág. 121)
Mantra para antes de dormirte	Ya no tengo miedo, me siento a salvo y tengo confianza en todo lo que hago.	Solo soy una pequeña parte del mundo y siento mucha compasión por los demás. Todas las personas son importantes.	Practico el desapego y me desprendo de todo lo que ya no necesito.

DÍA 12

Es preferible que no comas hasta que haya pasado la mayor parte del efecto laxante del aceite de ricino del día 11. Puede pasar una de estas tres cosas:

1. Te levantas con urgencia para ir al baño y, después de varios movimientos intestinales y evacuar, notas que tienes hambre. Si este es el caso, toma tu desayuno dosha seguido de kitchari (pág. 132) para comer y para cenar. Estás en forma para seguir adelante.

2. Te levantas con ganas de ir al baño y a la hora de comer sigues yendo al baño y evacuando. No tienes hambre y la verdad es que notas ciertas náuseas y debilidad. Si este es tu caso, bebe un poco de agua tibia con miel, descansa y para cenar come kitchari (pág. 132).

3. Te levantas y no ha pasado nada. La verdad es que... ¡no había para tanto! Esto le ocurre a un 10 % de las personas. Aún no empieces a comer kitchari (pág. 132), pero esta noche vuelve a tomar aceite de ricino y repite el proceso.

Entrada para tu diario: ¿Qué es lo que te da alegría y hace que confíes en el mundo?

DÍA 13

Hoy comerás kitchari en todas las comidas excepto en el desayuno. Disfruta de un desayuno que convenga a tu dosha. ¡Tómate el día con calma! Bebe tres o cuatro vasos de agua caliente al día, es muy importante para purgar todo el sistema.

Entrada para tu diario: Algunas de las cosas que me hacen feliz son...

DÍA 14

¡Sigue adelante! ¿qué te parece añadir un chutney a tu comida si estás aburrida de tanto kitchari (pág. 132)? Si eres vata o kapha, escoge chutney de semillas de sésamo (pág. 135) y si eres pitta, escoge el de cilantro fresco (pág. 135).

Entrada para tu diario: ¿Qué te gusta de la estación actual? ¿Puedes introducir en tu casa algo bonito de esta estación?

DÍA 15

Kitchari para comer y para cenar cuando tengas hambre. No te cortes con las verduras verdes de temporada (col, kale, cardos, espinacas y acelgas).

Entrada para tu diario: Piensa en toda la alegría y toda la angustia que sentiste durante tus años de infancia. ¿Te acuerdas de lo que querías ser de mayor? ¿Cómo ha cambiado la niña o el niño que eras a lo largo de los años? ¿Qué partes de esa niña o de ese niño te gustaría conservar, y cuáles no?

DÍA 16

Kitchari para comer y para cenar cuando tengas hambre. También puedes tomarlo para desayunar, pero según mi experiencia la mayoría de las personas prefiere un desayuno dosha. ¡Lo estás haciendo fenomenal! Ponte las mallas o la ropa de yoga porque el ejercicio es vital para la digestión. ¡Muévete! Cuando mueves el cuerpo, mueves el *prana* (la energía vital de tu cuerpo) y ello es fundamental para hacer una buena digestión. Aunque solo sea entre 12 y 15 minutos al día, bombea tu corazón y verás cómo mejora el proceso digestivo. Además, liberarás las endorfinas clave para sentirte más feliz y tener menos hambre.

Entrada para tu diario: Cuando eras pequeña o pequeño, ¿cómo te gustaba moverte?, ¿hacías la rueda?, ¿te tirabas rodando por las laderas?, ¿te gustaba correr? Busca esa sensación y escribe sobre ella.

DÍA 17

¿Dedicas el tiempo suficiente al desayuno como para disfrutarlo? ¿Se ha convertido en algo importante para ti? ¿Le agregas ghee? Es una manera excelente de mejorar la digestión y la salud general. El ghee se usa desde hace siglos e incorporando este prebiótico de alta calidad a tu vida asimilarás mejor los nutrientes, se te iluminará la piel, dormirás mejor y disminuirá la hinchazón abdominal.

Entrada para tu diario: ¿Con qué actividad te concentrabas tanto que perdías el sentido del tiempo? ¿Bailabas? ¿Pintabas, hacías fotografías o te maravillabas ante las nubes? ¿Cuándo fue la última vez que te sentiste así? ¿Crees que puedes recuperar esa sensación? ¿Qué te haría falta para recuperarla?

DÍA 18

Ahora estás en plena tarea. Puede que te sientas algo más ligera, algo más luminosa, algo más transparente. Es probable que tengas mejores digestiones, que descanses más por la noche ¡y que te pilles más a menudo sonriendo! Recuerda comer simple y limpio. Nuestro sistema digestivo no digiere bien las porquerías. Veo que son muchas las personas que creen que comen bien, pero la verdad es que ingerimos alimentos que causan estragos en nuestra digestión y provocan inflamación. Los alimentos pueden aportar energía o causar inflamación. Escucha las señales que te manda tu cuerpo.

Entrada para tu diario: Las afirmaciones son herramientas poderosas que nos ayudan a desarrollar una actitud positiva. Una afirmación es simplemente una frase que describe una intención clara. Por ejemplo: «Experimento gozo en mi vida», o «Siento que me quieren y me cuidan».

DÍA 19

Dedícate un poco de tiempo a ti y permanece en silencio. Si pudieras tomarte un día entero para estar en silencio, sería perfecto. Sin teléfonos ni radio ni conexiones de ningún tipo. Intenta no contactar con otras personas, ni escribirles, ni mirarlas, ni tocarlas. Solo silencio. ¿Cómo te sientes? A lo mejor es justamente el descanso que necesitabas, o tal vez te dé miedo el no tener ningún tipo de conexión, el estar en silencio. Mirar hacia nuestro interior y silenciar los sentidos en la medida de lo posible nos hace rejuvenecer profundamente. Pruébalo, la recompensa valdrá la pena, ¡te lo prometo!

Entrada para tu diario: En mi silencio, siento…

Desconecta durante las comidas

Sí, sí, me has oído bien. Cuelga el teléfono. Apaga el televisor. Siéntate y disfruta de la actividad de comer. Date un tiempo de tranquilidad para desestresarte y hacer la digestión.

Ya sé que estás muy ocupada, pero vivir y comer así hace que te pierdas el momento en el que vives. Si no me doy un tiempo para sacar la cabeza y respirar, me canso y me pongo de mal humor, y encima, con el paso del tiempo, me engordo, me siento deprimida y tengo malas digestiones.

¿Por qué? Es bien sencillo: cuando el cuerpo está estresado, no puede digerir los alimentos, ni funcionar correctamente, ni transformar lo que ingiere en energía, ni llevar a cabo el resto de trabajos y procesos metabólicos.

PRÁCTICAS AYURVÉDICAS IMPORTANTES

Cuídate la piel

Aunque estamos acostumbrados a pensar que la nutrición es lo que ingerimos, la piel también ingiere nutrientes. Cuando te embadurnas la piel con una crema o loción, estas van directamente a la circulación de la sangre. Y está claro que muchos medicamentos administrados mediante parches actúan de esta misma manera. Los productos actuales para el cuidado de la piel contienen numerosas toxinas y agentes químicos perjudiciales para la salud que pueden enfermarte. Por ello, durante esta limpieza es importante que consideres el cuidado de la piel como un alimento. Tira a la basura esa sopa tóxica química disfrazada de crema para la piel y prueba con estos productos alternativos naturales y sin componentes químicos.

Escoge el producto para limpiar tu piel más adecuado a tu dosha y empieza a nutrir tu piel desde ahora mismo.

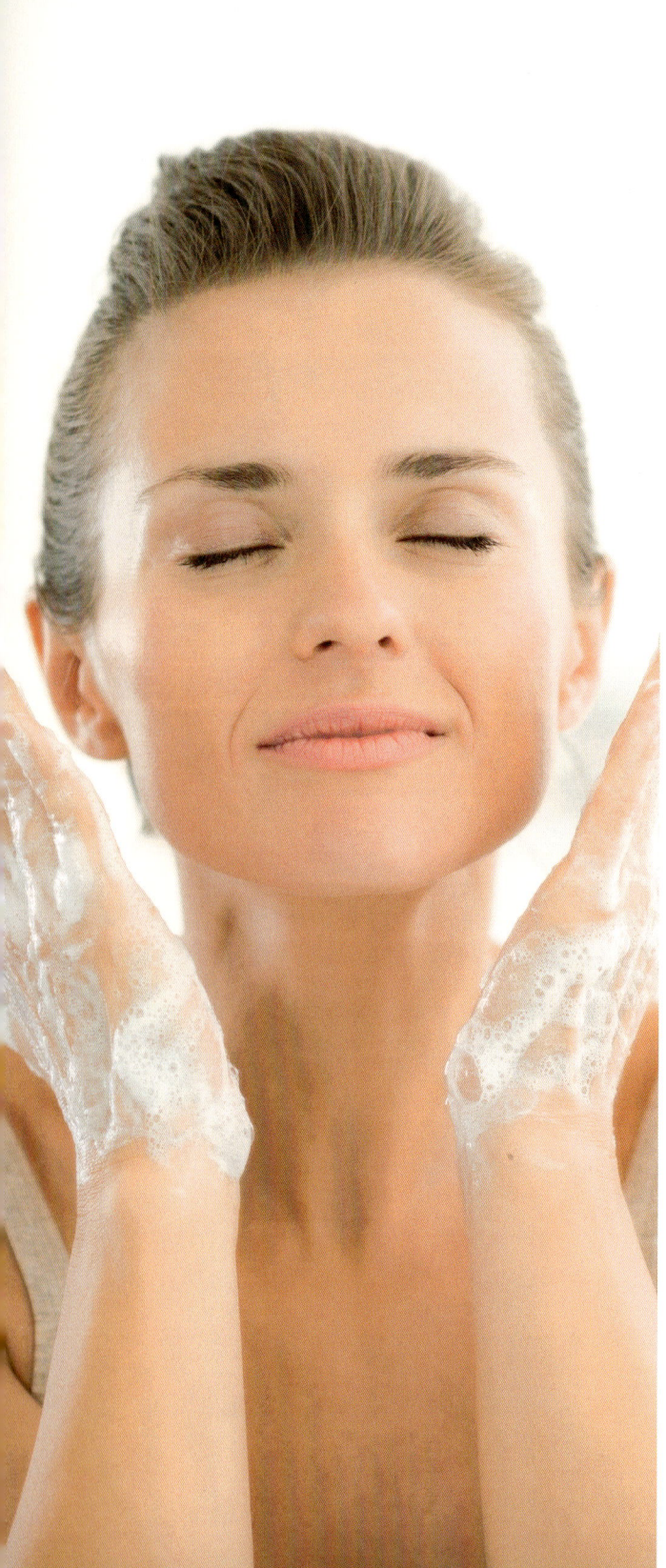

Limpieza facial para vata

1 cucharada de harina de almendras
½ cucharadita de leche en polvo
1 pizca de azúcar moreno
Agua tibia, en la medida que necesites

En un pequeño cuenco, mezcla la harina de almendras, la leche en polvo y el azúcar moreno. Ponte ¼ de cucharadita de la pasta en la palma de tu mano y agrega un poco de agua tibia. Úntate esta crema por toda la cara y el cuello, masajeándola suavemente. No te restriegues la piel. Enjuágate bien la cara y sécate suavemente con una toalla.

Limpieza facial para pitta

1 cucharada de harina de almendras
½ cucharadita de piel de naranja rallada
½ cucharadita de leche en polvo
Agua de rosas, en la medida que necesites

En un pequeño cuenco, mezcla la harina de almendras, la piel de naranja rallada y la leche en polvo. Ponte ¼ de cucharadita de la pasta en la palma de tu mano y agrega un poco de agua de rosas. Úntate la pasta por toda la cara y el cuello, masajeándola suavemente. No te restriegues la piel. Enjuágate bien la cara y sécate suavemente con una toalla.

Limpieza facial para kapha

1 cucharada de harina de cebada
½ cucharadita de piel de limón rallada
½ cucharadita de leche en polvo
Agua tibia, en la medida que necesites

En un pequeño cuenco, mezcla la harina de cebada, la piel de limón rallada y la leche en polvo. Ponte ¼ de cucharadita de la pasta en la palma de tu mano y agrega un poco de agua tibia. Úntate la crema por toda la cara y el cuello, masajeándola suavemente. No te restriegues la piel. Enjuágate bien la cara y sécate suavemente con una toalla.

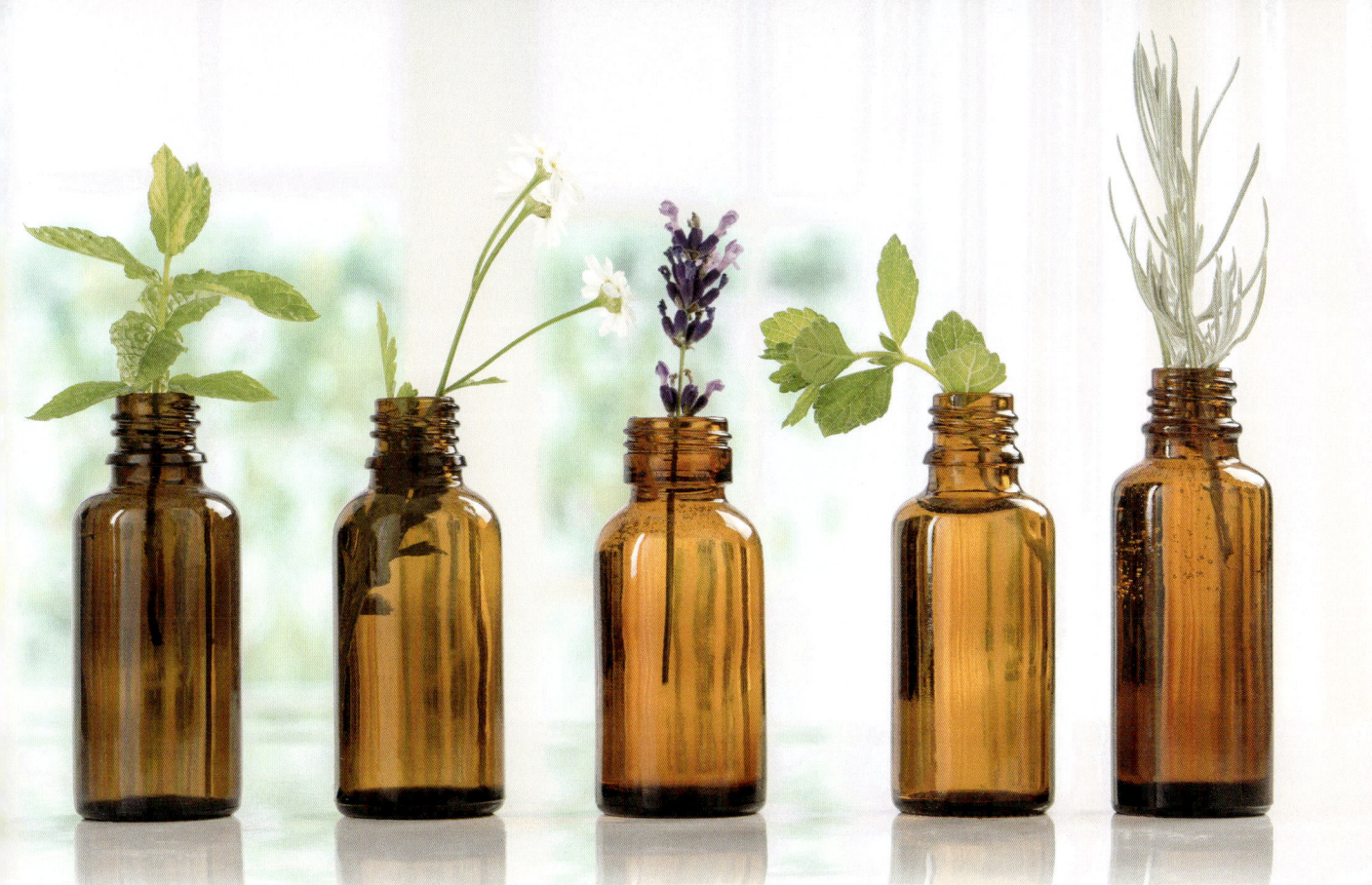

Aromas para oler

Por el sentido del olfato también podemos digerir el mundo. Explora tu sentido olfativo y fíjate en los olores que te rodean. ¿Hueles las hierbas que crecen en el jardín? ¿Te gusta el olor del mar? ¿Los olores refrescantes del bosque? ¡Párate un momento y huele las rosas! Fabrica un perfume aromático mezclando aceite esencial (AE) con agua mineral. Estos aromas sin agentes químicos son fenomenales para tu dosha y puedes esparcirlos donde más te apetezca.

Vata (calmante y caliente)

1 taza (240 ml) de agua destilada
3 gotas de AE neroli
3 gotas de AE de limón
2 gotas de AE de jazmín
2 gotas de AE de sándalo
1 gota de AE de vainilla

Pitta (calmante y refrescante)

1 taza (240 ml) de agua destilada
5 gotas de AE de sándalo
5 gotas de AE de vetiver
1 gota de AE de vainilla

Kapha (estimulante)

1 taza (240 ml) de agua destilada
4 gotas de AE de bergamota
3 gotas de AE de lavanda
3 gotas de AE de albahaca

Haz una parada y baja revoluciones

No paramos de correr todo el día: para comer, ir a hacer un recado, entregar un trabajo a tiempo, llegar a una cita. Debemos echar el freno. Empieza por la alimentación.

Párate y siéntate, literalmente, para comer. El cuerpo necesita tranquilidad para digerir los alimentos. Si tienes estrés, si los nervios se apoderan de ti, si sientes ansiedad, si siempre tienes la reacción de huida, la digestión no se producirá con eficiencia.

Antes de comer intenta acordarte de hacer una respiración profunda. Da las gracias por los alimentos que estás a punto de ingerir y presta atención a tu cuerpo. No introduzcas la comida en tu boca si vas a salir corriendo a abrir la puerta, o mientras estás atendiendo tras el mostrador (¿quién no lo ha hecho?). Si lo evitas, te sorprenderá lo pronto que ves y sientes una mejora.

¡Mastica, mastica, mastica!

«Kerri, me siento tan cansada ¡y no tengo energía!», es lo que indefectiblemente oigo decir a los clientes que llegan a mi consulta. Si quieres más energía, mastica bien la comida.

La digestión empieza en la boca. ¿Recuerdas que durante la infancia tu madre te decía que comieras despacio y masticaras bien? Pues tenía toda la razón, porque no masticar bien es el primer paso para una mala digestión. Y, a su vez, una mala digestión prepara el escenario para que aparezcan las toxinas digestivas (ama), que son las que hacen que engordemos y nos provocan acné, un sueño sin descanso, problemas hormonales, fatiga adrenal y estreñimiento, síndrome de intestino irritable, bajo deseo sexual, cambios de humor y alergias alimentarias. Las enfermedades graves no quedan lejos. Y lo que aún es más importante, si no digieres bien, el cuerpo no puede transformar los alimentos en energía.

Hacer la digestión no solo es digerir los alimentos de nuestro plato. ¡También es digerir la vida que vivimos!

PLAN DE ALIMENTACIÓN PARA LA LIMPIEZA ACTIVA

Los alimentos frescos son los mejores, por lo que lo más recomendable es que te preparares el desayuno y el kitchari (pág. 132) todos los días, a la hora que mejor te vaya de acuerdo con tus horarios. Aunque es importante no comer restos de los días anteriores durante esta fase de la limpieza (y durante toda la limpieza si es posible), sí que puedes prepararte la comida de todo el día por la mañana. Algunos acompañamientos, como el chutney de cilantro fresco (pág. 135) o el de semillas de sésamo (pág. 135), se conservan bien en el frigorífico varios días sin problemas.

No es raro tener un poco de estreñimiento en esta fase de la limpieza. De todas maneras, es fundamental una evacuación sana para el proceso de desintoxicación, por lo que es mejor adelantarse al problema y corregir cualquier síntoma de incomodidad en este sentido enseguida que lo notes.

La lista de la compra

Sigue el ejemplo del plan de alimentación para tu dosha y compra los ingredientes para preparar los platos que más te gusten. Además vas a necesitar:

- 2 kg de arroz basmati
- 900 g de alubias mung
- Verduras para el kitchari (pág. 132) (escoge las verduras adecuadas para tu dosha)
- Mezcla de especias para tu dosha (pág. 32)
- 1 bolsa de copos de avena

RECETAS PARA LA LIMPIEZA ACTIVA

Cada una de las siguientes recetas ha sido diseñada específicamente para la parte de limpieza activa de tu limpieza de 25 días. Como en la fase 1, las recetas están escritas para vata, con adaptaciones para pitta y kapha.

Plan alimentario para la limpieza activa

	DÍA 12	**DÍA 13**	**DÍA 14**	**DÍA 15**
Desayuno	Infusión dosha (pág. 31) Manzanas al horno con dátiles, canela y cardamomo (pág. 127)	Infusión dosha (pág. 31) *Porridge* de amaranto con especias (pág. 128)	Infusión dosha (pág. 31) No es la papilla de avena de tu madre (pág. 43)	Infusión dosha (pág. 31) Arroz para desayunar (pág. 52)
A media mañana	Infusión dosha (pág. 31)			
Comida	Kitchari (pág. 132)			
A media tarde	Infusión dosha (pág. 31)			
Cena	Kitchari (pág. 132)			

	DÍA 16	**DÍA 17**	**DÍA 18**
Desayuno	Infusión dosha (pág. 31) Papilla de avena con coco y manzana al horno (pág. 131)	Infusión dosha (pág. 31) Bol de chía para desayunar (pág. 124)	Infusión dosha (pág. 31) Guiso desintoxicante para desayunar (pág. 61)
A media mañana	Infusión dosha (pág. 31)		
Comida	Kitchari (pág. 132)		
A media tarde	Infusión dosha (pág. 31)		
Cena	Kitchari (pág. 132)		

Desayunos al sol

BOL DE CHÍA PARA DESAYUNAR

Las semillas de chía son refrescantes y retienen el agua en nuestro cuerpo, lo que mantiene hidratados todos nuestros tejidos, sobre todo durante los meses de verano. Las semillas de chía nos ayudan a combatir el calor, mantienen la agilidad y disminuyen el cansancio. Por su alto contenido en ácido graso omega 3, estas semillas son uno de los mejores alimentos para aumentar nuestra capacidad inmunológica, equilibrar la presión de la sangre y mantener el corazón en buena forma. Por último, las semillas de chía son ricas en fibra, lo cual estimula el sistema digestivo y previene los desarreglos gastrointestinales. Además disminuyen vata, son refrescantes para pitta y ayudan a kapha.

PARA 1 RACIÓN

¾ de taza (180 ml) de agua mineral
½ cucharadita de extracto de vainilla
1 cucharadita de jarabe de arce
1 ½ cucharadita de semillas de chía
¼ cucharadita de canela en polvo
¼ cucharadita de cardamomo molido
¼ cucharadita de nuez moscada rallada

Pon en un bol el agua, la vainilla, el jarabe de arce, la chía, la canela, el cardamomo y la nuez moscada y revuélvelo bien para que se mezclen todos los ingredientes. Tapa el bol y guárdalo en la nevera toda la noche para que las semillas absorban toda el agua.

Adaptaciones para doshas
ESTA RECETA ESTÁ ESCRITA PARA VATA
PARA PITTA: prescinde de la nuez moscada.
PARA KAPHA: sustituye el jarabe de arce por miel.

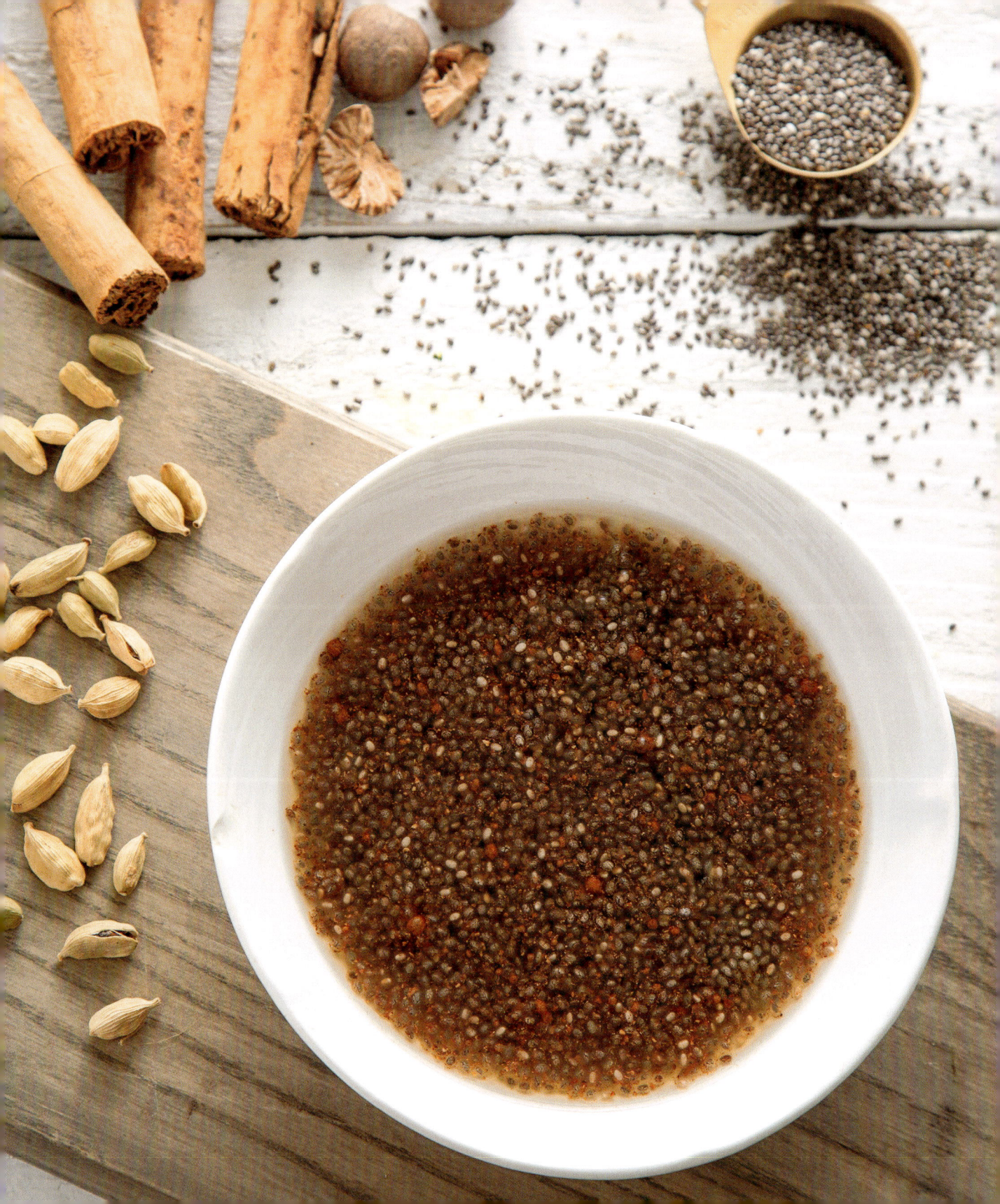

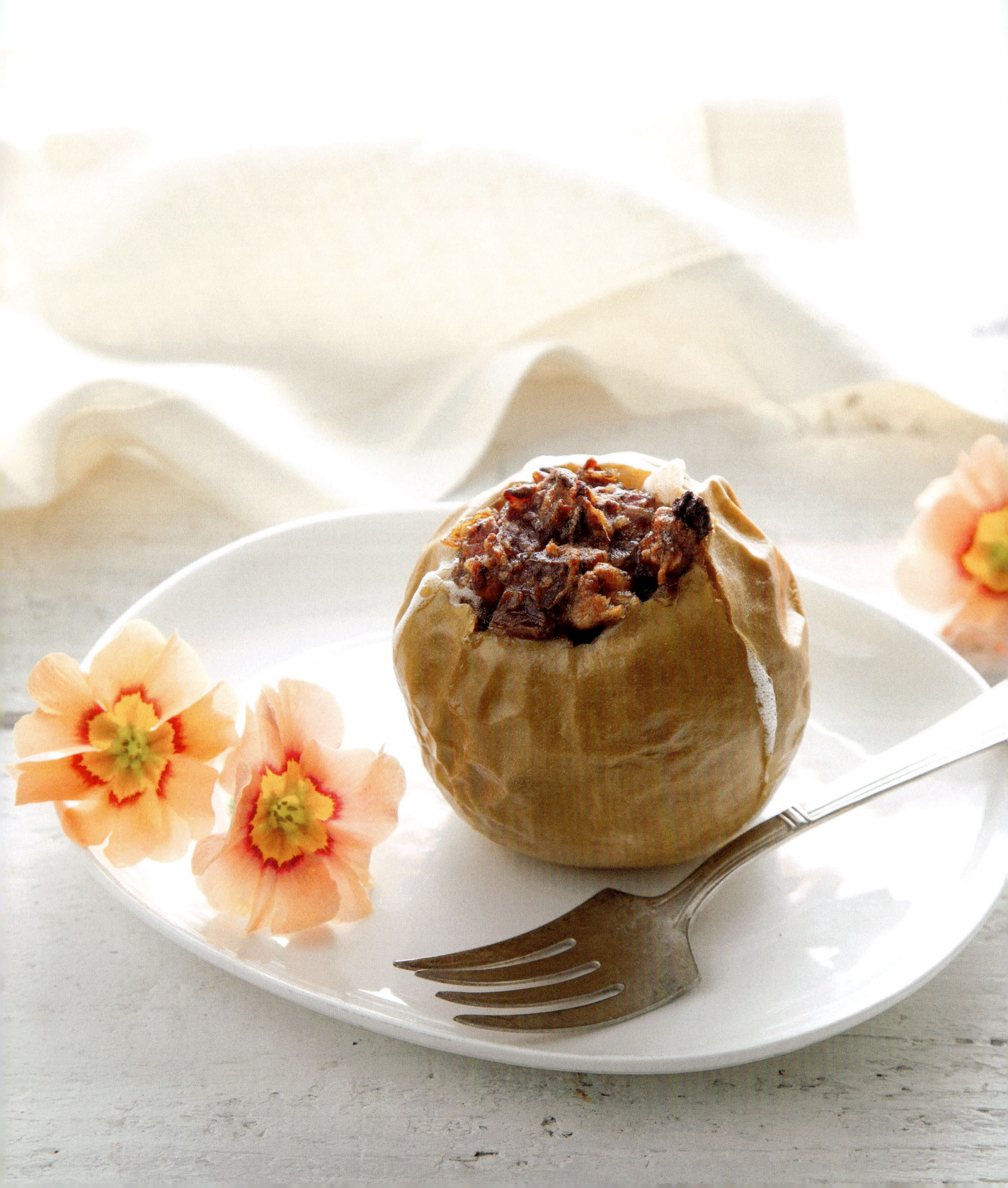

MANZANAS AL HORNO CON DÁTILES, CANELA Y CARDAMOMO

Este plato caliente y agradable es muy buen equilibrador para vatas. La fruta cocinada es mucho más fácil de digerir que la cruda y, en combinación con las especias calientes, ayuda a mejorar la digestión.

PARA 1 RACIÓN

1 manzana verde, entera pero sin el corazón

½ cucharadita de canela en polvo

¼ cucharadita de cardamomo molido

¼ cucharadita de jengibre fresco rallado

2 dátiles, sin hueso y picados

Miel, en la cantidad que desees

Precalienta el horno a 180 ºC.

Pon la manzana en una bandeja pequeña para horno y agrega un poquito de agua. En un bol, mezcla la canela, el cardamomo, el jengibre, los dátiles y la miel y, con la pasta resultante, rellena el centro de la manzana. Ásala en el horno 35-40 minutos, o hasta que veas que está toda la manzana asada. Cómetela tibia.

Adaptaciones para doshas

ESTA RECETA ESTÁ ESCRITA PARA VATA
PARA PITTA: no pongas jengibre.
PARA KAPHA: sustituye los dátiles por pasas.

PORRIDGE DE AMARANTO CON ESPECIAS

A lo mejor nunca has comido amaranto, pero se trata de un cereal muy digestivo con abundantes proteínas. El amaranto carece de gluten y es una magnífica alternativa a la avena. Este cereal puede estimular el crecimiento, reduce la hinchazón abdominal, fortalece los huesos y ayuda a bajar la presión de la sangre. Las especias, calientes y digestivas, llenarán tu estómago para que llegues feliz a la hora de comer.

PARA 2 RACIONES

1 cucharada (15 g) de ghee

¼ cucharadita de jengibre rallado

¼ cucharadita de canela en polvo

¼ cucharadita de cardamomo molido

Una pizca de nuez moscada rallada

Una pizca de clavos machacados

Una pizca de pimienta de Jamaica

1 estrella de anís

1 ½ (360 ml) de agua

¾ taza de amaranto

Una pizca de sal

1 ½ cucharadita de extracto de vainilla

Un puñado de pasas o de dátiles

Leche de almendras, para servir

Caqui seco, para decorar (opcional)

En un cazo, calienta el ghee y agrega el jengibre, la canela, el cardamomo, la nuez moscada, los clavos, la pimienta de Jamaica y la estrella de anís. Saltéalos 2 minutos, o hasta que despidan todo su aroma. Añade el agua, el amaranto, la sal y la vainilla y llévalo a ebullición, revolviéndolo. Agrega las pasas. Baja el fuego y déjalo hervir lentamente, tapado, unos 20 minutos, o hasta que veas que está suave y cremoso.

Adaptaciones para doshas
ESTA RECETA ESTÁ ESCRITA PARA VATA
PARA PITTA: no pongas clavos y usa leche de coco en lugar de leche de almendras.
PARA KAPHA: pon arándanos en vez de pasas o dátiles. Usa leche de soja en lugar de leche de almendras.

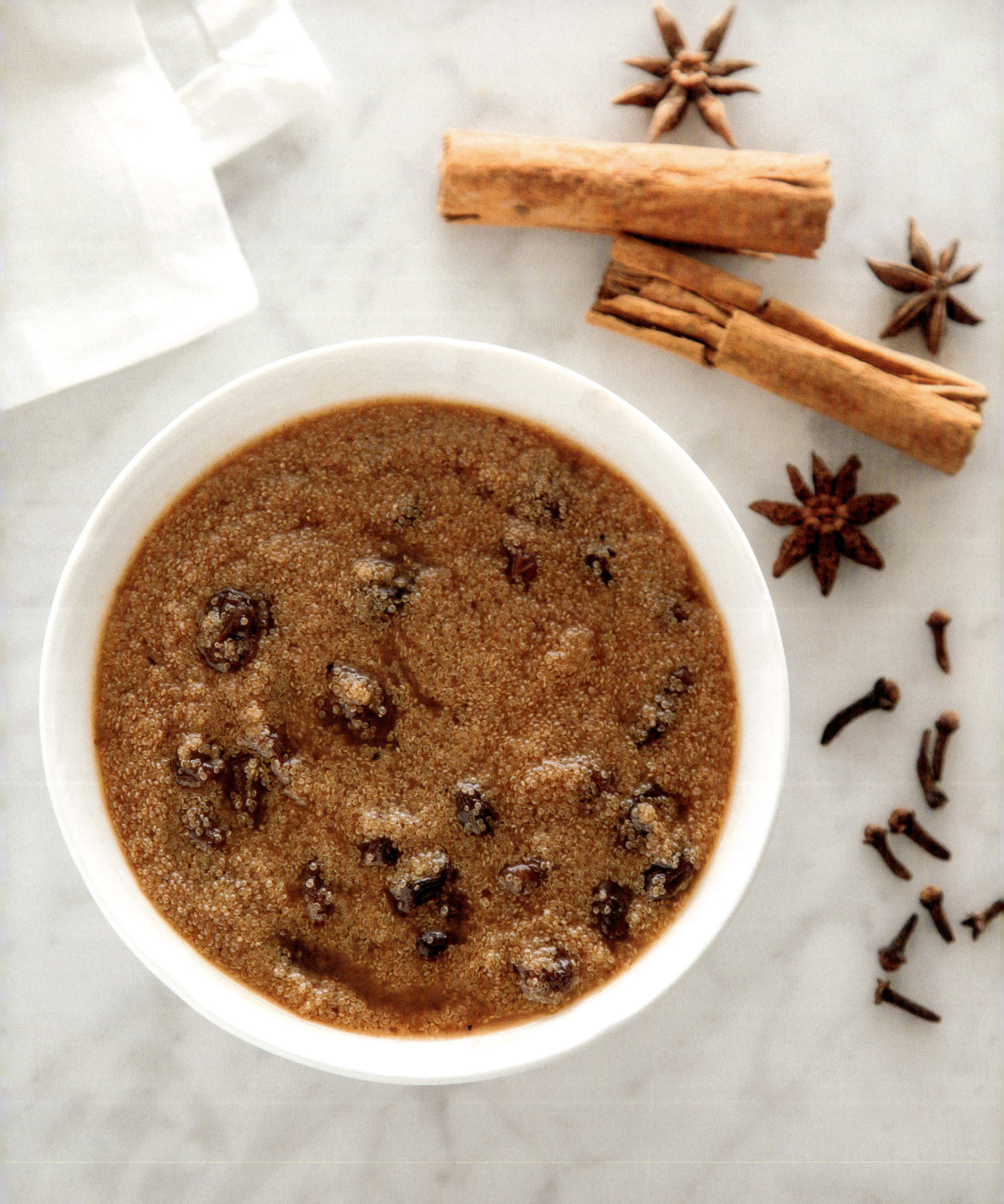

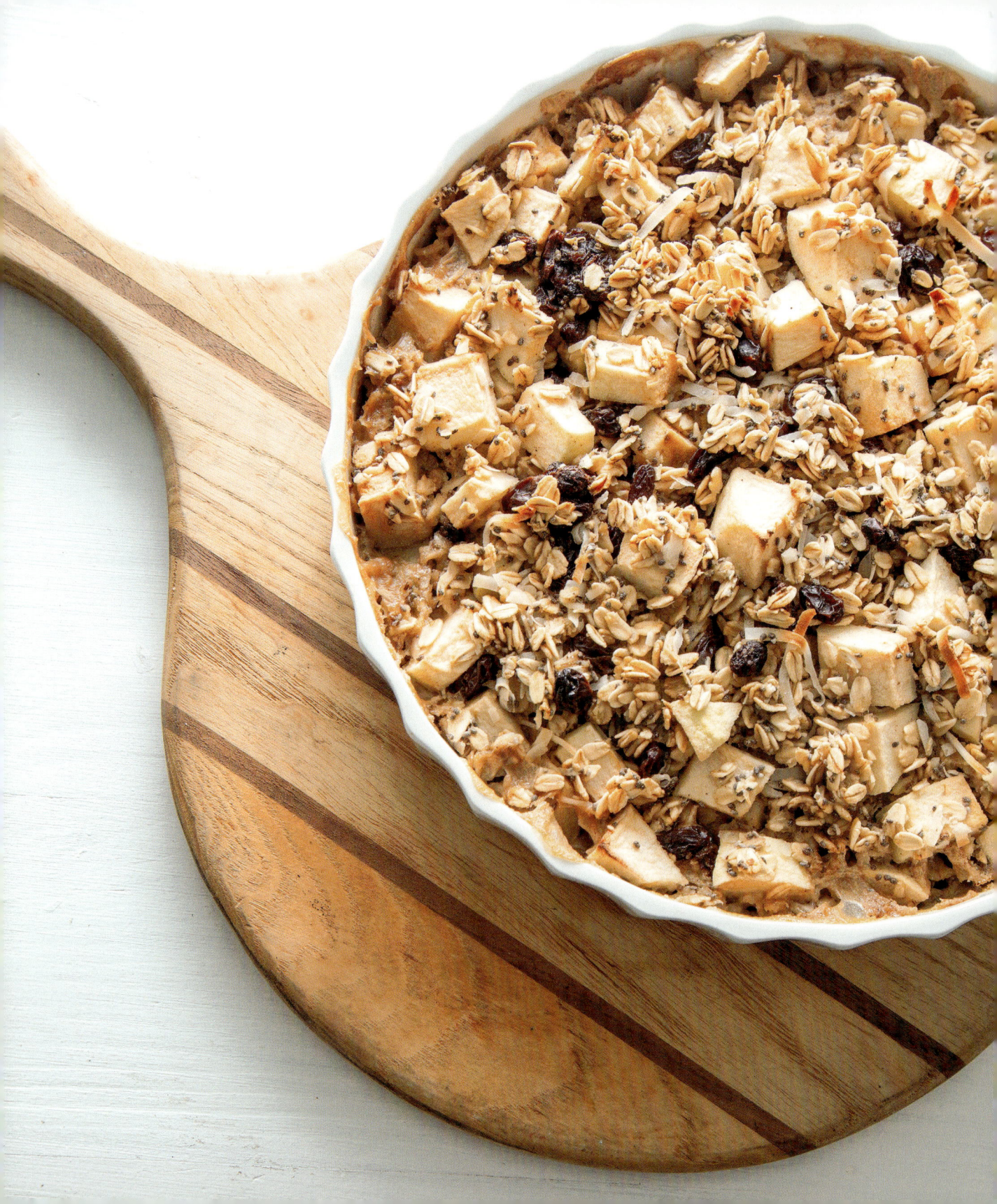

PAPILLA DE AVENA CON COCO Y MANZANA AL HORNO

Este desayuno, rebosante de fibra y aromas, es ideal para una mañana fría. La avena nos proporciona una base que ayuda al enraizamiento y las especias digestivas y calientes nos procurarán una digestión fácil durante toda la mañana.

PARA 4 RACIONES

2 cucharadas (20 g) de semillas de chía

¼ taza (60 ml) de agua

2 tazas (200 g) de avena en copos

2 manzanas verdes grandes, cortadas a dados

2 cucharadas (10 g) de coco en copos sin azúcar añadido

½ taza (70 g) de pasas

1 cucharada de levadura química en polvo

1 cucharada (9 g) de canela en polvo

½ cucharadita de cardamomo molido

¼ cucharadita de sal marina

2 tazas (480 ml) de leche de almendras

2 cucharadas (40 g) de jarabe de arce

2 cucharaditas (10 ml) de extracto de vainilla

Primero precalienta el horno a 180 ºC. Unta con aceite el fondo de una bandeja para horno.

En un cuenco mezcla las semillas de chía y el agua. Déjalas en remojo 5 minutos.

En otro cuenco más grande, mezcla los copos de avena, las manzanas, los copos de coco, las pasas, la levadura en polvo, la canela, el cardamomo y la sal.

En un cuenco pequeño bate la leche de almendras, el jarabe de arce, la vainilla y la chía sin escurrir. Ahora combina los ingredientes de este cuenco con los secos (avena, manzana, etc.) y disponlos sobre la bandeja para horno. Introdúcelo en el horno 45 minutos, o hasta que todo adquiera un color dorado en la superficie. Retira la bandeja del horno y déjalo enfriar 10 minutos antes de servirlo.

Adaptaciones para doshas

ESTA RECETA ESTÁ ESCRITA PARA VATA

PARA PITTA: sustituye la leche de coco por leche de almendras y prescinde del jengibre.

PARA KAPHA: utiliza leche de soja en lugar de leche de almendras, y pon miel sin refinar para endulzar. Prueba con arándanos en lugar de pasas.

Comidas llenas de vitalidad/Cenas de lujo

KITCHARI

El kitchari es un potente purificador de la sangre y también ayuda a un funcionamiento correcto de los riñones. Al contener arroz basmati y alubias mung, constituye una gran fuente de proteínas que desintoxica y disminuye los radicales libres. También nutre y rejuvenece el sistema digestivo. El kitchari, conocido por depurar los metales pesados y como antagonista de los pesticidas, es especialmente beneficioso para los órganos reproductivos, el hígado y las glándulas tiroides. Las especias digestivas trabajan encendiendo tu agni y quemando ama. Con ello logras sentirte sosegado, en calma, claro y centrado.

PARA 4 RACIONES

1 taza (185 g) de arroz basmati crudo, lavado

1 taza (200 g) de judías mung, lavadas

4 tazas (960 ml) de agua mineral

1 calabacín, cortado a daditos

1 boniato pequeño, pelado y cortado a trozos

2 tazas (250 g) de verduras depuradoras (lee las notas y escoge las que más te gusten)

2 cucharadas (250 g) de ghee, y un poco más para decorar

2 cucharadas (20 g) de semillas de calabaza

2 cucharadas (6 g) de cebollinos picados

2 cucharadas (6 g) de la mezcla de especias para tu dosha (pág. 32)

½ taza (120 ml) de leche de coco

2 cucharadas (30 ml) de zumo de limón

½ cucharadita de jarabe de arce

Sal y pimienta, en la cantidad que desees

Cilantro fresco, para decorar

Chutney de cilantro fresco o de semillas de sésamo (pág. 135), en la cantidad que desees

En una cazuela grande pon el arroz, las judías mung y el agua, y llévalo a ebullición a fuego intenso. Cuando rompa el hervor, reduce el fuego y deja que hierva suavemente, tapado, 10 minutos. Agrega una capa de calabacín, boniato y verduras encima del arroz. Tapa de nuevo la cazuela hasta que el arroz haya absorbido toda el agua, lo que tardará unos 20 minutos.

En una sartén, calienta el ghee a fuego mediano. Agrega las semillas de calabaza y los cebollinos y saltéalos 4 minutos, o hasta que las semillas empiecen a tomar un color tostado. Agrega ahora la mezcla de especias, la leche de coco, el zumo de limón y el jarabe de arce, y déjalo hervir despacio entre 20 y 25 minutos.

Dispón la mezcla de cebollinos encima del arroz y las verduras y revuelve bien todos los ingredientes. Sazónalo a tu gusto con sal y pimienta. Decora el plato con cilantro y ghee y sírvelo acompañado del chutney (pág. 135) que prefieras.

Adaptaciones para doshas

Se trata de un verdadero plato ideal y beneficioso para los tres doshas.

NOTAS

Intenta acordarte de lo que sigue si ves que te empiezas a cansar de comer kitchari dos veces al día: lo que se rebela es tu mente, no tu sistema digestivo. Aporta un poco de variedad a la dieta con algún acompañamiento sabroso como verduras al vapor.

Entre las verduras depuradoras están las siguientes: coliflor, col, brócoli, coles de Bruselas, zanahorias, alcachofas, espárragos, apio, bok choi o acelgas chinas, judías verdes, ocras, escalonias, col kale, hinojo y berros. Además puedes acompañar el kitchari con el chutney (pág. 135) que más te guste para darle variedad.

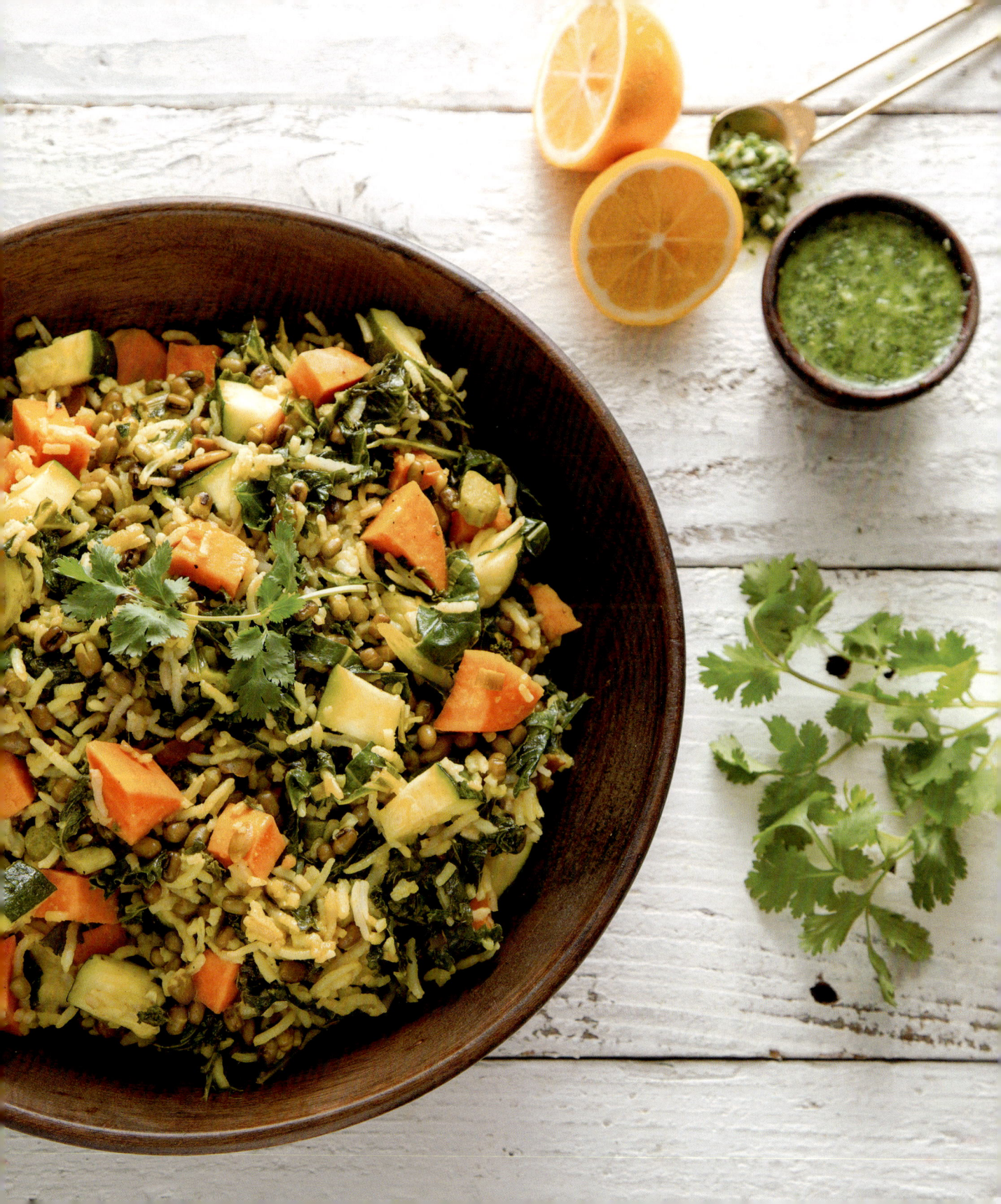

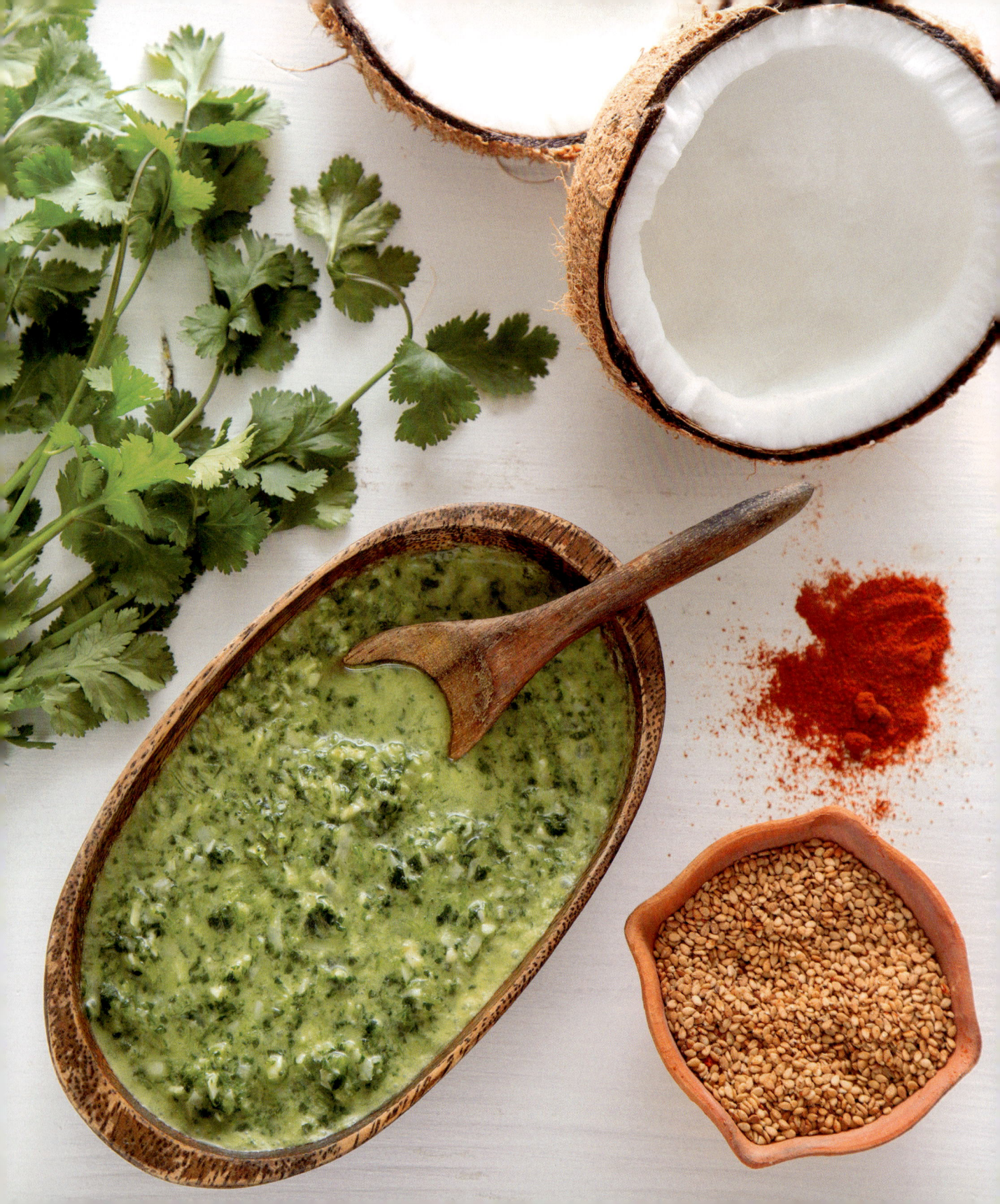

¡ANIMA TU PLATO CON CHUTNEY!

A veces apetece variar, así que si deseas animar tu katchari puedes acompañarlo con uno de los chutneys que te propongo más abajo. Tradicionalmente, los chutneys forman parte de las dietas ayurvédicas no solo por su delicioso sabor, sino también porque contienen ingredientes nutritivos y mejoran la digestión al estimular el agni (el fuego digestivo). Prueba a ponerte un par de cucharaditas en tu próxima comida o cena. El chutney de cilantro fresco es especialmente beneficioso para disminuir el exceso de pitta, mientras que el de semillas de sésamo es bueno para las personas con vata y kapha desequilibrados.

CHUTNEY DE CILANTRO FRESCO

PARA UNA TAZA (140 G)

¼ taza (60 ml) de zumo de limón recién exprimido

¼ taza (60 ml) de agua

1 manojo de cilantro fresco (hojas y tallos)

⅓ de taza (25 g) de coco rallado

2 cucharadas (18 g) de jengibre fresco rallado

1 cucharadita de miel sin refinar

1 cucharadita de sal mineral natural

En el recipiente de una batidora pon el zumo de limón, el agua y el cilantro y tritúralos bien. Agrega el coco, el jengibre, la miel y la sal y vuelve a triturar hasta que te quede una pasta homogénea. Este chutney se conserva bien hasta una semana si lo guardas en un recipiente con tapa en el refrigerador. Si prefieres una textura más suave, pon solamente las hojas del cilantro y prescinde de los tallos.

Adaptaciones para doshas

ESTA RECETA ESTÁ ESCRITA PARA VATA
PARA PITTA: recomendado para pittas.
PARA KAPHA: para kaphas y vatas está más recomendado el chutney de semillas de sésamo.

CHUTNEY DE SEMILLAS DE SÉSAMO

PARA 1 TAZA

1 taza (140 g) de semillas de sésamo tostadas y trituradas

1 cucharadita de cayena triturada

¼ cucharadita de sal natural mineral

En el recipiente de la batidora tritura las semillas de sésamo, la cayena y la sal hasta que quede todo bien integrado. Este chutney se conserva bien una semana si lo guardas dentro de un recipiente tapado en la nevera.

Adaptaciones para doshas

ESTA RECETA ESTÁ ESCRITA PARA VATA
PARA PITTA: para pittas está más recomendado el chutney de cilantro fresco.
PARA KAPHA: es un chutney excelente para kaphas.

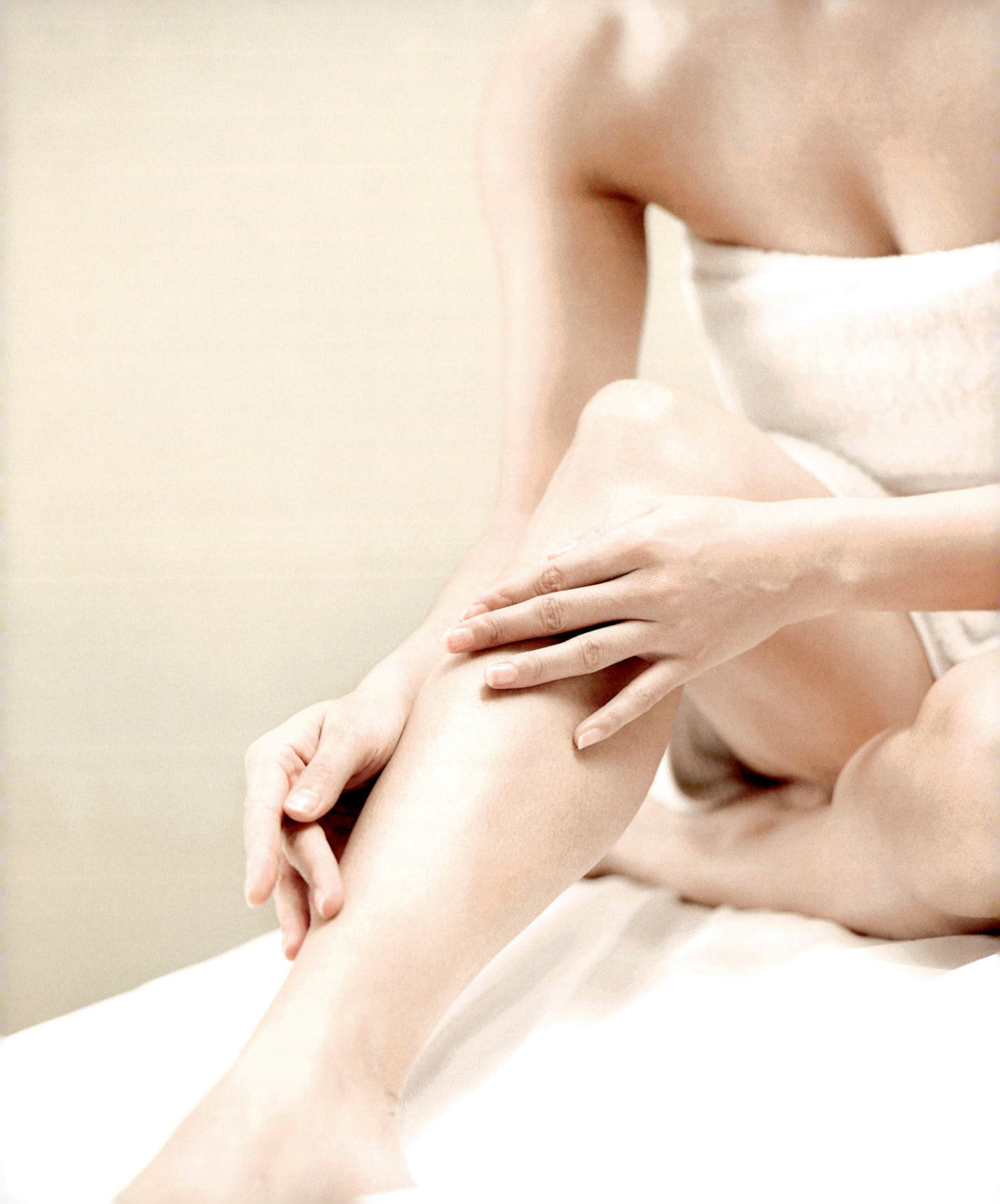

AUTOCUIDADO

Durante esta fase de la limpieza, las prácticas de autocuidado como el abhyanga (automasaje ayurvédico con aceite), las posturas de yoga, el pranayama (trabajo de respiración) y la ingestión de diferentes hierbas mejoran los efectos de la limpieza. También ayudan a eliminar maneras tóxicas de pensar sobre nuestro cuerpo y a adquirir el hábito de amarlo, que es el compromiso fundamental con uno mismo, con la vida y con la salud propia.

Ahora mismo haz una respiración profunda, descruza lo que tengas cruzado (brazos, piernas o manos) y cierra los ojos. En la espiración, mírate mentalmente: no mires el peinado descuidado que llevas, ni la sombra alrededor de tus ojos, ni ese «michelín» que te puedes pellizcar. Mírate a *ti* y fíjate en lo fuerte que eres, en las personas que han rodeado tus brazos, los paseos que has podido dar gracias a tus piernas... Profundiza un poco más y observa tus órganos trabajando al unísono para *hacerte*. ¡Ámate porque eres perfecta tal como eres ahora!

Abhyanga (automasaje) con aceite

Sí, vas a embadurnarte de aceite. No te preocupes, a ti y a tu piel os va a encantar. El automasaje abhyanga es beneficioso para los tres doshas, pero tendrás que usar el aceite adecuado para el tuyo. Te masajearás de la cabeza a los pies y no solo obtendrás el beneficio de nutrir tu piel con aceite, sino que, lo más importante, calmarás tu sistema nervioso, ayudarás a eliminar toxinas de la sangre y proporcionarás un alimento increíble a tus tejidos.

Las naturalezas vata son las que más se benefician del aceite pues es calmante y ayuda al enraizamiento. Usad aceite de sésamo o almendras y daos golpecitos suaves al masajearos. Las pitta necesitan un aceite más ligero, el de coco o almendra. Os beneficiaréis de ejercer un poco más de presión en el masaje.

Las naturalezas vata y pitta obtienen grandes beneficios del abhyanga, sin embargo, las kapha deben darse el masaje con un cepillo corporal. Utilizad guantes de algodón para las manos, empezad el masaje por los pies y seguid hacia el corazón, con una presión firme y regular al cepillar. Mejor movimientos circulares en las articulaciones y el estómago, y movimientos largos y verticales en las piernas.

Tras escoger el aceite para tu dosha, caliéntalo un poco introduciendo el aceite en un frasco de plástico, y este a su vez en un cuenco lleno de agua muy caliente. Aplícate el aceite empezando por los dedos de los pies y ejerciendo una presión constante. Cuando te masajees las piernas hazlo con movimientos largos, hacia el corazón, mientras que sobre las articulaciones, como rodillas y tobillos, es mejor que los movimientos sean circulares. También deben ser circulares los movimientos sobre la barriga y largos en la parte superior del cuerpo.

Masajéate las manos entre sí y haz movimientos largos sobre los brazos y hacia el corazón. Intenta llegar a todos los rincones de tu cuerpo. También puedes aplicarte el aceite en la cara y el cuello e incluso en el pelo y el cuero cabelludo. Estos aceites son buenos para el pelo porque ayudan a que crezca y lo fortalecen.

Este es un momento para que te cuides. Ama tu cuerpo mientras lo embadurnas. Te ha prestado un buen servicio. Es una oportunidad para que nutras todas sus partes, incluso las que ignoras. Todo forma parte de la curación.

Cuando hayas completado el masaje, date una ducha caliente y deja que el agua se lleve parte del aceite. No uses jabón porque el detergente se lo llevaría por completo. Pero si necesitas usar jabón en determinadas partes de tu cuerpo, ¡no te cortes y adelante! Después de la ducha, sécate. No te restriegues con mucha energía porque la toalla no debe llevarse el aceite. Disfruta de lo suave que te ha quedado la piel, de los músculos más relajados y de la mente más sosegada.

Secuencia de ejercicios de yoga

La secuencia que te presento a continuación está diseñada para relajar, refrescar y calmar tu energía. Con movimientos lentos y regulares, este enfoque no competitivo va a dirigir tu atención a estar presente, a *ser*, no a *hacer*. Las torsiones incluidas en la práctica ayudan a desintoxicar el hígado y la sangre, pero a la vez te mantendrán en calma. Esta secuencia es un poco más larga (40-45 minutos) y más que darte energía te va a calmar. Pasa de una postura a otra con tranquilidad, y no te preocupes si necesitas un poco de tiempo para entender la transición de una a otra. ¡No es una carrera! Si quieres acompañarme en tu práctica de yoga o meditación, visita www.theholistichighway.com/bookspecial con la contraseña «Ayurveda». Ahí encontrarás vídeos y audios y podemos practicar juntas.

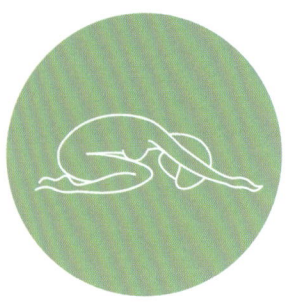

Postura del bebé (2 minutos)

1. Lleva las nalgas hacia atrás hasta que se apoyen en los talones y apoya el torso sobre los muslos. Deja descansar la frente en el suelo. Si ves que las nalgas no te llegan a los talones, pon una manta doblada en los muslos para poder disfrutar de la postura.
2. Estira los brazos y las manos en el suelo con las palmas mirando hacia arriba y los codos ligeramente flexionados. Haz unas 10 respiraciones profundas sintiendo cómo se hincha la barriga.

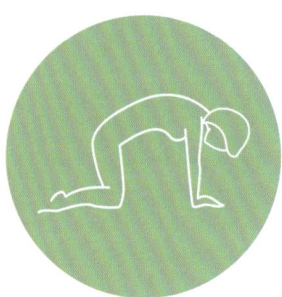

Estiramiento del gato (1 minuto)

1. Apóyate sobre las manos y las rodillas en el suelo en la postura del gato. Los hombros tienen que quedar en línea recta encima de las muñecas y las caderas, en línea recta sobre las rodillas. Abre bien los dedos de las manos, como si fueran abanicos, y presiona toda la palma contra el suelo.
2. Inspira, eleva el sacro hacia el cielo y baja el abdomen hacia la tierra. Continúa este movimiento hasta que el pecho y la mirada se orienten hacia arriba.
3. Espira y lleva el sacro hacia atrás y hacia el suelo al mismo tiempo que escondes el ombligo como si quisieras llevarlo hacia el techo. Mete la barbilla hacia el pecho para alargar toda la espalda. Repite el movimiento 5 veces.

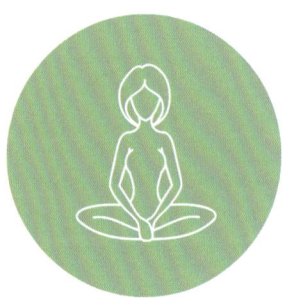

Apertura de caderas feliz (1 minuto)

1. Ponte de rodillas en el suelo y luego siéntate y estira las piernas hacia delante. Dobla las rodillas y ábrelas hacia los lados, con las plantas de los pies pegadas. Quizás te resulte más cómodo sentarte sobre una manta doblada o un cojín.
2. Inspira y estira bien la columna vertebral hacia arriba; espira y presiona las rodillas hacia el suelo. Ahora lleva el pecho hacia delante, como si quisieras tocar el suelo y descansa en esta postura durante 4 o 5 respiraciones.

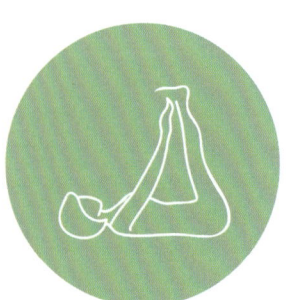

Piernas a la vertical (3 minutos)

1. Pasa de la postura anterior a echarte sobre el suelo boca arriba. Inspira, dobla la rodilla derecha y cógete el pie derecho con la mano derecha. Si no llegas, usa un cinturón o una cinta para agarrar el pie.
2. En la espiración, estira hacia arriba la pierna derecha empujando el talón hacia el techo. Asegúrate de que ambas caderas están bien apoyadas en la esterilla y que la pierna izquierda sigue estirada y apoyada en el suelo. En esta postura, haz 5 respiraciones suaves y tranquilas.
3. Con una espiración, baja la pierna derecha, doblando primero la rodilla y luego estirándola en el suelo. Nota cómo se ha estirado esta pierna.
4. Repite la postura con la otra pierna. Repite la postura con ambas piernas unas cuantas veces.

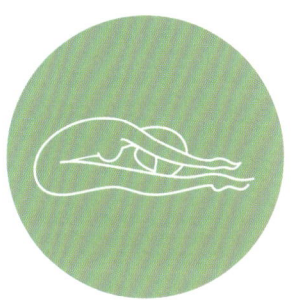

Cabeza a las rodillas (2 minutos)

1. Siéntate en el suelo. Inspira, dobla la rodilla izquierda y lleva el pie izquierdo a la parte superior del muslo derecho. Orienta el tronco hacia la pierna derecha. Espira y, con la pierna derecha estirada, deja caer el tronco relajadamente sobre el muslo derecho. Alarga la columna todo lo que puedas, disfruta del estiramiento y quédate en esta postura durante 5 respiraciones.

2. Con una inspiración, vuelve a poner el tronco vertical. Estira las dos piernas y haz 2 respiraciones profundas. Repite el ejercicio con la otra pierna.

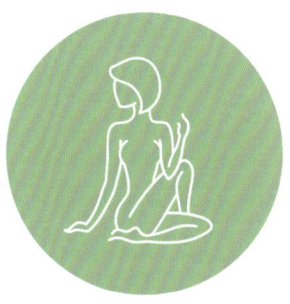

Torsión sentada (2 minutos)

1. Empieza sentada en el suelo con las piernas estiradas hacia delante. Dobla la pierna izquierda y sitúa el pie izquierdo en la parte exterior de la pierna derecha. Presiona los dedos de la mano en el suelo y alarga la columna vertebral. Con el brazo derecho, abrázate la pierna izquierda. En la espiración gira el torso hacia la izquierda empezando la torsión desde la base de la columna.

2. Con cada espiración, estira la columna vertebral y las costillas mientras intensificas la torsión. Esta torsión da un masaje a tus órganos internos. Gira suavemente el cuello como si quisieras mirar por encima del hombro izquierdo. Manteniendo la torsión, haz 5 respiraciones sintiendo que el aire hincha la barriga.

3. Con una espiración, deshaz la torsión, empezando por el cuello y acabando por la base de la columna. Descansa unos segundos y repite la torsión hacia el lado contrario.

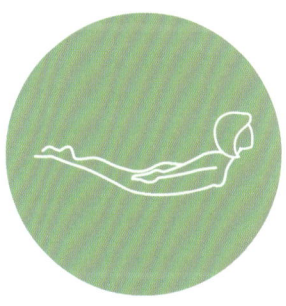

Postura de la langosta (2 minutos)

1. Estírate en el suelo boca abajo, con las piernas estiradas y juntas y los empeines apoyados en el suelo. Contrae la parte posterior de las piernas. Estira los brazos junto al cuerpo.

2. En la siguiente inspiración, sube lo que puedas las piernas, el pecho, los brazos y la cabeza separándolos del suelo (no hace falta que fuerces el cuello). En esta postura haz 3 respiraciones y luego baja lentamente el cuerpo al suelo. Imita con las piernas el movimiento de un limpiaparabrisas, a un lado y a otro. Repite este movimiento 4 veces.

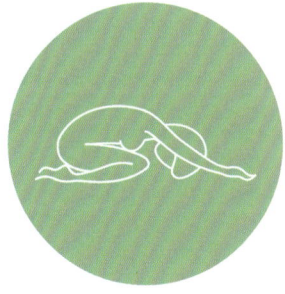

Postura del bebé (2 minutos)

1. Lleva las nalgas hacia atrás hasta que se apoyen en los talones y apoya el torso sobre los muslos. Deja descansar la frente en el suelo. Si ves que las nalgas no te llegan a los talones, pon una manta doblada en los muslos para poder disfrutar de la postura.

2. Estira los brazos y las manos en el suelo con las palmas mirando hacia arriba y los codos ligeramente flexionados. Haz unas 10 respiraciones profundas sintiendo que se hincha la barriga.

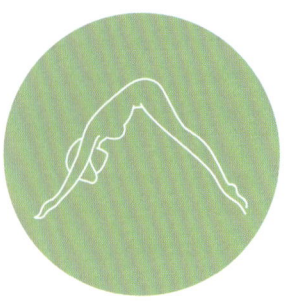

Postura del perro mirando hacia abajo (1 minuto)

1. Desde la postura del bebé, ponte en la postura de la mesa, apoyándote en rodillas y manos y con la espalda recta. Con una espiración, apoyándote en las puntas de los dedos de los pies, estira las piernas hacia arriba. Mantén los talones hacia arriba mientras estiras la columna, los brazos, los hombros y el torso.
2. Lleva los isquiones hacia el techo, formando una línea recta desde las manos hasta el sacro.
3. Sin perder esta línea recta, lentamente intenta bajar los talones hacia el suelo, pero solo si puedes. Mantén la postura durante 4 respiraciones.

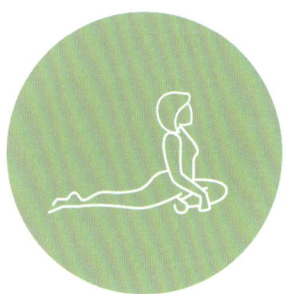

Postura de la paloma completa (3 minutos)

1. Desde la postura del perro mirando hacia abajo, inspira, dobla la rodilla derecha hacia delante y colócala entre tus manos.
2. Lleva la pelvis hacia delante, manteniendo las caderas equilibradas. Espira y estira la pierna derecha hacia atrás. La rodilla y el muslo izquierdos deben quedar apoyados en el suelo.
3. Inspira y alarga la columna; espira y lleva el torso hacia delante alargándolo y dejándolo caer sobre la esterilla. Puedes apoyar la frente en las manos o en un ladrillo de yoga si la frente no te llega al suelo. Quédate en esta postura 10 respiraciones y dirige la respiración al estiramiento. En cada espiración, relájate más en la postura.
4. Con una inspiración, sal de la postura: apoya las manos en el suelo, estira la pierna que está detrás, estira la pierna flexionada y vuelve a la postura del perro mirando hacia abajo. Repite el ejercicio por el otro lado.

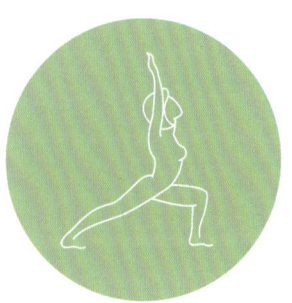

¡Vuelve a estirarte! (1 minuto)

1. Inspira y separa la pierna y el pie izquierdos unos 1,5-1,8 metros. Flexiona la rodilla izquierda formando un ángulo de 90 grados. La pierna derecha tiene que estar estirada.
2. Abre el pecho hacia delante y relaja las caderas bajándolas hacia el suelo. Quédate en esta postura durante 4 respiraciones.
3. Espira para volver a llevar la pierna izquierda hacia atrás y recuperar la postura del perro mirando hacia abajo. Haz 2 respiraciones en esta postura.
4. Inspira y ahora separa la pierna derecha hacia delante y repite la postura del otro lado. Termina en la postura del perro mirando hacia abajo.

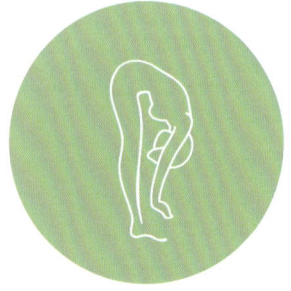

¡Cuelga torso, cabeza y brazos! (1 minuto)

1. Separa los pies. Flexiona el torso desde la cintura y bájalo hacia el suelo. Inspira manteniendo la flexión hacia delante. Espira y relaja el torso dejándolo colgar aún más. Suelta y relaja el cuello y los hombros. Mantén esta postura 10 respiraciones.
2. Sal de esta postura despacio. Doblando un poco las rodillas, esconde el sacro y sube el torso para recuperar la vertical. Date 45 segundos como mínimo para deshacer la postura.

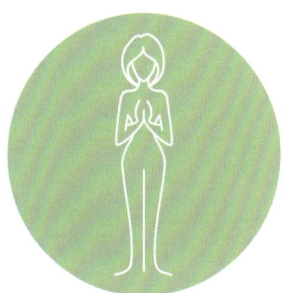

Fuerte como una montaña (1 minuto)

1. Ponte de pie con los pies paralelos y las rodillas juntas. Cruza los dedos de las manos dejando las palmas hacia arriba, mirando al techo.
2. Con una inspiración, ponte de puntillas y sube las palmas de las manos hacia el techo. Mantén 1 minuto esta posición y luego, con una espiración, baja los talones al suelo. Repite el ejercicio 8 veces más.

Torsión en triángulo (2 minutos)

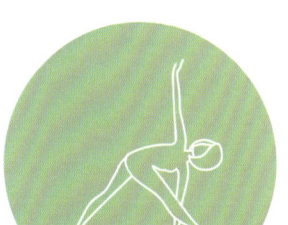

1. Desde la postura anterior, con una espiración separa las piernas entre 0,9 y 1,2 metros. Gira las piernas, los pies y el torso hacia la derecha para que las caderas queden orientadas a la derecha. Inspira y abre los brazos a la altura de los hombros, estirándolos desde los hombros hasta la punta de los dedos.
2. Espira y gira la cadera izquierda y el torso hacia el muslo derecho. Presiona el talón izquierdo en el suelo y haz un giro de modo que el pecho mire hacia la pierna derecha. Inspira para llevar la mano izquierda hacia el suelo hasta apoyarla en la parte exterior del pie derecho. Con cada espiración intensifica un poco más la torsión. Quédate en esta posición durante 4 respiraciones.
3. En la siguiente inspiración, con el brazo izquierdo estirado, sube el torso a la vertical. En la espiración, gira el pie hacia delante y, de un salto o dando un paso, vuelve a ponerte en la postura anterior. Haz 2 respiraciones.

Equilibrio del árbol (1 minuto)

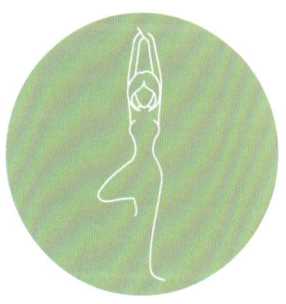

1. Ponte de pie y reparte bien el peso de tu cuerpo entre los dos pies. Empieza llevando el peso de tu cuerpo hacia el pie izquierdo. Pon la planta de tu pie izquierdo en la ingle derecha o apóyala en la parte interior de la pantorrilla o del muslo derechos (evita apoyarla a la altura de la rodilla). La pelvis tiene que mirar hacia delante, bien centrada.
2. Junta las manos frente al pecho o por encima de la cabeza. Respira cómodamente mientras mantienes el equilibrio sobre una pierna. Sonríe a la postura cuanto puedas. Repite el ejercicio haciendo el equilibrio sobre la otra pierna.

Triángulo (2 minutos)

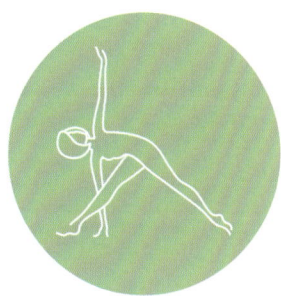

1. Ponte de pie con los dos pies juntos. Separa la pierna izquierda hacia el lado (entre 0,9 y 1,2 metros) y gira el pie izquierdo formando un ángulo de unos 45 grados.
2. Inspira y sube los brazos a la altura de los hombros. Con una espiración, lleva el peso de la pelvis hacia la izquierda y el torso y el brazo derecho, hacia la derecha (mantén ambos lados del torso alargados y equilibrados).
3. Pon la mano derecha en la pierna derecha, pero no apoyes en la pierna todo el peso del cuerpo. Mira hacia la mano izquierda. Haz 5 respiraciones completas en esta postura.
4. Inspira y presiona ambos pies contra el suelo activando el torso para llevarlo a la vertical. Espira y baja las manos a la cintura. Inspira y vuelve a poner el pie izquierdo junto al derecho. Repite el ejercicio hacia el lado contrario.

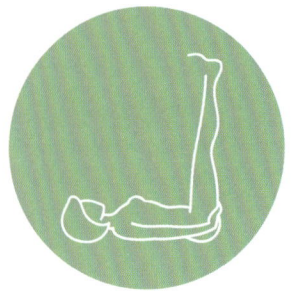

Relájate en la postura de la catarata (3-5 minutos)

1. Siéntate de lado con la cadera derecha junto a una pared.
2. Ayudándote de las manos, apoya la espalda en el suelo a la vez que subes las piernas a la vertical para apoyarlas en la pared. Los isquiones han de estar pegados a la pared. Relaja todo el cuerpo con las piernas en vertical bien estiradas y alineadas con tus caderas. Deja los brazos relajados a los lados, con las palmas de las manos hacia arriba.
3. Para salir de esta postura restaurativa, dobla las rodillas y empuja los pies contra la pared para alejar el cuerpo de esta. Quédate en el suelo apoyada sobre el lado derecho unos minutos. Ayúdate con las manos para volver a sentarte.

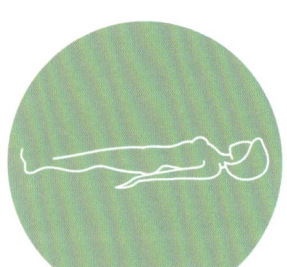

¡Silencio! Savasana (10 minutos)

1. Estírate en el suelo boca arriba con las piernas estiradas. Tápate con una manta si eres propensa a resfriarte.
2. Lleva los hombros hacia abajo y hacia atrás al mismo tiempo que estiras los brazos en el suelo algo separados del cuerpo y con las palmas de las manos hacia arriba. Alarga el cuello. Inspira profundamente, espira y relaja todo el cuerpo.
3. Una tras otra, relaja sistemáticamente cada una de las partes de tu cuerpo empezando por los pies. Relaja los dedos de los pies, los tobillos, las pantorrillas, las rodillas y las caderas. Hazlo llevando tu atención a cada una de las partes de tu cuerpo y aflojando conscientemente cualquier tensión o rigidez que notes en este recorrido. Respira profunda y naturalmente y entrégate a la quietud de esta postura.
4. Al cabo de 10 minutos, haz unas respiraciones más profundas, mueve despacio dedos de manos y de pies, haz movimientos suaves con el cuerpo estirándolo, doblando las piernas, lo que te aporte comodidad.
5. Date la vuelta hacia la derecha, quédate así un par de minutos y luego ayúdate con las manos para quedarte sentada.

Meditación de la luz blanca

Si quieres acompañarme en tu práctica de yoga o de meditación, visita www.theholistichighway.com/bookspecial y escribe la contraseña «Ayurveda». En esta página encontrarás los vídeos y el audio que acompañan al libro, y podrás practicar conmigo.

Muchas más personas de las que te imaginas ven tu luz, conocen tu corazón, valoran tu alma. Te asombraría saber la cantidad de personas sobre las que has ejercido una influencia maravillosa. Si supieras cuantas personas sienten tantas cosas buenas por ti, te quedarías atónita. Eres una persona muchísimo mejor de lo que crees. Descansa con este pensamiento. Descansa tranquila. Vuelve a respirar. Lo estás haciendo muy bien. Mucho más que bien. Lo estás haciendo formidablemente. Así que relájate y hoy ámate a ti misma.

Pranayama: respiración kapalabhati

¿Kapalaqué? Ka-pa-la-bha-ti.

El término «kapalabhati» se refiere a un tipo de respiración y traducido significa literalmente «cráneo luminoso» o «resplandeciente». Es la mejor respiración porque purifica la mente al expulsar forzadamente todas las toxinas. La respiración en cuestión consiste en espiraciones forzadas una tras otra, dejando que la inspiración se produzca sola, sin nuestra intervención voluntaria. El cuerpo inspirará por nosotros automáticamente, no debemos preocuparnos por ello.

Los beneficios de kapalabhati:

- ¡Adelgaza! ¿Sabías que solo respirando podemos adelgazar?
- Mejora el sistema respiratorio.
- Estimula el sistema digestivo. Recuerda, somos lo que digerimos, razón por la cual tenemos que digerir los alimentos correctamente. ¡Kapalabhati nos ayudará!
- Estimula el sistema circulatorio.
- Mejora el humor: calma la ansiedad y disminuye la depresión. ¿Quién va a negarse a practicarla?
- Ayuda a tener más conciencia porque centra nuestra mente en la pura y correcta intención.

Cómo se hace:

1. Siéntate en el suelo con las piernas cruzadas o, si lo prefieres, en una silla con ambos pies apoyados en el suelo.
2. Estira bien la columna vertebral y abre el pecho, como si un hilo te estirara desde el sacro hasta la coronilla y te sostuviera recta.
3. Con las manos en el diafragma, inspira para llenar la barriga.
4. ¡Empieza! Espira fuerte, usando el diafragma y cuenta 1, 2, 3, 4 y 5 espiraciones. (Inspirarás automáticamente, pero concéntrate en la espiración).
5. Descansa si te cansas y repite el ciclo 3 veces. Solo con practicarlo un par de veces al día, notarás los beneficios.

> **NOTA:** Practica kapalabhati a diario por las mañanas, si puedes, antes de desayunar. Espera un par de horas si lo practicas tras una comida. Hazme caso y, al principio de esta práctica, comienza en series de 20 a 30 respiraciones y luego descansa. Fíjate en cómo te sientes. En cada persona es diferente porque depende de cada estado cardiovascular personal, así que tómatelo con calma si hace tiempo que no haces ejercicio físico. Si ves que para ti es coser y cantar, practica esta respiración entre 45 segundos y 1 minuto.

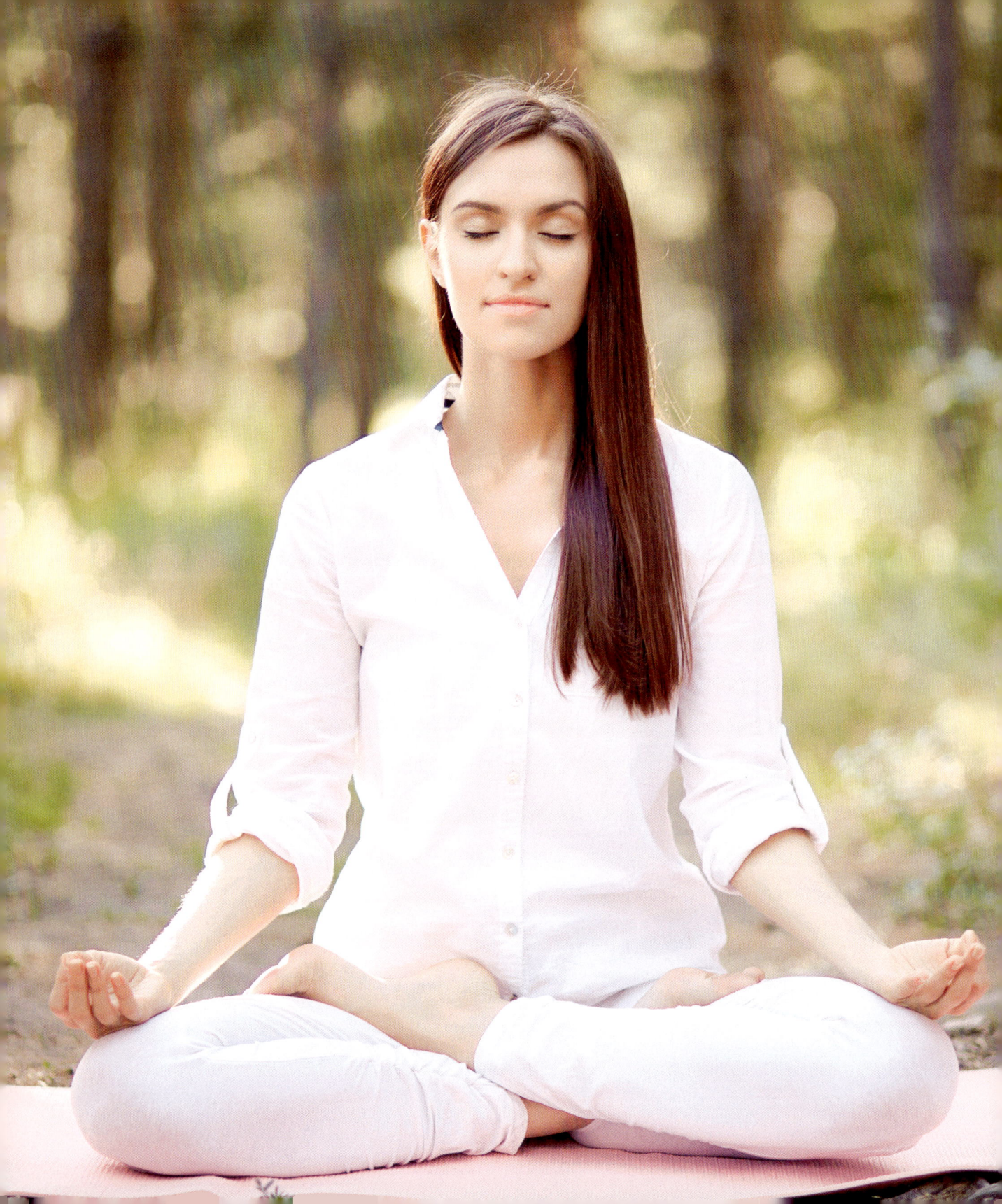

Capítulo 4

FASE 3
DÍAS 20 A 25

«Ocupa tu lugar en el mundo. Has de saber que eres una parte de un universo completo. Pero, recuerda, tú también eres un universo completo». *Melodie Beattie*

POSLIMPIEZA Y REINTRODUCCIÓN

Debe quedarte muy claro que esta fase es tan importante como la limpieza. Cuando termines la limpieza no empieces directamente con tu vida normal, tendría un efecto perturbador en tu sistema y podría revertir los efectos beneficiosos del proceso. El truco es volver despacio a una dieta sana y a tus actividades normales.

Para muchos, esta es la fase más problemática de toda la limpieza. A veces creen que ya han superado la parte más dura y, tras días enteros comiendo kitchari (pág. 132), a menudo se mueren por introducir algo substancioso y estimulante en la dieta. Por tanto, es muy importante que te prepares bien para esta fase. Considérala una parte esencial de la limpieza más que una transición gradual para salir de ella.

Tal vez te parezca útil planificar previamente un menú. Escoge comidas que te resulten deliciosas y atractivas para no tener la tentación de caer de golpe en alimentos complejos y difíciles de digerir. No es el momento de celebraciones con una pizza y una cerveza. Recuerda, cuanto más larga sea la limpieza, más tiempo necesitará tu cuerpo para diversificar la dieta y fortalecer el agni. Recorre el camino despacio y tu agni emergerá de la limpieza mucho más fuerte, lo cual significa una salud mucho mejor en adelante.

RUTINA DIARIA

A medida que sigues tu rutina diaria, echa un vistazo a lo que te sugiero que hagas día a día para la poslimpieza entre los días 20 a 25.

Durante esta fase:

- Volverás a introducir varios cereales (quinoa, cebada, arroz integral) y proteínas saludables como las que contienen las nueces, las legumbres y los huevos.
- Come la fruta alejada de otros alimentos y verduras.
- Haz una revisión de cómo te sientes. En esta parte de la limpieza, es muy útil que lleves un diario alimentario (pág. 210). Así podrás ver si hay algún alimento en concreto que cause estrés en tu cuerpo.
- Sigue tomando triphala, por lo menos hasta después de 3 meses de haber acabado la limpieza, si tienes gases, te notas hinchada o tienes restreñimiento.
- Sigue con alimentos y actividades que satisfagan a tu cuerpo. Por ejemplo, las rutinas diarias que has introducido, así como los masajes con aceite caliente de sésamo o coco.

Fase 3. Rutina diaria

	VATA	**PITTA**	**KAPHA**
Despertar	½ hora antes de la salida del sol (en primavera y verano en el hemisferio norte, puedes levantarte justo antes de que salga el sol)	Una hora antes de la salida del sol (en primavera y verano en el hemisferio norte, puedes levantarte ½ hora antes de que salga el sol)	Una hora y media antes de la salida del sol (en primavera y verano en el hemisferio norte, puedes levantarte 45 minutos antes de que salga el sol)
Bebida	Agua tibia con limón y jengibre y jarabe de arce para endulzar o infusión purificante vata (pág. 31)	Agua, a temperatura ambiente, con zumo de lima y jarabe de arce para endulzar o infusión refrescante pitta (pág. 31)	Agua, a temperatura ambiente, con zumo de limón, jengibre y miel o infusión estimulante kapha (pág. 31)
Nariz	Introduce unas gotas de aceite de sésamo o aceite nasya en ambas fosas nasales (pág. 35)	Introduce unas gotas de aceite de sésamo o aceite nasya en ambas fosas nasales (pág. 35)	Introduce unas gotas de aceite de sésamo o aceite nasya en ambas fosas nasales (pág. 35)
Ejercicio	Practica la secuencia de yoga (pág. 170)		
Ducha	Date un masaje con aceite de sésamo antes de ducharte o bañarte con agua caliente	Date un masaje con aceite de coco antes de ducharte o bañarte con agua caliente	Date un masaje con aceite de mostaza antes de ducharte o bañarte con agua caliente
Suero facial	Suero facial vata (pág. 33)	Suero facial pitta (pág. 33)	Suero facial kapha (pág. 33)
Práctica de meditación	Dedica 15 minutos como mínimo todos los días a una práctica espiritual. Lee las sugerencias para el diario escrito		
Desayuno	Escoge un desayuno que equilibre tu dosha	Escoge un desayuno que equilibre tu dosha	Escoge un desayuno que equilibre tu dosha
A media mañana	Infusión purificante vata (pág. 31)	Infusión refrescante pitta (pág. 31)	Infusión estimulante kapha (pág. 31)

	VATA	**PITTA**	**KAPHA**
Comida (12.00 a 14.00)	Kitchari (pág. 132) con especias vata (pág. 32) Descansa unos minutos después de comer	Kitchari (pág. 132) con especias pitta (pág. 32) Da un paseo de unos minutos después de comer	Tómate 2 tabletas de trikatu Kitchari (pág. 132) con especias kapha (pág. 32) Da un paseo a paso ligero después de comer
A media tarde	Tentempiés para fortalecer *ojas* (págs. 158-165) e infusión purificante vata (pág. 31)	Tentempiés para fortalecer *ojas* (págs. 158-165) e infusión refrescante pitta (pág. 31)	Infusión estimulante kapha (pág. 31)
Cena (17.30 a 19.30)	Escoge una cena que equilibre tu dosha. Descansa unos minutos después de cenar	Escoge una cena que equilibre tu dosha. Da un paseo de unos minutos después de cenar	Escoge una cena que equilibre tu dosha. Da un paseo a paso ligero después de cenar
A la puesta de sol	Haz unos estiramientos suaves o da un paseo	Da un paseo	Da un paseo a paso ligero
Diario escrito	Lee las sugerencias para tu diario escrito		
Por la noche	Tómate 2 tabletas de triphala o 1 cucharadita de triphala en polvo disuelto con agua tibia	Tómate 2 tabletas de triphala o 1 cucharadita de triphala en polvo disuelto con agua tibia	Tómate 2 tabletas de triphala o 1 cucharadita de triphala en polvo disuelto con agua tibia
Masaje	Date un masaje en las plantas de los pies con aceite de sésamo	Date un masaje en las plantas de los pies con aceite de coco	Date un masaje en las plantas de los pies con aceite de mostaza
Aceite esencial	Pon una gota de lavanda en tu almohada para que te ayude a tener un sueño reparador	Pon una gota de sándalo en tu almohada para tener un sueño refrescante y revitalizante	Pon una gota de bergamota en tu almohada para dormir bien
Mantra antes de acostarse	Abandona todas las preocupaciones y conflictos del día	Abandona todo aquello que no puedas controlar	Despréndete de todo lo que ya no necesites

DÍA 20

Comienza el día con un vaso de agua tibia con limón y una rodajita de jengibre. Esta bebida mantendrá estimulado tu fuego digestivo. Añádele un desayuno que sea adecuado a tu dosha. No te olvides de llevarte al trabajo los tentempiés para fortalecer *ojas* (págs.158-165). ¿De qué otras cosas puedes desprenderte que ya no te sirvan de alimento? Quizás tengas «bártulos» inservibles, o una amistad o una relación, o incluso un trabajo, que te tengan aprisionada y no te permitan sentirte verdaderamente alimentada. Cuando sacas de tu vida lo que ya no necesitas, creas un espacio vacío que puedes llenar con relaciones sanas que te apoyen y te respeten. Te lo mereces.

Entrada para tu diario: ¿A qué te abrirás una vez hayas liberado espacio?

DÍA 21

¿Cómo te sientes hoy? ¿Sigues limpiándote la lengua? ¿Embadurnando tu piel con aceite? No tengas prisa por volver a introducir cafeína en tu dieta. Pregúntate si es un hábito del que puedes prescindir. Come kitchari (pág. 132) una vez al día. ¿Disfrutas al introducir alguna variedad en tus comidas?

Entrada para tu diario: ¿De qué manera se expresa mejor tu persona? ¿Cómo te muestras al mundo? Tienes la capacidad de ser la mejor versión de ti misma. ¿Quién es esa persona?

DÍA 22

Tómate el tiempo necesario para llevar a cabo tus prácticas matutinas y vespertinas. ¿Ya te has acostumbrado a ellas? Para que algo se convierta en un hábito son necesarios como mínimo 30 días. Mantén el rumbo y todas esas cosas estupendas que has puesto en práctica, cada vez se engranarán mejor en tu vida diaria.

Entrada para tu diario: Los hábitos que quiero mantener son... Lo que más me cuesta es... ¿Existen maneras para poder superar esos retos?

DÍA 23

¿Usas el registro para hacer el seguimiento de tu salud (pág. 209)? ¿Deduces algún patrón a partir del registro? Presta atención por si hay alguna señal de mala digestión, gases o hinchazón abdominal, ardor de estómago, diarrea y estreñimiento o eructos. Utiliza el registro para hacer un seguimiento de tu salud y así poder determinar si algún alimento te causa problemas e introducirlos en la dieta más despacio. A lo mejor quieres esperar una semana aproximadamente para reintroducirlos en tu dieta.

Entrada para tu diario: ¿Cómo vas incorporando los autocuidados? ¿Qué hacer para respetarte y quererte a ti misma?

DÍA 24

No te olvides de comer siempre bien lejos del televisor, el ordenador o el teléfono. Cuando comas hoy, pon tu atención en los olores, los colores y la presentación de los alimentos. Come despacio y absorbe esas imágenes y olores. Da gracias por la comida que te alimenta a través de los cinco sentidos.

Entrada para tu diario: Anota tus prácticas diarias, incluidos los rituales matutinos y vespertinos. ¿Cómo te han cambiado esos rituales?

DÍA 25

¡Lo has logrado! Hoy es el último día de la limpieza. Has restablecido y restaurado tu digestión. ¿Te acuerdas de la foto que te hiciste al comenzar la limpieza? Hazte otra y compáralas. ¿En qué has cambiado? Disfruta de tu último día de kitchari (pág. 132) y acuérdate de que siempre puedes volver a este plato durante unos días en el momento que quieras restablecer tu digestión. Empieza añadiendo más variedad a tus comidas siguiendo la muestra del plan alimentario para tu dosha. Sigue tomando triphala un mes más si observas signos de problemas digestivos como indigestión, gases, hinchazón o estreñimiento. Date un beso a ti misma, no hay mejor cuidado que el que tú puedas darte y has pensado suficientemente en ti misma para dar el primer paso hacia una buena salud. ¡Felicidades!

Entrada para tu diario: ¿Cómo te sientes después de haber trabajado durante 25 días contigo misma? Escribe sobre todas las maneras en que esta limpieza te ha cambiado, física y emocionalmente. ¿Qué crees que te llevarás contigo a partir de ahora?

Efecto posdigestivo

Vipaka es el termino para denominar el efecto posdigestivo. Por ejemplo: imagínate que comes un plato de verduras asadas que tienen un aspecto magnífico y que las acompañas de setas, espinacas, cebollas, zanahoria y calabaza. Más adelante, esa semana notas que te duelen las manos y te das cuenta de que de vez en cuando te duelen las articulaciones.

A lo mejor son los efectos posdigestivos de las setas los que te están provocando problemas. ¿Cómo te vas a acordar de que lo que comiste hace varios días hoy te provoca dolor en las articulaciones? Si llevas un diario de lo que comes, podrás ver claramente si algunos alimentos te causan malestar físico. Mira el diario alimentario en la página 210.

PRÁCTICAS AYURVÉDICAS IMPORTANTES

Combinaciones de alimentos ayurvédicos

¿Te has preguntado alguna vez por qué comercializan tantos productos para ayudarnos a hacer la digestión? Existen incontables productos para evitar los gases, la hinchazón abdominal, el estreñimiento, la diarrea, el ardor de estómago y la acidez. En la televisión dicen que es imposible disfrutar de una buena comida si no tomamos algún medicamento que nos ayude a digerir. Si tienes tendencia a sufrir gases o ardor de estómago, probablemente estarás familiarizada con este tipo de productos.

Es verdad que estos remedios para la digestión, que podemos comprar sin receta, están por todas partes, pero hay una buena razón para ello. La mayor parte de los síntomas digestivos se deben a una mala combinación de los alimentos. En Occidente no dedicamos tiempo a combinar alimentos, y probablemente sea algo nuevo para ti. Si mezclamos dos alimentos que no combinan bien, disminuye el agni (el fuego digestivo). Sí, ya estamos otra vez con lo del fuego digestivo. Recuerda, un agni bajo provoca un aumento de ama (toxinas digestivas), lo cual crea inflamación… y la inflamación provoca enfermedades.

Te recomiendo que te fijes en tu dieta para ver si estás comiendo alimentos incompatibles entre sí. Intenta acordarte de cómo combinabas los alimentos antes de someterte a esta limpieza.

TIPO DE ALIMENTO	CON QUÉ ALIMENTOS SON INCOMPATIBLES
Legumbres	Fruta, queso, huevos, pescado, carne, yogur
Huevos	Fruta, legumbres, queso, pescado, kitchari, leche, carne, yogur
Fruta	Como regla general, la fruta debe comerse sola
Cereales	Fruta, tapioca
Miel	No hiervas ni cocines con miel. También es incompatible con ghee cuando se usa en cantidades iguales (como en las tostadas)
Bebidas calientes	Mango, queso, pescado, carne, fécula, yogur
Limón	Pepino, leche, tomates, yogur
Melón	¡Incompatible con todo! El melón, más que cualquier otra fruta, ha de comerse solo
Leche	Plátano, fresas, melones, frutas ácidas, pan con levadura, pescado, kitchari
Solanáceas (patata, tomate, pimiento, berenjena)	Melón, pepino, productos lácteos
Rábanos	Plátano, uva, leche
Tapioca	Fruta, sobre todo plátano, mango, legumbres, uva y *jaggery*
Yogur	Fruta, queso, huevos, pescado, bebidas calientes, carne, leche, solanáceas

PLAN DE ALIMENTACIÓN PARA LA POSLIMPIEZA

El plan alimentario para los próximos 6 días no podría ser más simple. Tomarás kitchari (pág. 132) en una de las comidas. Cambiarás el desayuno y otra de las comidas. Ahora podrás empezar a experimentar con nuevas recetas e ir más allá del kitchari. Las cuatro reglas siguientes te ayudarán a mantener el rumbo:

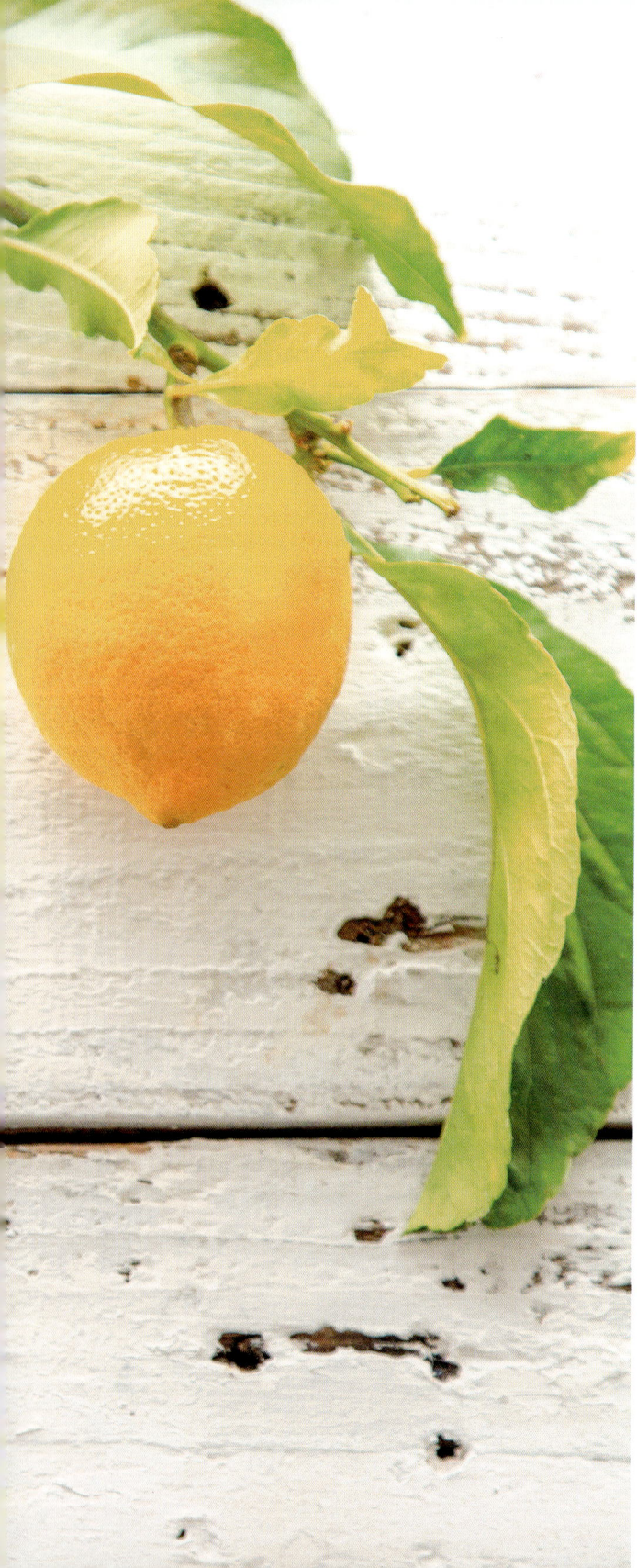

1. Come un bol de kitchari (pág. 132) una vez al día, en una de las comidas.
2. La comida del mediodía tiene que ser la principal. Ello significa un bol de kitchari con un acompañamiento proteínico, por ejemplo, pollo, pescado o tofu a la plancha.
3. Sigue sin comer alimentos que sean difíciles de digerir, por ejemplo, carne roja, alcohol, productos lácteos muy grasos, harina y azúcar, porque crean toxinas.
4. Cada día, al levantarte bebe un vaso de agua tibia con un chorrito de limón y una rodajita de jengibre. Esta bebida estimulará tus procesos digestivos y avivará tu agni. Puedes preparar más cantidad de esta bebida e ir dando sorbos a lo largo del día.

La importancia del limón

Los limones tienen un alto contenido de vitamina C, bioflavonoides y calcio; además son alcalinizantes, lo cual significa que:

- Ayudan a eliminar toxinas
- Ayudan a digerir y a evacuar
- Fortalecen el sistema inmunológico
- Bajan la presión sanguínea
- Aportan energía
- Mejoran el estado de ánimo
- Ayudan a adelgazar
- Mejoran la piel

Lista de la compra

Sigue el plan alimentario que te propongo y compra los ingredientes para los platos que más te gusten. Además necesitarás:

- 15 limones
- Ingredientes para los tentempiés y bebidas (págs. 158-165)
- Cúrcuma

RECETAS PARA LA POSLIMPIEZA

Todas y cada una de las recetas siguientes se han diseñado específicamente para la fase de la poslimpieza del proceso de 25 días. Como en las fases 1 y 2, las recetas están escritas para vata con adaptaciones para pitta y kapha.

Plan de alimentación para la poslimpieza

	DÍA 20	**DÍA 21**	**DÍA 22**
Desayuno	Infusión de jengibre (pág. 63) Huevos revueltos microhierbas (pág. 153)	Infusión de jengibre (pág. 63) Bol de chía para desayunar (pág. 124)	Infusión de jengibre (pág. 63) *Muffins* de zanahoria con mantequilla de frutos secos (pág. 154)
A media mañana	Infusión para tu dosha (pág. 31)		
Comida	Kitchari (pág. 132)		
A media tarde	Tentempiés para fortalecer el *ojas* (págs. 158-165)		
Cena	Crema de espárragos (pág. 166)	Sopa de curri de coco refrescante (pág. 101)	Sopa de espárragos y chirivía (pág. 169)

	DÍA 23	**DÍA 24**	**DÍA 25**
Desayuno	Infusión de jengibre (pág. 63) Manzanas al horno con dátiles, canela y cardamomo (pág. 127)	Infusión de jengibre (pág. 63) Pastelillos de mijo con mantequilla de frutos secos (pág. 51)	Infusión de jengibre (pág. 63) *Porridge* con especias (pág. 157)
A media mañana	Infusión dosha (pág. 31)		
Comida	Kitchari (pág. 132)		
A media tarde	Tentempiés para fortalecer el *ojas* (págs. 158-165)		
Cena	Ensalada de farro de invierno (pág. 90)	Tofu al horno con arroz y jengibre (pág. 93)	Chermoula y pasta (pág. 82)

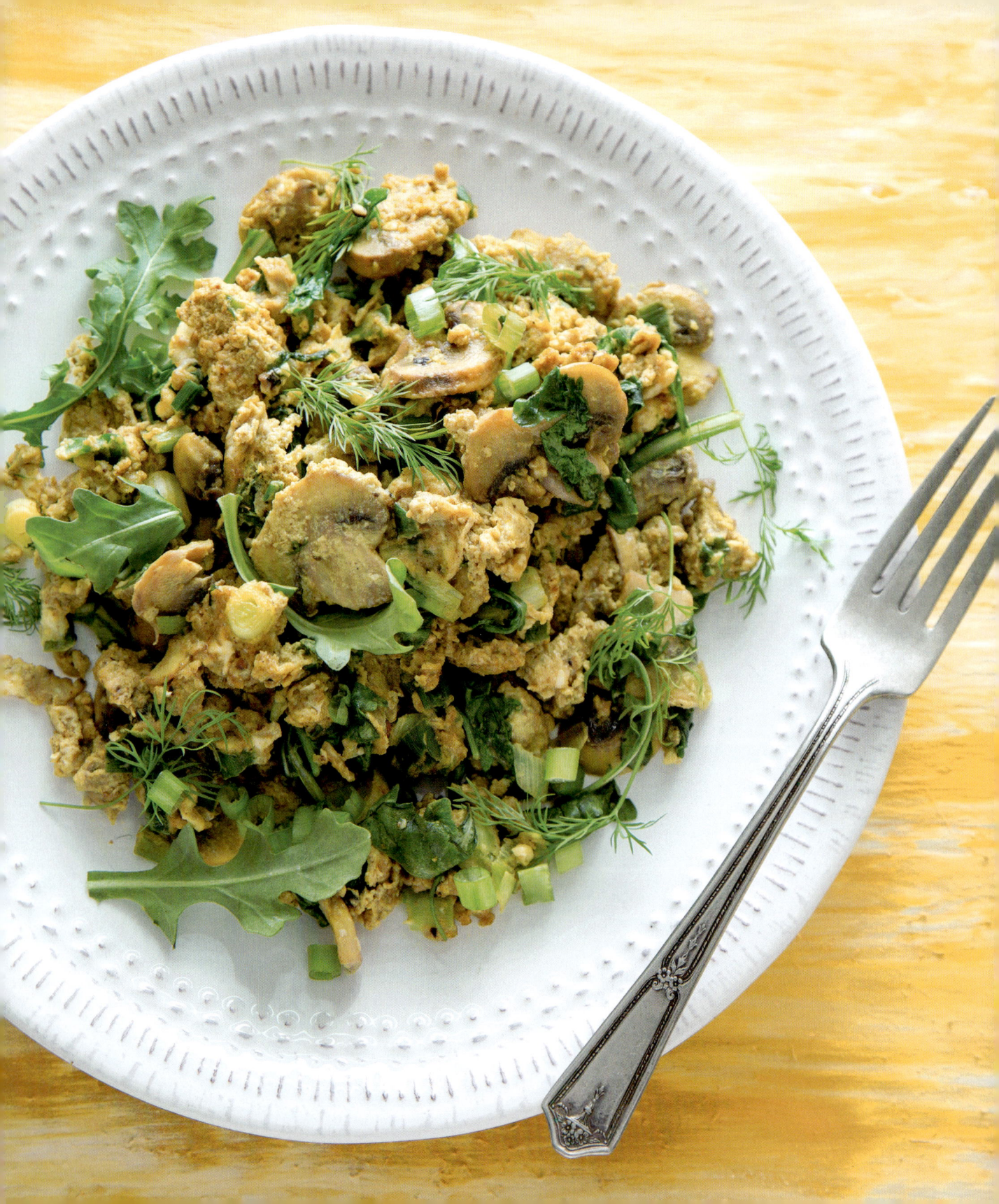

Desayunos al sol

HUEVOS REVUELTOS CON MICROHIERBAS AROMÁTICAS

Este sabroso desayuno contiene muchas proteínas, y los ajos, las escalonias y el cebollino son rejuvenecedores. Además tienen propiedades *rasayana*, que significa que son restaurativos si se ingieren regularmente durante un periodo largo de tiempo. Las escalonias son calientes, purificantes, nutritivas y, dicen, afrodisíacas. Además avivan el fuego digestivo, lo cual es bueno para las lentas digestiones kapha.

PARA 1 RACIÓN

3 huevos grandes

Sal y pimienta, en la cantidad que desees

1 cucharada de ghee

1 cucharadita de comino en polvo

½ cucharadita de cilantro en polvo

½ cucharadita de cúrcuma en polvo

2 escalonias, picadas finamente

¾ taza (45 g) de champiñones cortados a láminas

Un puñado de microhierbas aromáticas como eneldo, albahaca, rúcula o pasto de trigo

En un cuenco bate los huevos con un tenedor sazonándolos con sal y pimienta. Resérvalos.

En una sartén calienta el ghee. Echa el comino, el cilantro y la cúrcuma y saltéalos 1 minuto a fuego mediano. Agrega las escalonias y saltéalas 1 minuto. Agrega los champiñones y saltéalos 1 minuto.

Vierte los huevos batidos en la sartén. Revuelve la mezcla hasta que los huevos estén hechos. Ahora incorpora las microhierbas y apaga el fuego. Sirve los huevos revueltos en un plato acompañados de una tostada de pan de trigo germinado.

Adaptaciones para doshas
ESTA RECETA ESTÁ ESCRITA PARA VATA
PARA PITTA: pon solo las claras de los huevos y prescinde de las yemas.
PARA KAPHA: pon solo las claras de los huevos y prescinde de las yemas. Sirve los huevos sobre una base de espinacas y elimina la tostada.

MUFFINS DE ZAHAHORIA CON MANTEQUILLA DE FRUTOS SECOS

Las zanahorias cocinadas son dulces, nutritivas, fáciles de digerir y contienen fibra. Además, su leve acritud contrarresta el cansancio y la fatiga. Aumentan la energía, lo que les ha valido el título de «pequeño gingseng», y a su zumo lo califican de «rey de los zumos». Sírvelos con la mantequilla de frutos secos, de acuerdo con tu plan alimentario.

PARA 10-12 MUFFINS

1 taza (158 g) de harina de arroz integral

½ cucharada de levadura química

1 cucharadita de ajo en polvo

1 cucharadita de pimentón dulce

2 cucharaditas (6 g) de perejil seco

¾ cucharadita de sal, y un poco más si la necesitas

3 huevos

2 tazas (220 g) de zanahorias ralladas

Mantequilla de semillas de calabaza y azafrán tostado (pág. 51) o mantequilla de almendras y anacardos (pág. 51)

Precalienta el horno a 180 ºC. Engrasa una bandeja con moldes para *muffins* y resérvala.

En un cuenco grande, mezcla la harina, la levadura, el ajo, el pimentón, el perejil y la sal.

En un cuenco pequeño, bate los huevos y, una vez batidos, agrégalos a la mezcla seca. Revuélvelo bien hasta que obtengas una masa grumosa. Agrega ahora las zanahorias y remuévelo suavemente.

Rellena con esta masa los moldes para *muffins* e introduce la bandeja en el horno, donde la dejarás 25-30 minutos, o hasta que, cuando pinches un *muffin* con un mondadientes, este salga limpio. Sirve los *muffins* con la mantequilla que más te guste.

Adaptaciones para doshas

ESTA RECETA ESTÁ ESCRITA PARA VATA
PARA PITTA: prueba estos *muffins* sin poner ajo ni pimentón, pero agregando 1 cucharadita de cilantro.
PARA KAPHA: añade a la mezcla 1 cucharadita de pimientos picantes en copos.

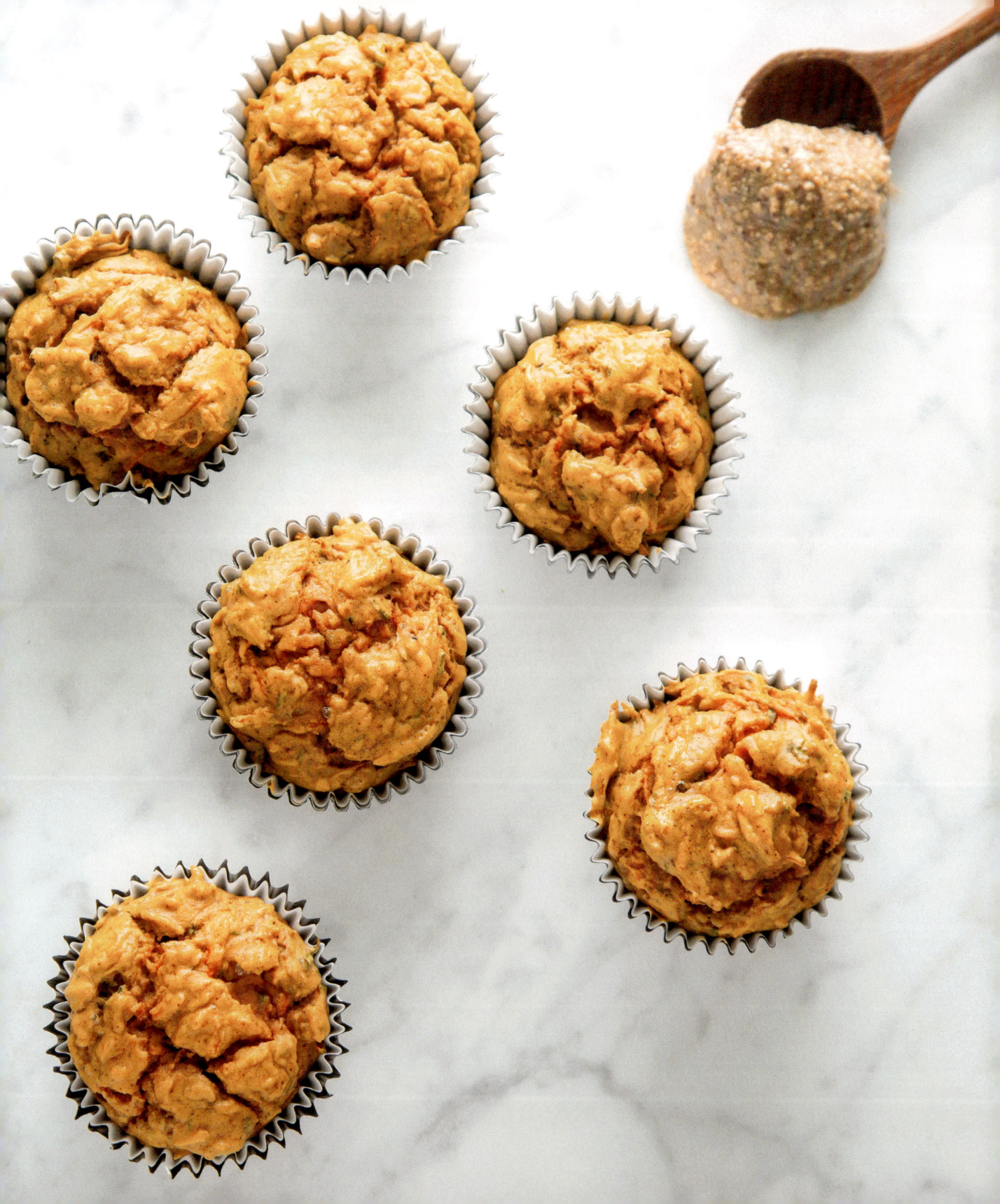

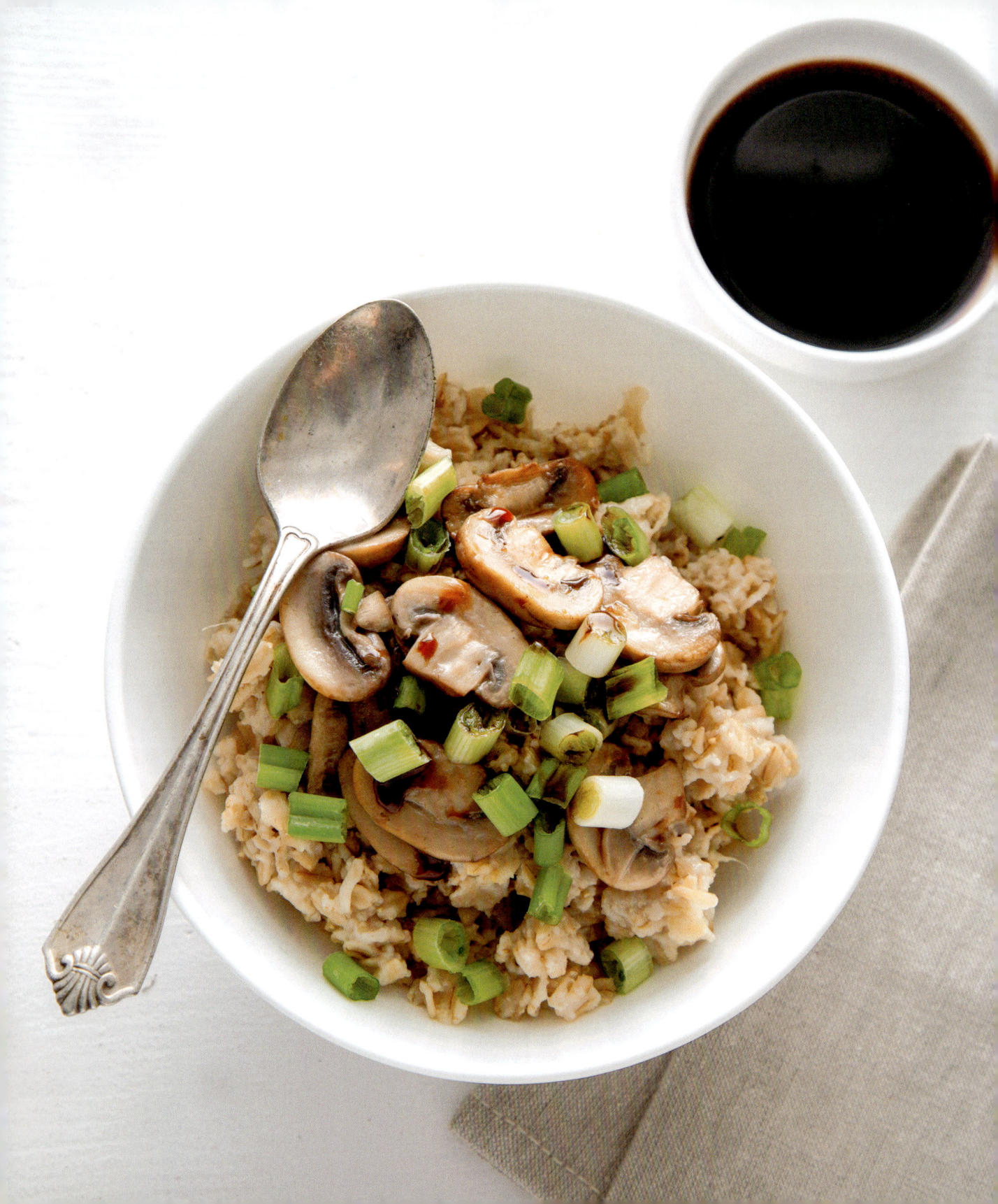

PORRIDGE CON ESPECIAS

Este *porridge* es un desayuno de cereales cremoso que contiene la cualidad terrestre de las setas combinada con los deliciosos sabores de las especias. Corónalo con un chorrito de salsa de soja y escalonias y así situarás este desayuno en una de las primeras posiciones.

PARA 2 RACIONES

4 cucharaditas (20 g) de ghee, dividido en dos partes

¼ cucharadita de jengibre rallado

1 taza (100 g) de copos de avena

2 tazas (480 ml) de agua, y un poco más si la necesitas

Sal y pimienta, en la cantidad que desees

1 taza (60 g) de champiñones laminados

Un chorrito de salsa de soja

Escalonias, para decorar

En un cazo, calienta 1 de las cucharaditas de ghee y agrega el jengibre. Saltéalo 3 minutos, o hasta que despida aroma. Añade los copos de avena y saltéalos unos segundos. Vierte el agua, la sal y la pimienta. Llévalo a ebullición y déjalo hervir suavemente 5-8 minutos, o hasta que los copos de avena estén cocidos y adquieran una consistencia espesa. Vierte un poco más de agua si ves que está demasiado espeso. Apaga el fuego y resérvalo.

En una sartén, calienta el resto de ghee (15 g) y saltea los champiñones a fuego intenso entre 3 y 5 minutos, o hasta que los champiñones adquieran un color tostado. Espolvoréalos con una pizca de sal.

Para servirlo, cubre la avena con los champiñones, un chorrito de salsa de soja y las escalonias.

Adaptaciones para doshas

ESTA RECETA ESTÁ ESCRITA PARA VATA
PARA PITTA: no pongas salsa de soja y pon un poco de menta para decorar.
PARA KAPHA: sustituye la avena por cuscús o mijo.

Tentempiés para fortalecer *ojas*

¿Y si en el cuerpo hubiera una sustancia que rigiera el envejecimiento, la inmunidad, la tersura de la piel, el vigor, el estado de ánimo, el sueño, la digestión, la espiritualidad y la fuerza física? Según el ayurveda esta sustancia existe. Se llama *ojas*. En sánscrito, *ojas* significa «vitalidad» o «vigor». Es un rayo de salud que nos aporta brillo al pelo, luz a la mirada, una piel hidratada y reluciente y, lo más importante de todo, una energía sostenible.

El *ojas* está considerado el subproducto refinado de la digestión. Esto significa que mientras que para una digestión completa de una comida se necesitan 24 horas, el cuerpo necesita 30 días para digerir los alimentos y refinarlos lo suficiente como para fabricar *ojas* (vitalidad).

Lamentablemente, durante estos 30 días son muchos los factores que pueden hacer peligrar la producción de *ojas* y muchas personas lo tienen empobrecido y, por ello, les falta vigor e inmunidad, su mirada está apagada y carecen de la longevidad que desean. Si comes alimentos que ayudan a fabricar *ojas*, te sentirás maravillosamente bien y con mucha energía. Intenta comer todos los días un tentempié de los que ayudan a fabricar *ojas* durante la fase de poslimpieza.

BOCADITOS DE ENERGÍA DE COCO

Algunos alimentos ayudan a fabricar *ojas*. Disfruta de estos bocaditos fabricantes de energía en cualquier momento que necesites un tentempié.

PARA 10-15 BOCADITOS

½ taza (60 g) de nueces

4 dátiles, sin hueso

¼ taza (20 g) de algarroba cruda en polvo (opcional)

¼ 1/4 taza (85 g) de jarabe de arce

½ taza (130 g) de mantequilla de almendras

½ cucharadita de extracto de vainilla

¼ cucharadita de sal

½ taza (70 g) de almendras enteras

2 tazas (160 g) de coco en copos y sin azúcar añadido

En el recipiente de la batidora pon las nueces y tritúralas, pero no hace falta que se hagan polvo. Agrega los dátiles y tritúralos también hasta que queden bien integrados con las nueces. Agrega el polvo de algarroba (si usas), el jarabe de arce, la mantequilla de almendras, la vainilla y la sal. Bátelo hasta que obtengas una mezcla espesa y suave. Agrega ahora las almendras y pulsa la batidora unas cuantas veces para combinar bien todos los ingredientes.

Con las manos da forma a unas 10-15 bolas de la medida de una pelota de golf. Reboza las bolas en los copos de coco y déjalas en la nevera hasta que se endurezcan un poco, unos 30 minutos.

Adaptaciones para doshas

ESTA RECETA ESTÁ ESCRITA PARA VATA
PARA PITTA: este tentempié está recomendado como fabricante de vitalidad para pittas.
PARA KAPHA: este tentempié no está recomendado para kaphas por su sabor dulce y la cualidad intensa de los dátiles.

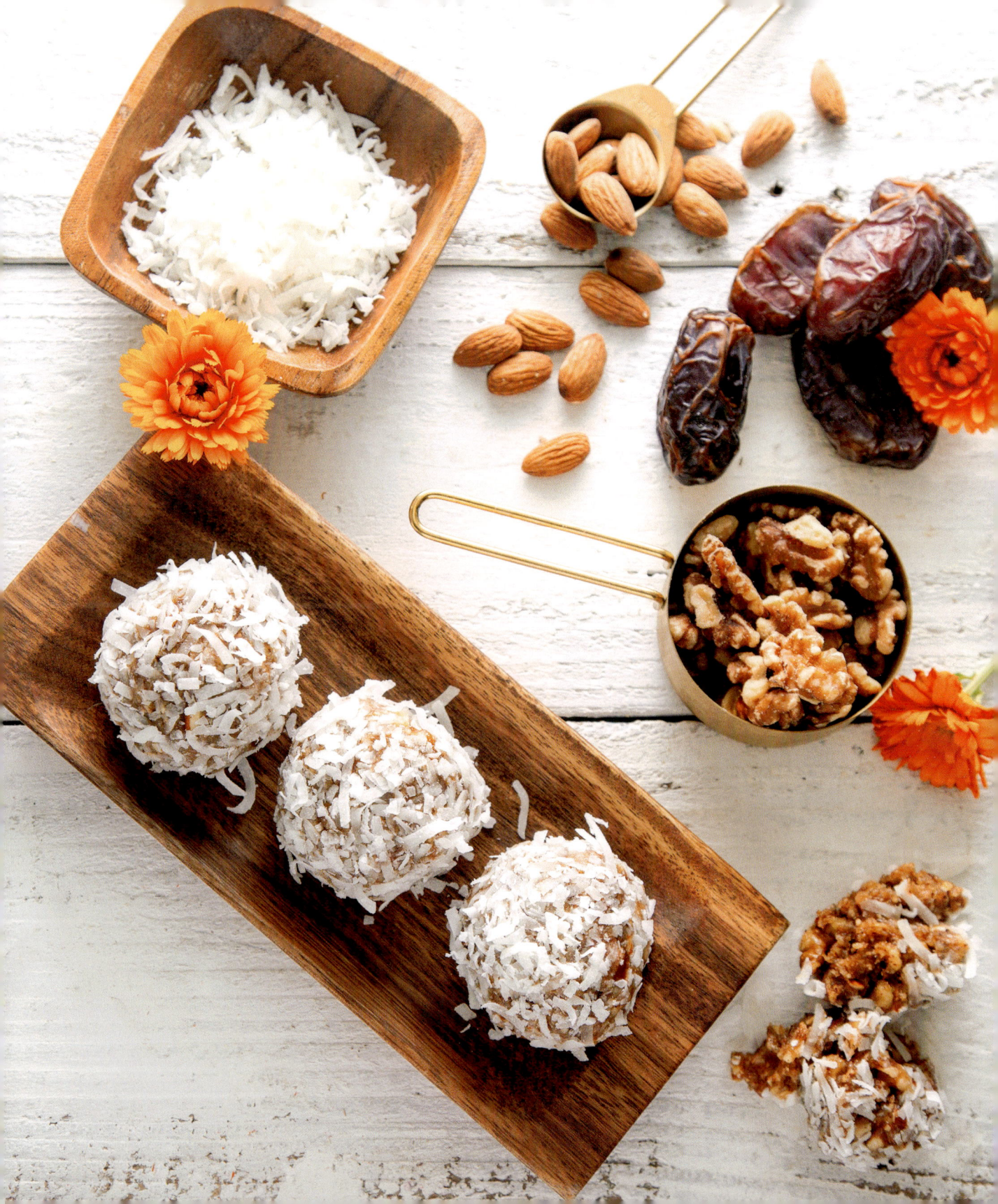

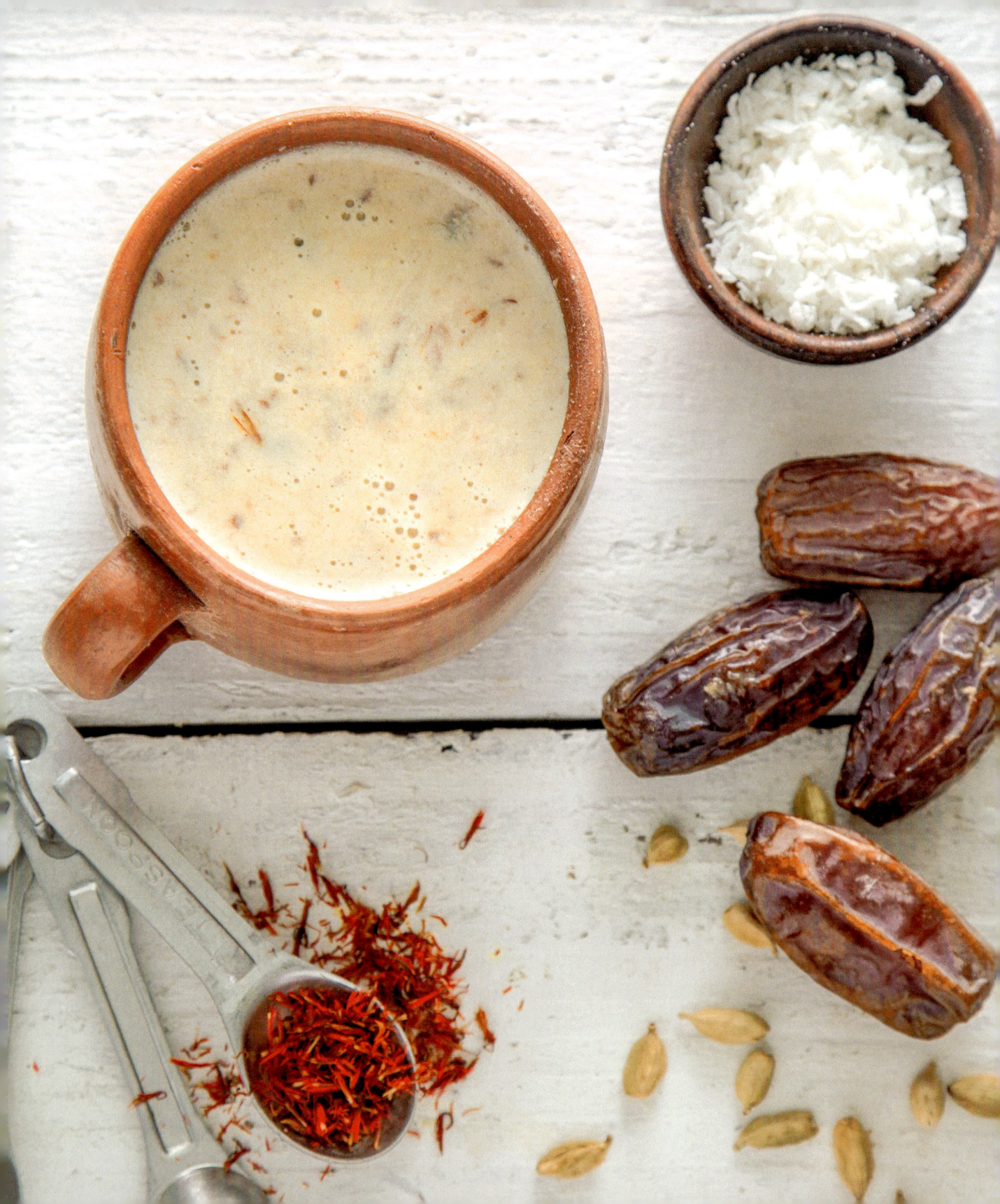

LECHE PARA FABRICAR *OJAS*

Bébete un vaso de esta leche antes de acostarte para dar un impulso a tu vitalidad y dormir bien.

PARA 1 VASO

1 taza (240 ml) de leche (de vaca, de almendras o de coco, sin homogeneizar)

2 dátiles, sin hueso y picados

4 almendras, picadas

1 cucharadita de coco en copos

1 cucharadita de ghee

Una pizca de azafrán

Una pizca de cardamomo

En un cazo pequeño, pon la leche y agrega los dátiles, las almendras, el coco, el ghee, el azafrán y el cardamomo. Llévalo a ebullición a fuego bajo. En cuanto rompa el hervor, apaga el fuego y, cuando la leche esté tibia, viértela en tu taza preferida y bébetela.

Adaptaciones para doshas

ESTA RECETA ESTÁ ESCRITA PARA VATA
PARA PITTA: usa leche de coco.
PARA KAPHA: no está recomendada para kapha por lo dulce e intenso del coco y de los dátiles.

LASSI DULCE

El *ojas* fabrica inmunidad y vitalidad, así que disfruta de esta bebida dulce y refrescante que es un probiótico natural. Es casi seguro que encontrarás yogur de leche de cabra en la sección de alimentos naturales del supermercado.

PARA 2 VASOS

1 ½ tazas (360 ml) de agua mineral

⅓ taza (80 g) de yogur de leche de cabra

½ taza (100 g) de azúcar moreno de caña

¼ cucharadita de cardamomo molido

1 cucharada (15 ml) de agua de rosas

Pon en el recipiente de la batidora el agua, el yogur, el azúcar, el cardamomo y el agua de rosas. Bátelo hasta que te quede una bebida cremosa y suave. Vierte el *lassi* en vasos previamente enfriados en el congelador y sírvelo inmediatamente.

Adaptaciones para doshas

ESTA RECETA ESTÁ ESCRITA PARA VATA
PARA PITTA: esta bebida es muy buena para pittas. No hace falta que sustituyas ningún ingrediente.
PARA KAPHA: disminuye la cantidad de azúcar a ¼ de taza (50 g) y agrega 1 ½ cucharaditas (4 g) de canela en polvo.

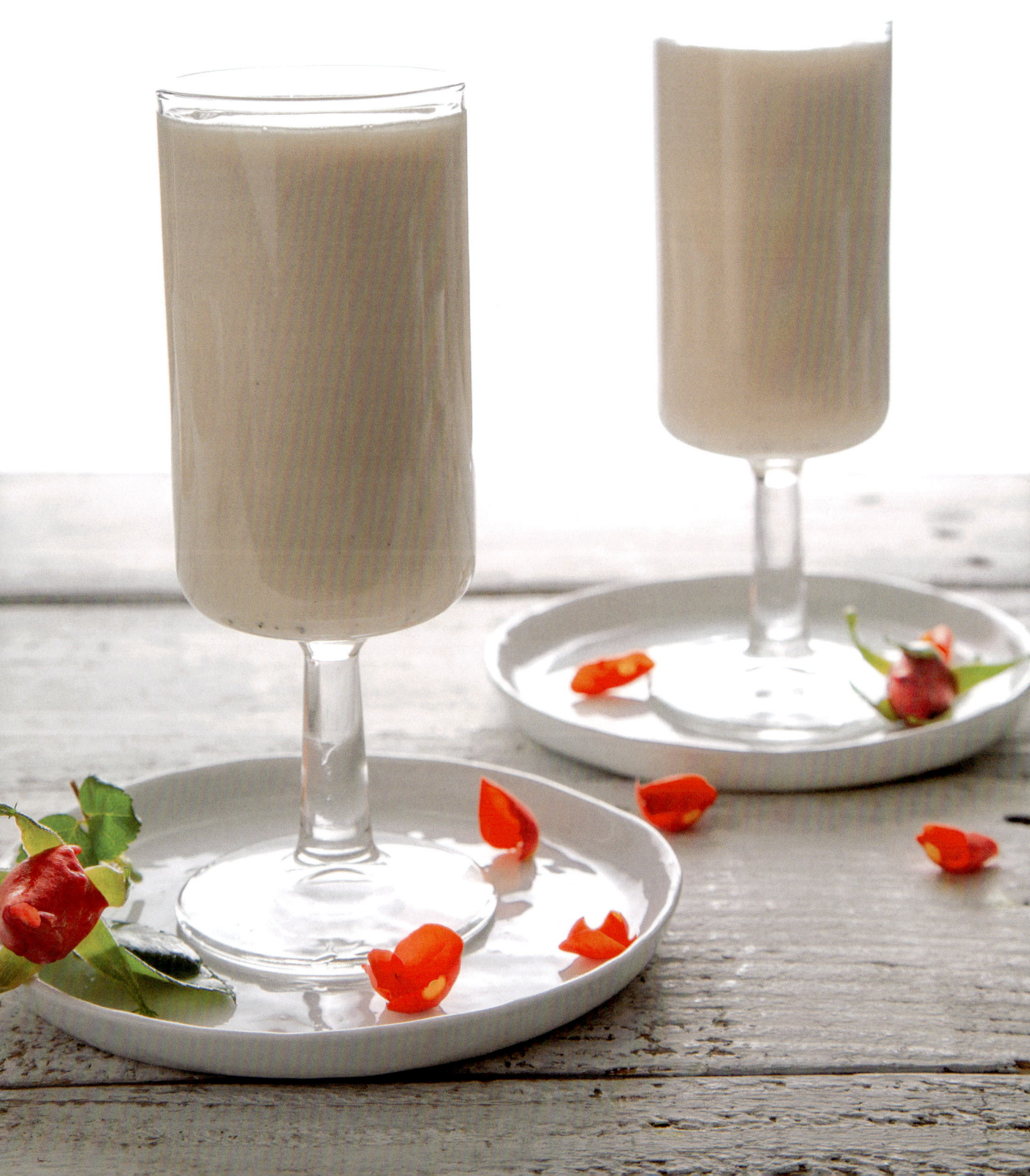

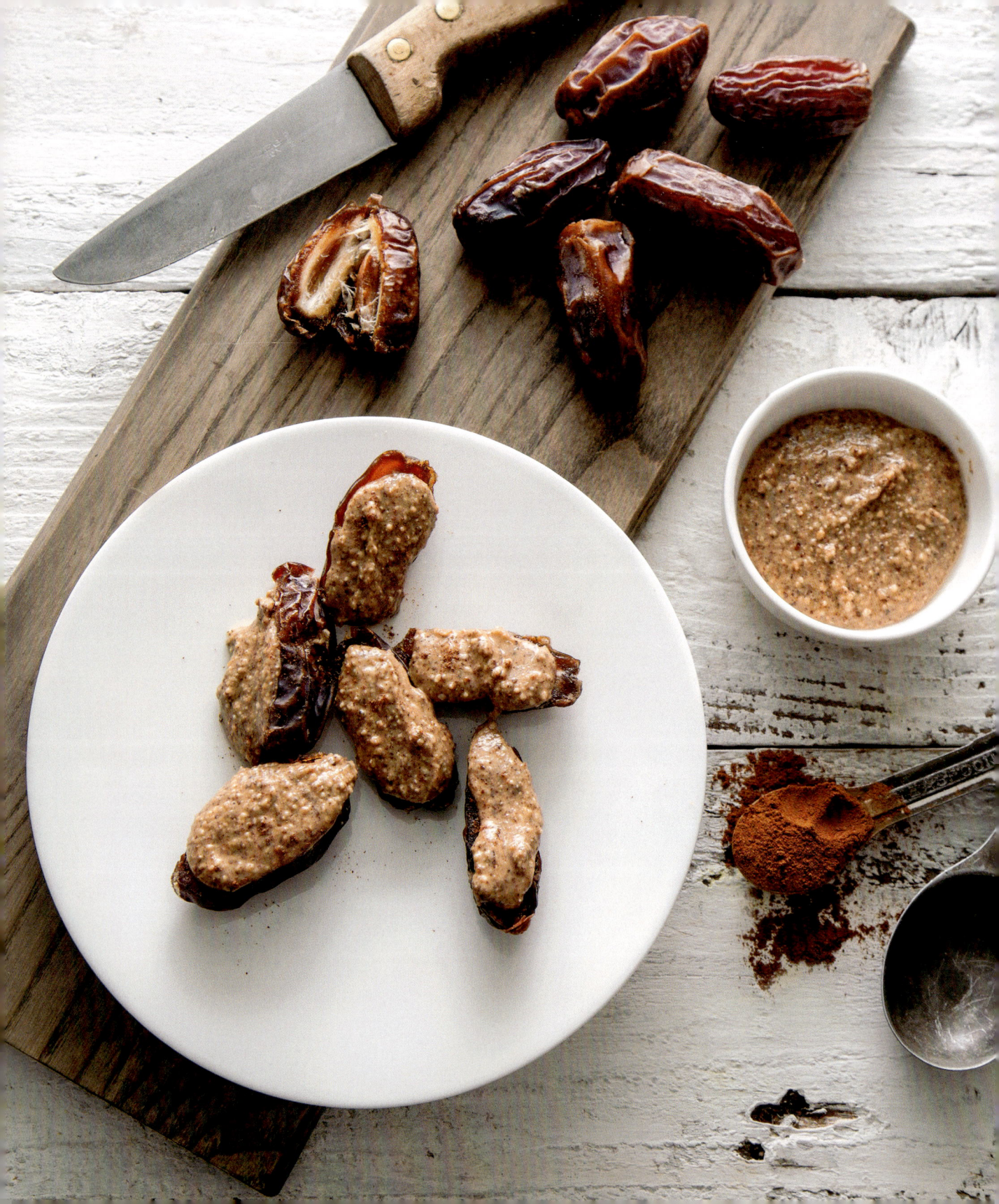

DÁTILES RELLENOS

Los dátiles y las almendras están considerados alimentos curativos excelentes para la longevidad.

PARA 4 DÁTILES

1 pizca de canela

2 cucharadas (30 g) de mantequilla de almendras

4 dátiles enteros, sin hueso

En un bol pequeño, pon la canela y la mantequilla de almendras y revuélvelo bien. Corta los dátiles por la mitad, a lo largo, y con una cucharita rellénalos de mantequilla de almendra.

Adaptaciones para doshas

ESTA RECETA ESTÁ ESCRITA PARA VATA
PARA PITTA: estos dátiles son un buen tentempié para pittas. No hace falta que sustituyas ningún ingrediente.
PARA KAPHA: no están recomendados para kaphas debido a la cualidad dulce e intensa de los dátiles.

Cenas de lujo

CREMA DE ESPÁRRAGOS

Esta sopa cremosa te ayudará en la desintoxicación que buscas con la limpieza. Con un aroma fresco y estimulante y un color vivo, esta sopa aligerará y dará brillo a tus comidas cuando empieces a reintroducir alimentos en tu dieta diaria.

PARA 2 RACIONES

1 cucharada (15 g) de ghee

2 clavos

½ rama de canela

1 hoja de laurel

1 cebolla, picada finamente

3 dientes de ajo, picados finamente

Un trocito de jengibre, picado finamente

1 pimiento verde picante, sin semillas y picado

4 tazas (536 g) de espárragos, cortados a trozos pequeños

4 tazas (960 ml) de caldo vegetal

¼ taza (60 ml) de leche de coco

Sal y pimienta, en la cantidad que desees

En un cazo, pon a calentar el ghee y añade los clavos, la rama de canela y la hoja de laurel. Saltéalos a fuego mediano 30 segundos. Añade la cebolla, el ajo, el jengibre y el pimiento picante y saltéalos 5 minutos, o hasta que veas que la cebolla está transparente y empieza a dorarse. Ahora agrega los espárragos cortados y rehógalos 5 minutos, o hasta que los espárragos empiecen a estar tiernos. Vierte ahora en el cazo el caldo vegetal y déjalo hervir todo lentamente y tapado 15 minutos.

Aparta el cazo del fuego y retira de la sopa los clavos, la canela en rama y la hoja de laurel. Deja que la sopa se enfríe un poco y a continuación tritúrala con la batidora eléctrica hasta que te quede una crema fina.

Vuelve a calentar la sopa en el cazo y, por último, agrega la leche de coco, sal y pimienta.

Adaptaciones para doshas

ESTA RECETA ESTÁ ESCRITA PARA VATA
PARA PITTA: reduce las especias a la mitad y no pongas pimiento picante.
PARA KAPHA: sustituye la leche de coco por leche de soja. Utiliza aceite de girasol o de maíz en lugar de ghee.

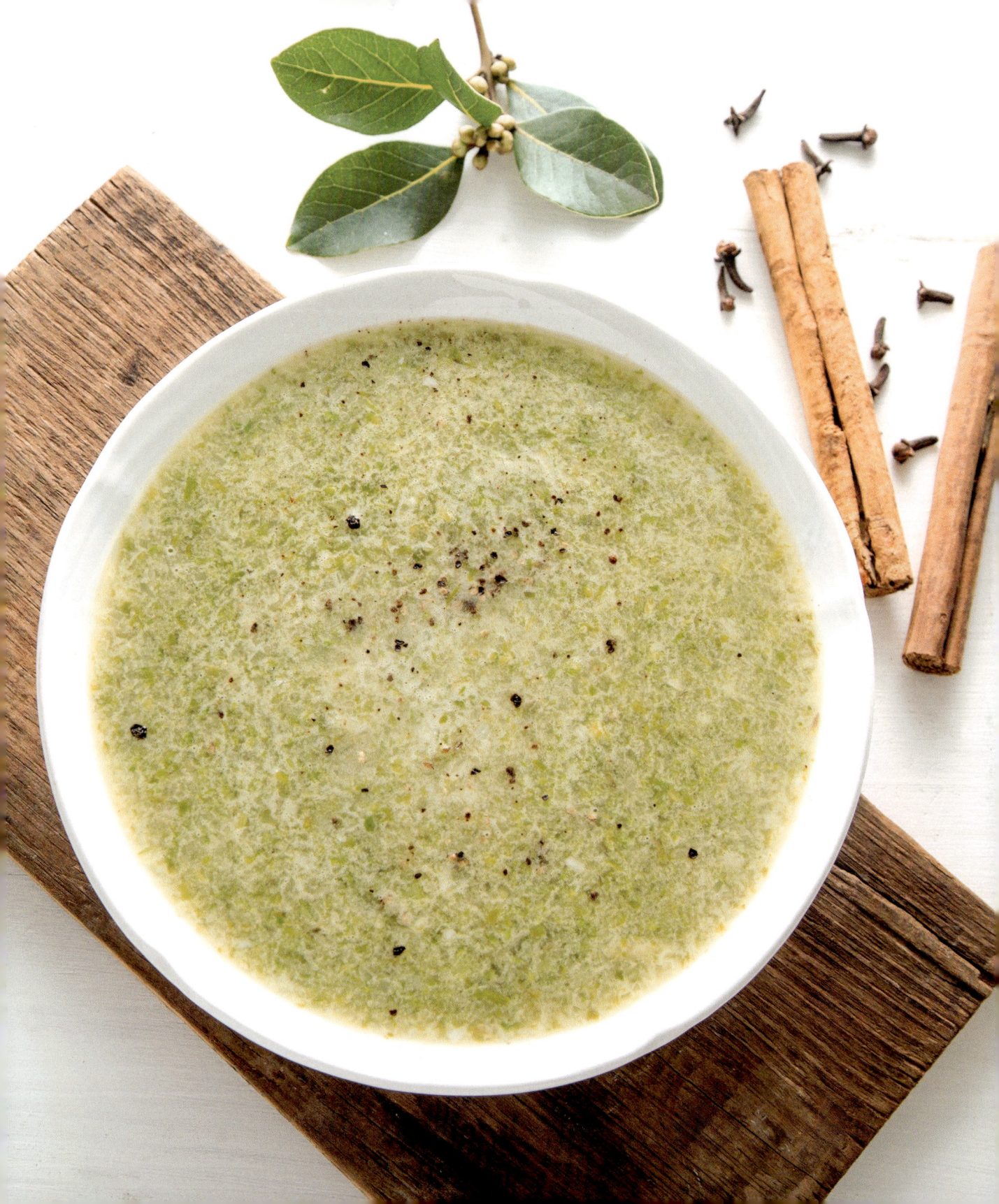

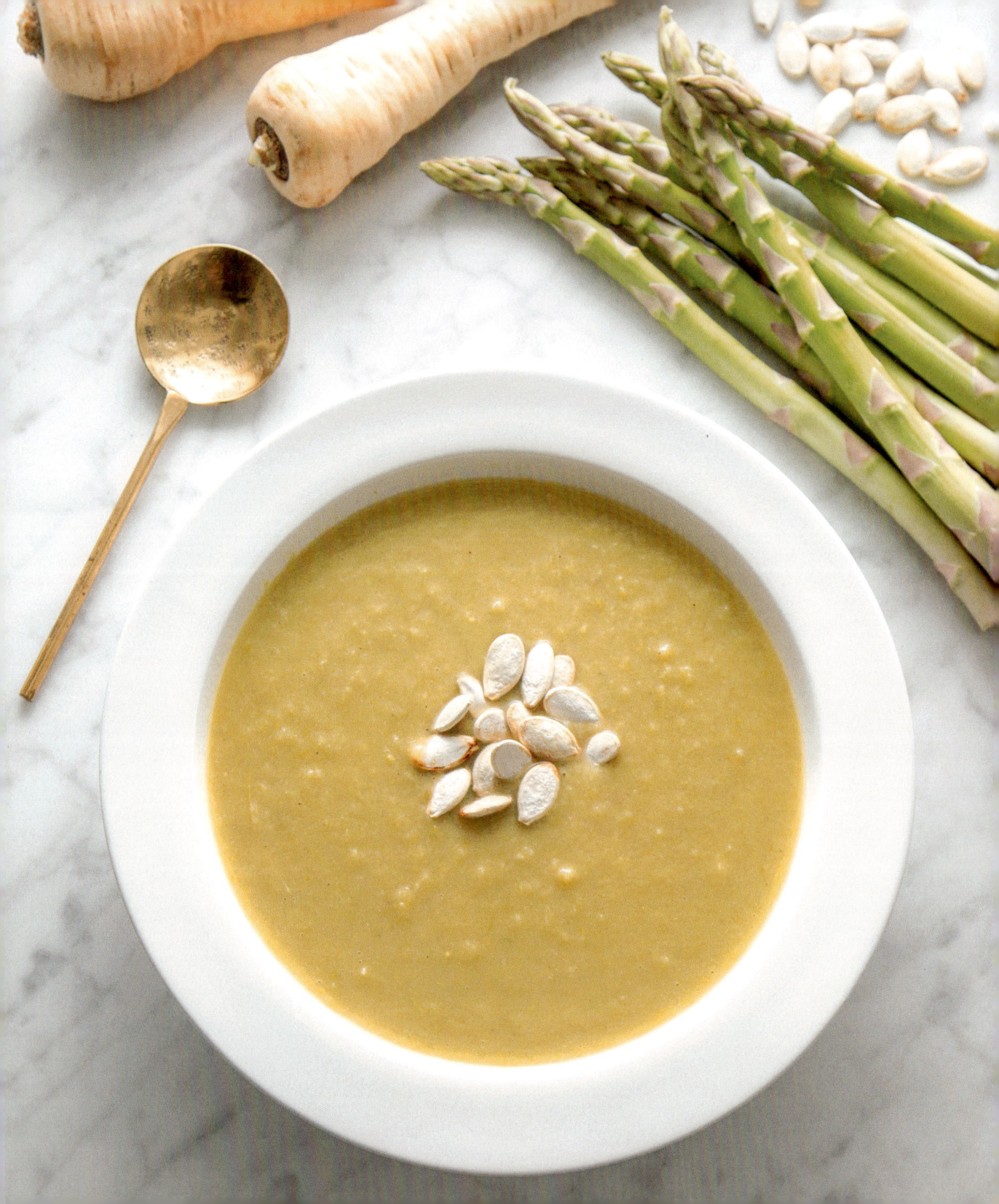

SOPA DE ESPÁRRAGOS Y CHIRIVÍA

La naturaleza caliente y sustanciosa de la chirivía provoca sudor, mientras que su amargura disminuye los fluidos estancados. Seguramente las chirivías son, entre los alimentos «blandos», uno de los que más sacian. En el ayurveda, «blando» no significa «insípido», sino que se refiere a lo que en Occidente consideramos alimentos de calorías negativas, que a menudo contienen mucha fibra pero son bajos en calorías.

PARA 4 RACIONES

1 cucharada (15 g) de ghee

1 cebolla mediana, picada

455 g de chirivías, peladas y cortadas a trozos

455 g de espárragos, cortados a trozos

4 tazas (960 g) de caldo vegetal, y un poco más si lo necesitas

Semillas de calabaza, para decorar el plato

Sal marina y pimienta, en la cantidad que desees

En un cazo grande, calienta el ghee y agrega la cebolla, que rehogarás 5 minutos, o hasta que la veas transparente. Agrega las chirivías, los espárragos y el caldo. Déjalo hervir suavemente de 15 a 20 minutos, o hasta que veas que las verduras ya están muy tiernas.

Pon el contenido de la cazuela en el recipiente de la batidora (en las veces que creas conveniente, según la medida del recipiente) y tritúralo hasta que te quede una sopa fina y suave. Agrega más caldo para obtener la consistencia que más te guste. Espolvorea la sopa con semillas de calabaza y sazónala con sal y pimienta.

Adaptaciones para doshas

ESTA RECETA ESTÁ ESCRITA PARA VATA
PARA PITTA: sustituye el ghee por aceite de coco.
PARA KAPHA: agrega 1 cucharada (9 g) de curri en polvo a la cebolla cuando la estés rehogando.

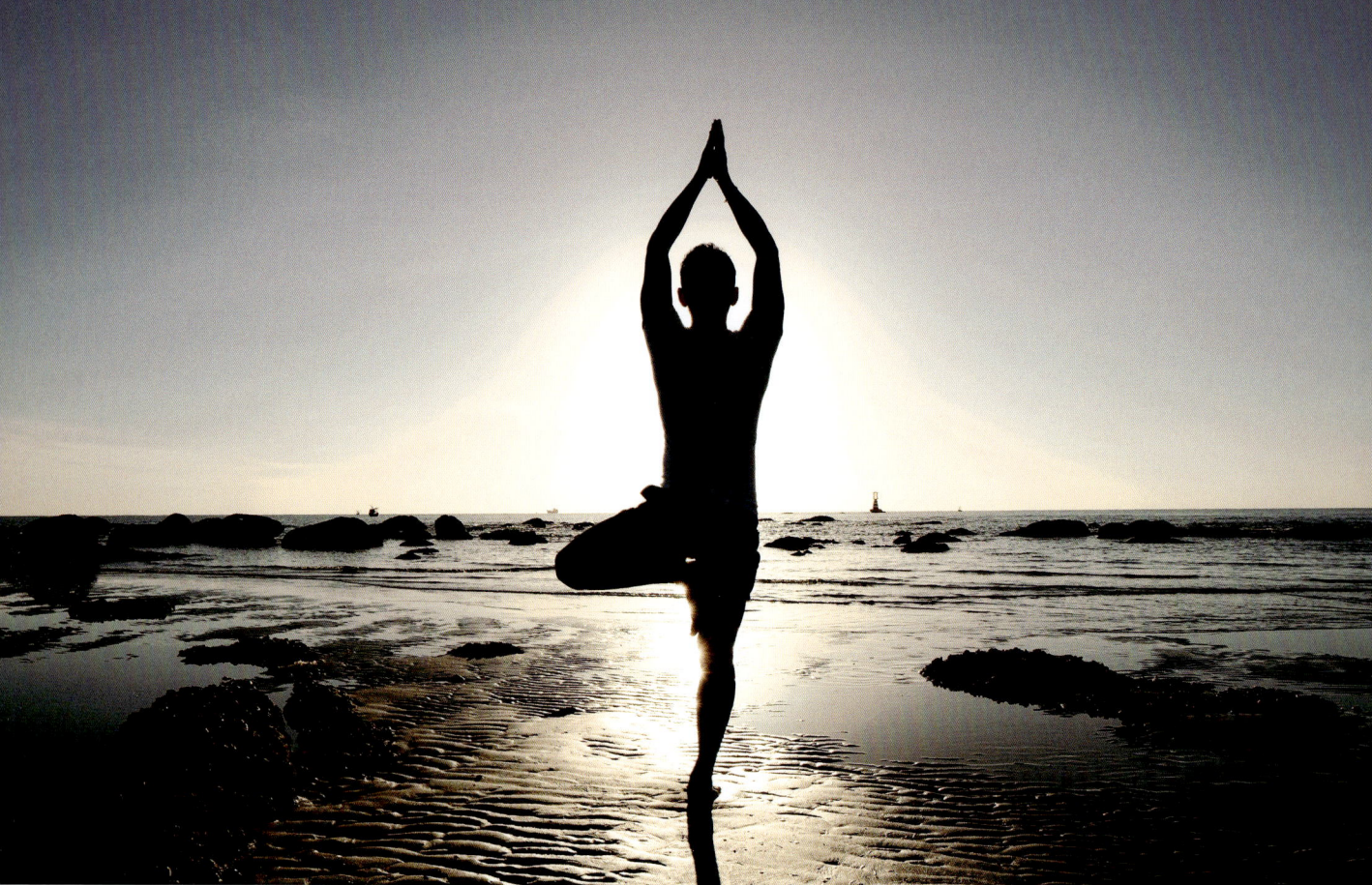

AUTOCUIDADO

Cuidarse uno mismo no es un acto egoísta, es sexy. Cuando dedicamos tiempo a nosotros mismos, aprendemos a digerir nuestras experiencias vitales de un modo positivo. Las prácticas de yoga, meditación y pranayama te ayudarán a descubrir que tú eres una fuerza detrás de tu salud. Eres la autora de la historia de tu vida, y el practicar estas actividades contribuirá a que goces de una vida más feliz y más sana que nunca. Estarás más presente, más atenta, más sintonizada y, como consecuencia, menos estresada. Tu cuerpo te lo agradecerá y tu vitalidad empezará a emerger de manera natural.

Secuencia de yoga revitalizante

Esta secuencia está pensada para estimular y aportar energía. La serie de posturas de pie, invertidas y de flexiones hacia atrás contribuirán a normalizar tu peso, a disminuir cualquier congestión y a eliminar el exceso de líquido de tu cuerpo. Para completar la secuencia necesitas 28 minutos. Si quieres acompañarme en tu práctica de yoga o de meditación, visita www.theholistichighway.com/bookspecial y escribe la contraseña «Ayurveda». En esta página encontrarás los vídeos y el audio que acompañan al libro, y podrás practicar conmigo.

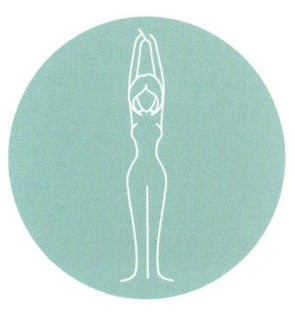

Estiramiento para llegar al sol (2 minutos)

1. Empieza en la postura de la montaña (pág. 141), con las piernas juntas y los brazos y las manos junto al cuerpo. Con una inspiración, sube los brazos por los lados del cuerpo hasta llevarlos por encima de tu cabeza, haciendo un amplio movimiento circular. Baja los hombros, las palmas de las manos deben mirarse entre sí.
2. En cada inspiración enraiza bien los piel en el suelo y estira tu columna vertebral hacia arriba y hacia atrás para lograr una suave flexión hacia atrás. Estira los brazos para que ellos te ayuden a estirarte al máximo.

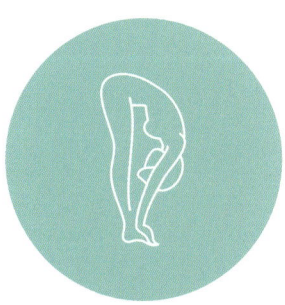

Flexión hacia delante (1 minuto)

1. Con una espiración dobla un poco las rodillas y flexiona el torso hacia abajo, como si quisieras tocar el suelo. Estira la columna vertebral.
2. Haz 4 respiraciones y luego, lentamente, vuelve a recuperar la posición vertical. Vuelve a repetir la postura anterior y esta una vez más.

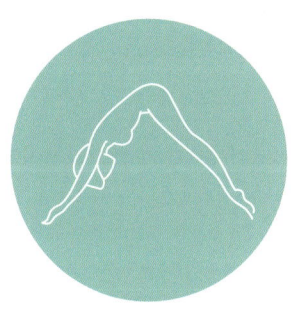

Postura del perro mirando hacia abajo (1 minutos)

1. Ponte en la postura de la mesa. En la espiración, apóyate en las puntas de los dedos de los pies y estira las piernas. Los talones elevados mientras estiras toda la columna vertebral, los brazos, los hombros y el torso.
2. Lleva los isquiones hacia el techo, de modo que se forme una línea recta desde las manos hasta el sacro.
3. Manteniendo la línea recta, baja lentamente los talones hacia el suelo, pero solo si te resulta cómodo. Mantén la postura durante 4 respiraciones.

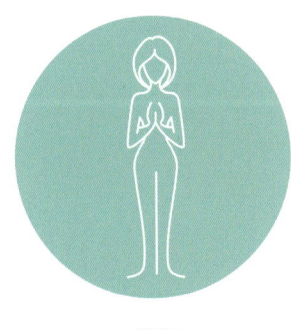

Fuerte como una montaña (1 minuto)

1. Ponte de pie con los pies paralelos y las rodillas juntas. Cruza los dedos de las manos dejando las palmas hacia arriba, mirando al techo.
2. Con una inspiración, ponte de puntillas y sube las palmas de las manos hacia el techo. Mantén 1 minuto esta posición y luego, con una espiración, baja los talones al suelo. Repite el ejercicio 8 veces más.

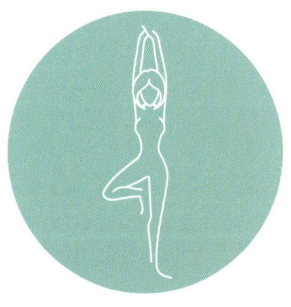

Equilibrio del árbol (1 minuto)

1. De pie, distribuye bien el peso de tu cuerpo entre los pies. Lleva el peso del cuerpo hacia el pie derecho. Dobla la pierna izquierda y lleva la planta del pie izquierdo a la ingle de la pierna derecha. Si no llegas, apoya la planta del pie izquierdo en la parte interior del muslo o la pantorrilla derechos (no te apoyes en la rodilla). Mantén la pelvis centrada hacia el frente.
2. Junta las manos delante del pecho o llévalas por encima de la cabeza con los brazos estirados hacia arriba. Respira mientras mantienes el equilibrio sobre una pierna. Sonríe a la postura y mantenla cuanto puedas. Repite el ejercicio hacia por el otro lado.

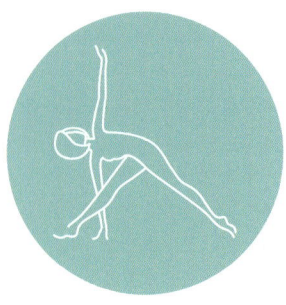

Triángulo (2 minutos)

1. Empieza de pie con los pies juntos. Abre la pierna izquierda llevándola aproximadamente a 1 metro de distancia de la derecha y gira el pie izquierdo para que forme un ángulo de 45 grados.
2. Inspira y abre los brazos hacia los lados hasta la altura de los hombros. En la espiración, lleva el peso de la pelvis hacia la izquierda a la vez que llevas el tronco y el brazo derecho hacia la derecha (mantén el torso y los brazos bien abiertos).
3. Apoya la mano derecha sobre la pierna derecha sin dejar caer el peso y sube el brazo izquierdo a la vertical. Mira hacia la mano izquierda. En esta postura haz 5 respiraciones profundas.
4. Con una inspiración, presiona los pies contra el suelo, activa el tronco y vuelve a ponerte de pie. En la espiración baja las manos al lado de las caderas. En la siguiente inspiración lleva el pie izquierdo junto al derecho. Repite la torsión hacia el otro lado.

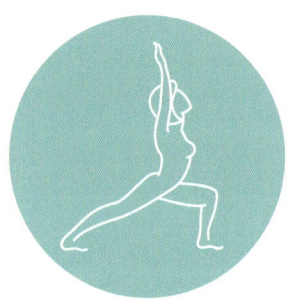

Postura del guerrero I (2 minutos)

1. Empieza de pie, con las piernas juntas y los brazos estirados a ambos lados del cuerpo. Con una espiración, separa los pies a 1,2-1,5 m aproximadamente. Inspira, abre los brazos hacia los lados y llévalos por encima de la cabeza estirados.
2. Gira el pie y la pierna derechos a 90 grados hacia la izquierda. Con una espiración gira las caderas, el torso, los hombros y los brazos para quedarte mirando el pie derecho. Espira y dobla la rodilla derecha hasta que te quede justo por encima del pie derecho. Mantén estirada la pierna izquierda.
3. Con cada inspiración, dobla la rodilla derecha un poco más. En esta postura haz 5 respiraciones.
4. En la siguiente espiración, estira la pierna derecha, deshaz el giro del pie para ponerlo recto y lleva la pierna izquierda hacia delante para encontrarse con el pie derecho. Respira en esta posición y presta atención a cómo te sientes. Luego, repite el ejercicio hacia el otro lado.

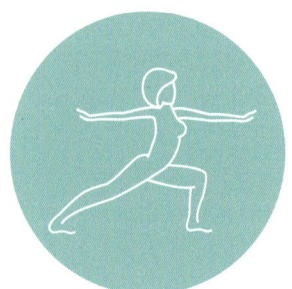

Postura del guerrero II (2 minutos)

1. Empieza de pie con las piernas y los pies juntos. Lleva la pierna izquierda hacia atrás separándola a una distancia aproximada de 0,9-1,2 metros. Gira el pie izquierdo para formar un ángulo de 45 grados.
2. Sube los dos brazos a los lados del cuerpo hasta la altura de los hombros. Con una espiración, dobla la rodilla derecha hasta que la rodilla te quede justo por encima del tobillo. Nota la fuerza en tus piernas. Mira por encima de la mano derecha como si fueras un guerrero atento a sus tierras que se extienden frente a él. Quédate en esta postura durante 5 respiraciones. Inspira para volver a la vertical y repite la postura hacia el lado contrario.

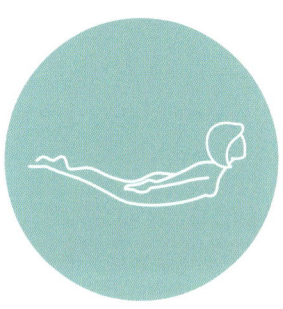

Postura de la langosta (2 minutos)

1. Estírate en el suelo boca abajo, con las piernas estiradas y juntas y los empeines apoyados en el suelo.
2. Contrae la parte posterior de las piernas. Estira los brazos junto al cuerpo apoyados en el suelo.
3. En la siguiente inspiración, sube cuanto puedas las piernas, el pecho, los brazos y la cabeza separándolos del suelo (no hace falta que fuerces el cuello). En esta postura haz 3 respiraciones y luego baja el cuerpo lentamente al suelo. Imita con las piernas el movimiento de un limpiaparabrisas, a un lado y a otro. Repítelo 4 veces.

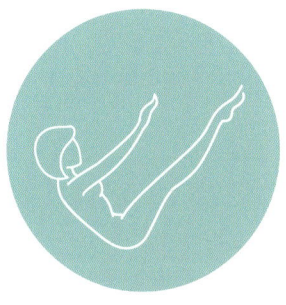

¡A remar! (1 minuto)

1. Date la vuelta en el suelo para quedarte boca arriba y luego siéntate.
2. Dobla las rodillas frente a ti y abrázatelas. Inclínate hacia atrás con la columna recta y estirada y estira los brazos.
3. Manteniendo el equilibrio sobre los isquiones, sube la parte inferior de las piernas dejándolas paralelas al suelo.
4. Ahora estira completamente las piernas soltando las rodillas y mantén los brazos y las piernas paralelos. Inspira y mantén el equilibrio. Mantén la postura durante 4 respiraciones.
5. Dobla las rodillas y apoya las piernas en el suelo.

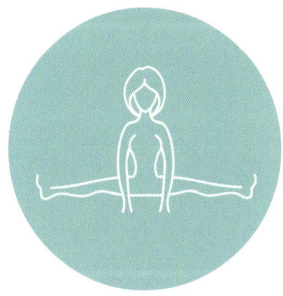

Flexión hacia delante con piernas abiertas (1 minuto)

1. Sentada, espira y abre las piernas cuanto puedas a ambos lados. Las rodillas y las puntas de los pies deben estar orientados al techo.
2. Espira y alarga el torso hacia delante llevando el abdomen hacia el suelo. Con cada inspiración, alarga y estira un poco más las piernas. Con cada espiración, alarga la columna vertebral hacia la cabeza. Continúa así durante 5 respiraciones.
3. Con una espiración, incorpora el torso y quédate sentada. ¿Cómo te sientes?

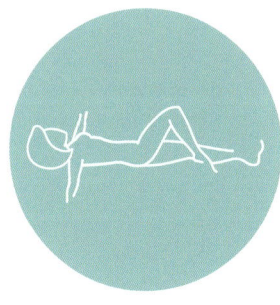

Torsión del caimán (2 minutos)

1. Estírate en el suelo boca arriba, con las piernas estiradas en el suelo y los brazos abiertos formando una T con el cuerpo.
2. Dobla las rodillas y llévalas encima del pecho. Abrázalas. Vuelve a poner los brazos en T y lentamente deja caer las rodillas hacia el lado izquierdo manteniendo todo el tiempo los hombros pegados al suelo.
3. Suavemente gira la cabeza hacia la derecha para completar la torsión. Quédate en esta postura durante 8 respiraciones. Inspira y lleva las rodillas al centro. Repite el ejercicio hacia el lado contrario.

¡Silencio! Savasana (10 minutos)

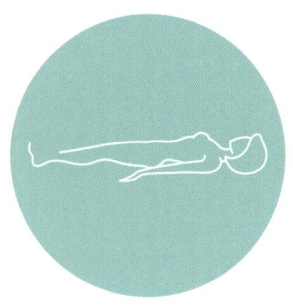

1. Estírate en el suelo boca arriba con las piernas estiradas. Tápate con una manta si eres propensa a resfriarte.
2. Lleva los hombros hacia abajo y hacia atrás al mismo tiempo que estiras los brazos en el suelo algo separados del cuerpo y con las palmas de las manos hacia arriba. Alarga el cuello. Inspira profundamente, espira y relaja todo el cuerpo.
3. Una tras otra, relaja sistemáticamente cada una de las partes de tu cuerpo empezando por los pies. Relaja los dedos de los pies, los tobillos, las pantorrillas, las rodillas y las caderas. Hazlo llevando tu atención a cada una de las partes de tu cuerpo y aflojando conscientemente cualquier tensión o rigidez que notes en este recorrido. Respira profunda y naturalmente y entrégate a la quietud de esta postura.
4. Al cabo de 10 minutos, haz unas respiraciones más profundas, mueve despacio dedos de manos y pies, haz movimientos suaves con el cuerpo estirándolo, doblando las piernas, lo que te aporte comodidad.
5. Date la vuelta hacia la derecha, quédate así un par de minutos y luego ayúdate con las manos para quedarte sentada.

Conoce tu lugar para meditar

Si quieres acompañarme en tu práctica de yoga o de meditación, visita www.theholistichighway.com/bookspecial y escribe la contraseña «Ayurveda». En esta página encontrarás los vídeos y el audio que acompañan al libro, y podrás practicar conmigo.

Mira a tu alrededor todo lo que está vivo, todo lo que *es*. Fíjate en lo conectados que estamos con todas las operaciones del universo. Desde la flor más minúscula hasta el árbol más alto del bosque, todo lo creado contiene en su interior su propia energía, y lo mismo sucede con las personas.

Estamos intricadamente conectados con el mundo. Del mundo que nos rodea recibimos energía, alimento y ayuda que nos mantienen con vida. Pero dentro de cada uno de nosotros está nuestra propia fuente de amor, gozo y sabiduría. Nuestra capacidad de amar, vivir, sentir y ser felices surge de nuestros propios corazones.

Mira en tu interior. Siente tu energía y tu vitalidad. Nota tu esencia. Es puro amor. Todo lo que necesitas para vivir y amar está dentro de ti. Aliméntate a ti misma. Déjate crecer. Aprende a crecer y a recorrer los caminos del amor. Aprende de todas las personas que se cruzan en tu camino. Valora tus conexiones con los demás y con el mundo que te rodea. Recibe y da libremente mientras recorres el camino.

Pranayama: respiración en tres partes con el abdomen

Al aprender esta respiración profunda, nota como tu mente se sosiega, tu respiración se hace más profunda y automáticamente empiezas a relajarte. Estírate en el suelo en una posición que te resulte cómoda o, si lo prefieres, siéntate en una silla.

1. Pon una mano sobre tu estómago y la otra sobre el pecho. Haz un par de respiraciones para conectar estos dos puntos.
2. Haz una inspiración profunda y lenta llevando el aire primero al estómago, como si este fuera una jarra y quisieras llenarla de agua. Sigue inspirando y llena la parte de las costillas y finalmente el pecho. Aguanta el aire así durante un momento. Luego espira, expulsando el aire primero desde el pecho y luego desde las costillas y la barriga. Esconde la barriga como si quisieras llevar el ombligo a la espalda. Respira siguiendo este patrón respiratorio en tres fases durante 5 minutos.

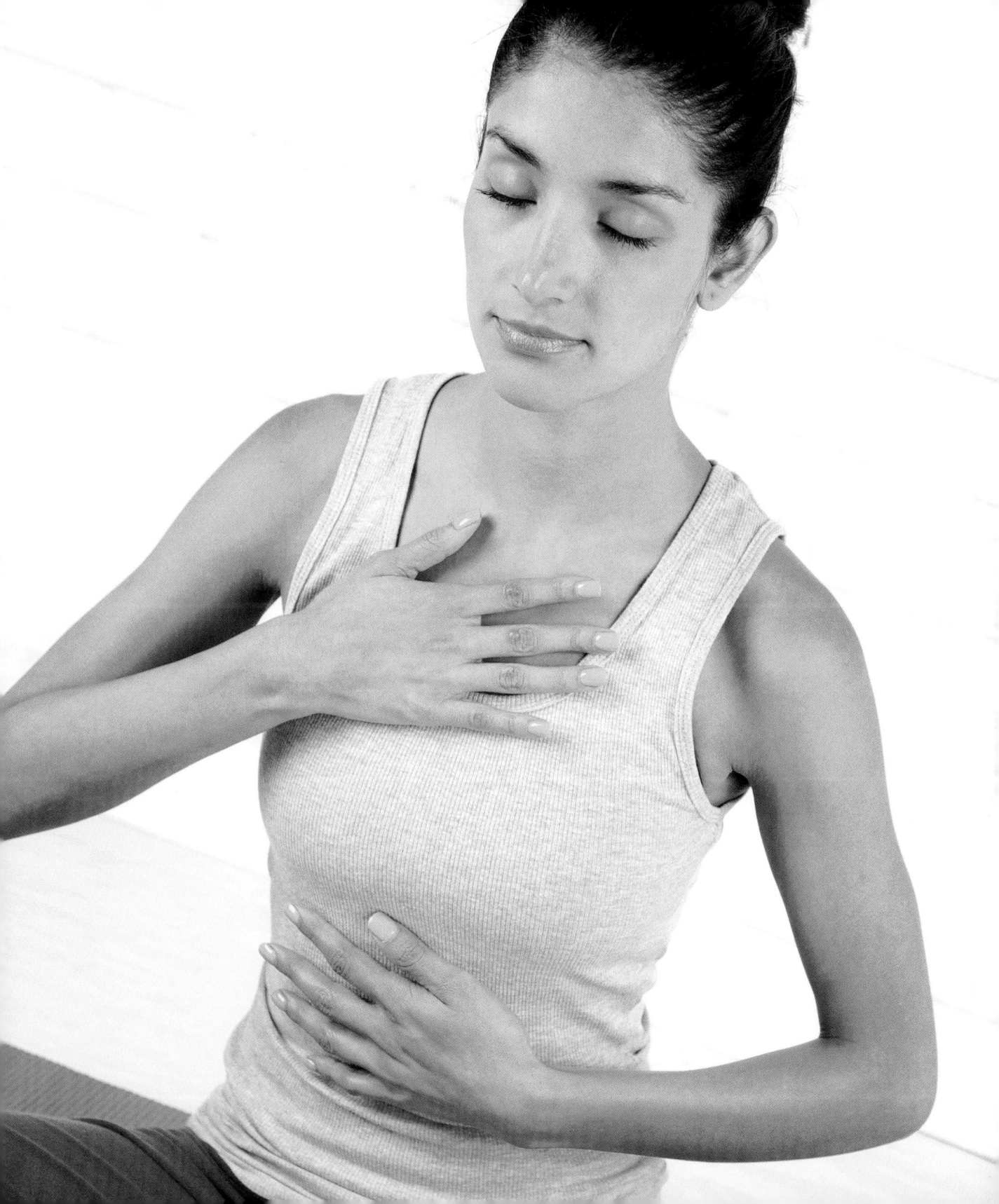

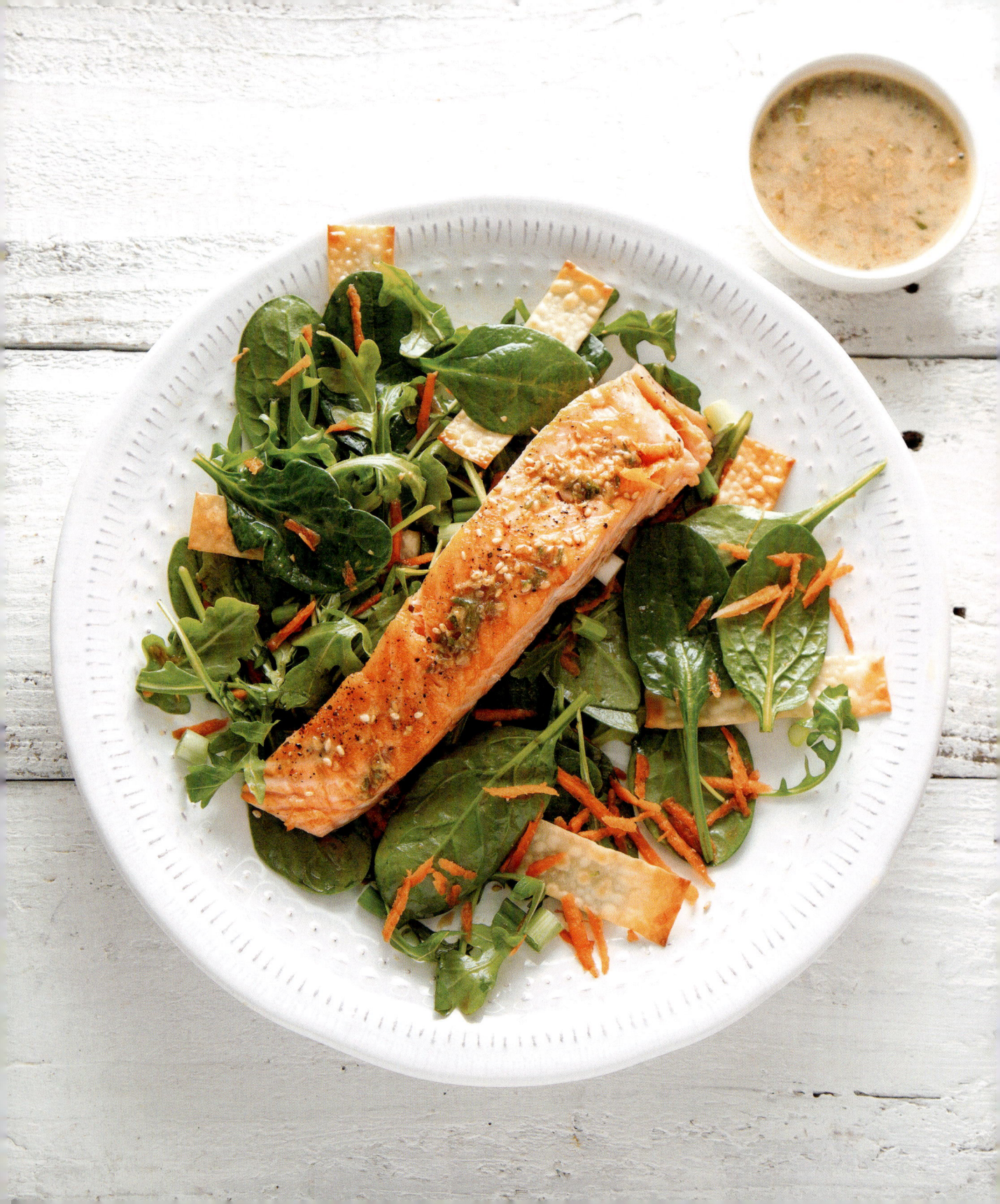

Capítulo 5
VIVE AYURVÉDICAMENTE EL RESTO DE TU VIDA

¡Lo has logrado! Has finalizado la limpieza ayurvédica y probablemente te sientes diferente tras haber superado la fase de poslimpieza y haber pasado 25 días comiendo alimentos que han avivado tu agni (fuego digestivo) y reducido tu ama (toxinas). Rebobina y piensa en cuando empezaste. ¿Has adelgazado un poco? ¿Tienes más energía y te sientes algo más centrada, un poco más ligera? Espero que la respuesta sea isí! Este capítulo está dedicado a los pasos siguientes: cómo vivir y desarrollarte mientras avanzas.

COME PARA TU DOSHA

Ahora que has terminado la limpieza y que conoces tu dosha, puedes adoptar un enfoque mucho más personalizado en tu alimentación y poner rumbo a una mayor salud y más vitalidad. Utiliza tu dosha como guía y confía en tu intuición. Siempre me quedo muy sorprendida cuando mis clientes se fijan en su plan alimentario y me dicen: «Vaya, siempre he querido comer esto o lo otro, pero pensaba que no era saludable». Por ejemplo, si tu eres vata y te martirizan las ensaladas porque sabes que son saludables, pero a ti te apetecen más las sopas, ahora puedes fiarte de esa intuición.

La mejor manera de conocer de verdad tu dosha es acudir a un experto en ayurveda. Los cuestionarios para descubrir el dosha son muy divertidos y nos aportan información verdaderamente interesante; sin embargo, todos los cuestionarios (también los míos) son limitados en dos sentidos principales. Primero, los cuestionarios son una fotografía, la de un momento en la historia, y solo pueden devolver la información que les hemos dado. Segundo, la información sobre nosotros la damos nosotros mismos. Escribes sobre quien crees que eres, lo cual no necesariamente es quien eres. Es importante profundizar más y llegar a tu bioindividualidad, así como explorar todos los aspectos que te forman. En los programas de The Holistic Highway también incluimos pruebas genéticas, de manera que te podemos conocer hasta un nivel molecular. Esta información se combina con la información obtenida de la consulta ayurvédica, y así se crea un programa integral de bienestar que responde a tus necesidades particulares de salud. ¿Comes los alimentos adecuados y en las estaciones adecuadas? ¿Te levantas y te acuestas a la hora apropiada? ¿Practicas los ejercicios para obtener los mejores resultados teniendo en cuenta tu dosha?

Como ya te habrás dado cuenta, el ayurveda propugna una dieta equilibrada que no solo alimenta el cuerpo, sino también la mente, los sentidos y el espíritu. Los alimentos, a fin de cuentas, son una fuente de energía y fuerza.

Echa un vistazo a los planes alimentarios para 5 días diseñados para tu dosha. Son recetas deliciosas y fáciles de preparar para este momento en que vas a empezar a reintroducir alimentos que son beneficiosos para ti. Cada plan alimentario incluye una lista de la compra, para que dispongas de los ingredientes que necesites cuando llegue el fin de semana y sepas que comes lo que te conviene durante toda la semana.

PLAN DE ALIMENTACIÓN Y RECETAS PARA VATA

Lista de la compra

Carne y mariscos

- 2 pechugas de pollo sin piel y deshuesadas
- 4 filetes de salmón

Verduras y frutas

- 1 manojo pequeño de espárragos
- 140 g de zanahorias
- 3 ramas de apio
- 1 pepino
- Un trozo de jengibre de 2,5 cm
- 2 escalonias
- 3 limones
- 1 bolsa de 280 g de verduras variadas
- ½ taza (120 ml) de zumo de naranja
- 2 puñados de perejil fresco
- 2 champiñones Portobello grandes
- 2 cebollas rojas
- 130 g de fresas
- 2 pimientos rojos
- 1 tomate

Panes y otros

- 4 panecillos
- 30 g de pesto
- 200 g de quinoa
- 2 tortillas de trigo integrales
- 4 láminas para wonton

Productos lácteos

- 15 g de yogur descremado
- 15 g de crema ácida (*sour cream*) descremada
- 10 g de mozzarella

Fondo de despensa

Todos los ingredientes de la siguiente lista puedes tenerlos en tu despensa, pero si no es así, son los que vas a necesitar semanalmente:

- Judías mung
- Mantequilla de almendras
- Almendras
- Aguacates
- Vinagre balsámico
- Albahaca fresca
- Arroz basmati
- Pimienta negra
- Mantequilla
- Cardamomo
- Guindillas
- Caldo de pollo
- Chile en polvo
- Cilantro fresco
- Cilantro en polvo
- Comino
- Hinojo
- Ajos
- Jengibre fresco
- Miel
- Sal kosher
- Chutney de mango
- Jarabe de arce
- Leche
- Menta fresca
- Mostaza
- Aceite de oliva (también con pulverizador)
- Orégano
- Piñones
- Fideos de arroz
- Aceite de sésamo
- Semillas de sésamo
- Salsa de soja
- Cúrcuma
- Caldo vegetal
- Vinagre

ENSALADA DE SALMÓN CON SÉSAMO Y JENGIBRE PARA EL LUNES

Este plato, que se basa en las cualidades del salmón como fabricante de *ojas* y en las calmantes y enraizantes del sésamo, es una comida rejuvenecedora. Además, junto con los beneficios que el jengibre aporta a tu salud, resulta un plato nutritivo que te hará sentir calmada, enraizada y energética.

PARA 2-4 RACIONES

PARA EL ADEREZO DE SÉSAMO

2 cucharadas (30 ml) de salsa de soja

1 trozo de jengibre de 2,5 cm, picado

1 diente de ajo, picado

2 cucharadas (6 g) de cebollino

1 cucharada (10 g) de semillas de sésamo

¼ de taza (60 ml) de aceite de oliva virgen extra

3 cucharadas (45 ml) de vinagre de vino blanco

2 cucharadas (40 ml) de jarabe de arce

1 cucharada (15 ml) de aceite de sésamo, y un poco más si lo necesitas

PARA LAS TIRAS DE WONTON

4 obleas de wonton, cortadas en tiras de 12 mm

Aceite de sésamo, en la cantidad que desees

Sal y pimienta, en la cantidad que desees

PARA EL SALMÓN

4 trozos (115 g) de salmón

Sal y pimienta, en la cantidad que desees

1 cucharada (15 ml) de aceite de oliva virgen extra

PARA SERVIRLO

1 taza (20 g) de hojas verdes a tu gusto

1 taza (128 g) de zanahorias ralladas

Cebollín cortado, para decorar

Pon a precalentar el horno a 240 ºC.

Para hacer la salsa, pon en el recipiente de la batidora la salsa de soja, el jengibre, el ajo, el cebollino, las semillas de sésamo, el aceite de oliva, el vinagre, el jarabe de arce y el aceite de sésamo. Tritura todos los ingredientes hasta que obtengas una salsa fina. Resérvala en la nevera hasta el momento de servir el plato.

Para hacer las tiras de wonton, en una bandeja para horno coloca las tiras de wonton, rocíalas con el aceite de sésamo y aderézalas con sal y pimienta. Métalas en el horno y déjalas 4 minutos, o hasta que las veas doradas.

Para cocinar el salmón, sazónalo con sal y pimienta. Calienta una sartén de hierro a fuego intenso y vierte en la superficie el aceite de oliva. Cuando la sartén empiece a humear, pon el salmón en la sartén con cuidado, con la piel mirando arriba. Cocínalo 4 minutos por cada lado.

Para servirlo, sazona las hojas verdes y las zanahorias ralladas con la mayor parte del aceite de sésamo dentro de un cuenco. Coloca un trozo de salmón sobre el lecho de ensalada verde y decora el plato con el cebollín cortado y las tiras de wonton, y termina con el aderezo de sésamo por encima.

Véase la imagen en la pág. 176.

Adaptaciones para doshas

ESTA RECETA ESTÁ ESCRITA PARA VATA
PARA PITTA: no pongas ajo y agrega una cucharadita de cilantro.
PARA KAPHA: no hace falta que sustituyas ningún ingrediente.

PILAF DE ESPÁRRAGOS Y QUINOA
PARA EL MARTES

La quinoa es una semilla que constituye una excelente fuente de proteínas. Además de ser fácil de preparar y de digerir, y de ser un poderoso nutriente, la quinoa es una posibilidad práctica y sencilla. El espárrago es una hortaliza rejuvenecedora, sobre todo para las mujeres.

PARA 2-4 RACIONES

2 tazas (480 ml) de caldo de pollo o vegetal

1 taza (180 g) de quinoa lavada y escurrida.

1-2 cucharadas (15-30 ml) de aceite de oliva virgen extra, y un poco más si lo necesitas

½ cebolla roja, cortada en rodajas finas

3 ramas de apio, a trozos

1 manojo de espárragos, cortados a trozos

1 ½ cucharadita (4 g) de comino

1 pizca de pimienta de Cayena

1 cucharadita de ralladura de limón

½ taza (60 g) de almendras tostadas y troceadas

El zumo de 1 limón

½ taza (30 g) de perejil picado

En un cazo mediano, pon a hervir el caldo. Cuando rompa el hervor, echa la quinoa, baja el fuego, tapa el cazo y déjalo hervir 15 minutos, o el tiempo que se indique en el paquete de quinoa. Esta debe acabar absorbiendo todo el líquido. Retira el cazo del fuego, airea la quinoa con un tenedor, tápala y deja que se enfríe 15 minutos.

En una sartén mediana, calienta el aceite de oliva y saltea las rodajas de cebolla 5 minutos, o hasta que pierda la rigidez y se empiece a caramelizar. Ten cuidado de no quemarla. Agrega el apio y los espárragos y saltéalos 4 minutos, o hasta que veas que los espárragos están crujientes, pero hechos. Añade el comino, la pimienta de Cayena y la ralladura de limón; revuélvelo y déjalo en el fuego 1 minuto. Retira la sartén del fuego.

En un cuenco grande, mezcla la quinoa, las verduras salteadas, las almendras y el zumo de limón. Rocíalo con un chorrito de aceite de oliva y espolvorea el perejil por encima.

Adaptaciones para doshas

ESTA RECETA ESTÁ ESCRITA PARA VATA
PARA PITTA: no pongas la pimienta de Cayena y agrega cilantro o menta en lugar de perejil.
PARA KAPHA: elimina los frutos secos y en su lugar pon semillas de calabaza.

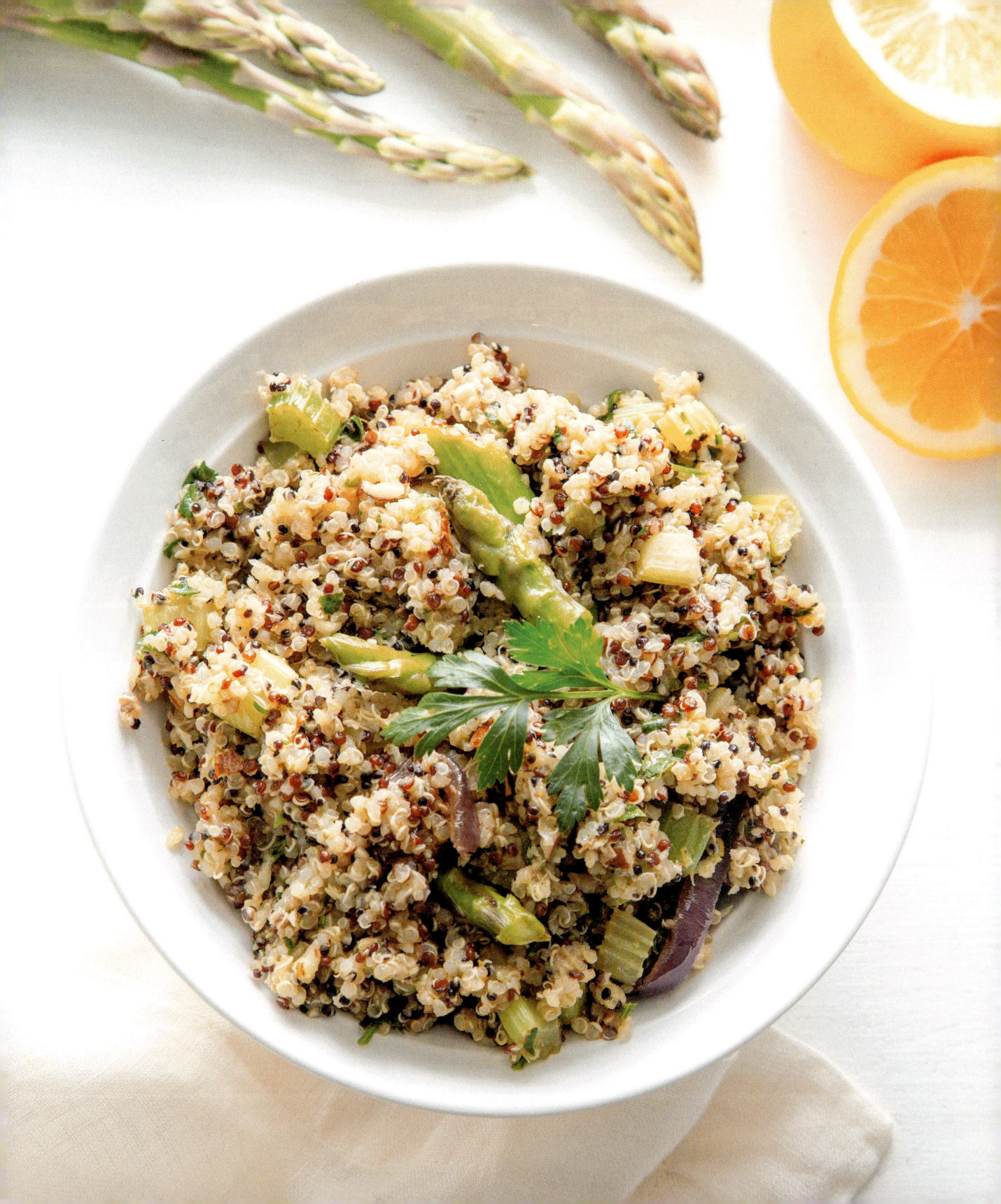

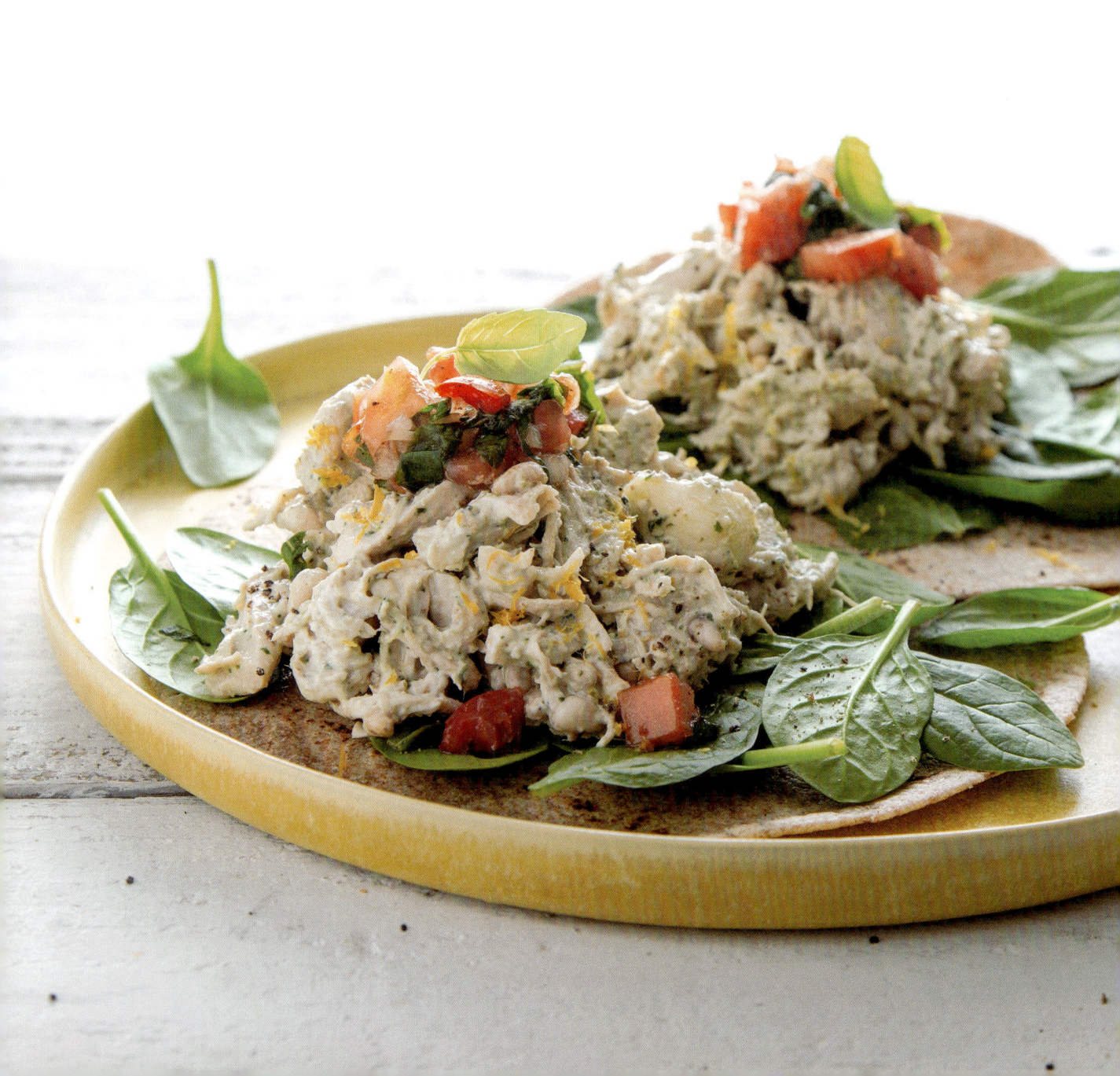

BRUSCHETTA DE TORTILLAS DE TRIGO CON POLLO Y PESTO PARA EL MIÉRCOLES

La albahaca es equilibrante para vatas y se usa para mantener y promover la salud a largo plazo del tracto respiratorio; también para aliviar los trastornos del estómago y mejorar la digestión. La albahaca ayuda a dormir y mejora la calidad del sueño, que es muy importante para vatas.

PARA 2 RACIONES

1 tomate, sin semillas y cortado a dados

1 cucharada (10 g) de cebolla picada

1-2 cucharadas (3-6 g) de albahaca fresca picada o 1 cucharadita de albahaca seca

1 cucharadita de vinagre balsámico

Sal y pimienta, en la cantidad que desees

1 cucharada (15 g) de yogur descremado

1 cucharada (15 g) de crema ácida descremada o yogur griego natural

2 cucharaditas (30 g) de pesto

1 cucharadita de zumo de limón recién exprimido

Ralladura de medio limón

140 g de pechuga de pollo asada y cortada a dados

1 cucharada (10 g) de piñones tostados

½ taza (24 g) de hojas de lechuga romana o de espinacas

2 tortilla de trigo

En un cuenco mediano, mezcla el tomate troceado, la cebolla, la albahaca, el vinagre balsámico, la sal y la pimienta. Resérvalo.

En otro cuenco mediano, mezcla el yogur o la crema ácida, el pesto, el zumo y la ralladura de limón. Cuando todos estos ingredientes estén bien integrados, agrega el pollo y los piñones, y revuélvelo bien de nuevo.

Ahora extiende las tortillas y encima dispón las hojas de lechuga o de espinacas, por encima reparte la mezcla de pollo y, para cubrirlo, el tomate aderezado.

Adaptaciones para doshas

ESTA RECETA ESTÁ ESCRITA PARA VATA
PARA PITTA: prescinde de los piñones y pon semillas de girasol.
PARA KAPHA: añade ½ cucharadita de pimiento rojo en copos y, en lugar de yogur, pon crema de almendras o yogur de soja. Usa tortillas de maíz.

BOCADILLO DE VERDURAS ASADAS CON PESTO DE CILANTRO PARA EL JUEVES

Los ingredientes de este bocadillo te aportarán múltiples beneficios, desde las cualidades enraizantes de los champiñones hasta las refrescantes del cilantro. Además, añadimos un poco de perejil como desintoxicante natural; la proteína de los piñones hace de este plato una opción muy saludable.

PARA 4 BOCADILLOS

PARA EL PESTO

1 taza (20 g) de ramas de cilantro fresco

¼ taza (10 g) de ramas de perejil fresco

2 cucharadas de queso parmesano rallado

2 dientes de ajo, pelados

2 cucharadas (30 ml) de agua

1 cucharada (10 g) de piñones

1 cucharada (15 ml) de aceite de oliva virgen extra

PARA LOS BOCADILLOS

2 pimientos rojos dulces

4 láminas gruesas de champiñones Portobello

Aceite de oliva en aerosol

Sal y pimienta, en la cantidad que desees

½ taza (56 g) de mozzarella semidesnatada desmenuzada

4 panecillos, abiertos por la mitad

Para preparar el pesto, pon en el recipiente de la batidora, el cilantro, el perejil, el parmesano y el ajo y tritúralo todo hasta que te quede una pasta. Agrega el agua y los piñones y tritúralos hasta que queden bien mezclados con el resto de ingredientes. Por último, añade el aceite y vuélvelo a batir.

Para preparar los bocadillos, asa los pimientos, tapados, a fuego mediano durante 10-15 minutos, o hasta que veas que la piel se dora. Retira los pimientos del fuego y déjalos en un bol, tapados, unos 20 minutos. Cuando se hayan enfriado un poco, quítales la piel. Córtalos por la mitad y retírales las semillas y la cabeza con el tallo.

Rocía ligeramente los champiñones a láminas con el aceite de oliva y aderézalos con sal y pimienta. Ponlos en el grill del horno, tapados, a intensidad mediana, de 3 a 5 minutos por cada lado, o hasta que estén tiernos. Ahora cúbrelos con los pimientos y reparte la mozzarella por encima de estos. Ponlos de nuevo bajo el grill, tapados, 2 o 3 minutos, o hasta que el queso se haya fundido.

Unta la parte interior de los panecillos con el pesto de cilantro, y reparte en la mitad inferior los champiñones y los pimientos, echa por encima un poco más de pesto y tapa la mitad inferior de los panecillos con la mitad superior.

Adaptaciones para doshas

ESTA RECETA ESTÁ ESCRITA PARA VATA
PARA PITTA: prescinde de los piñones y pon aceite de girasol. Utiliza queso de cabra en lugar de parmesano.
PARA KAPHA: utiliza queso de cabra en lugar de parmesano y mozzarella.

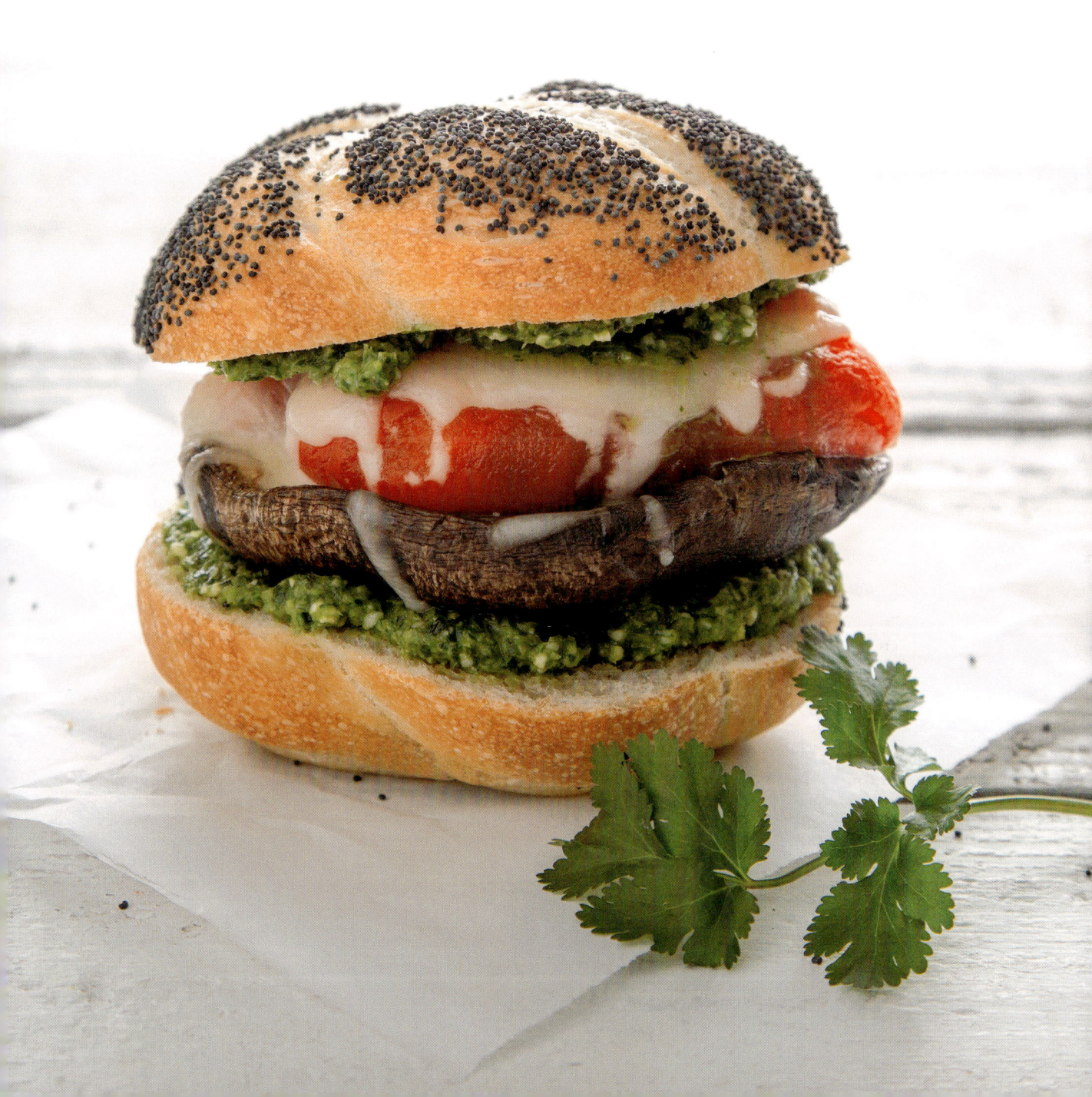

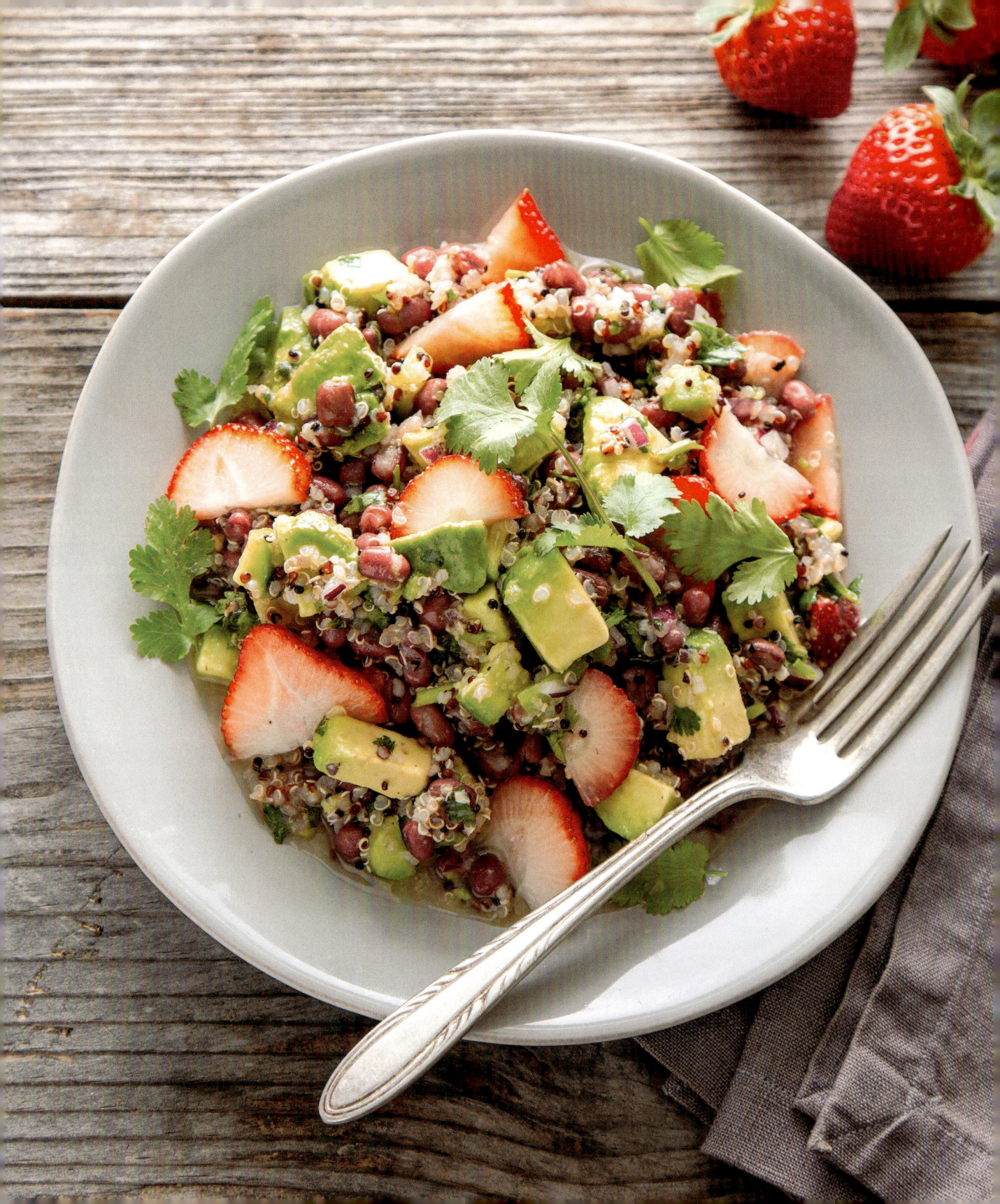

ENSALADA DE QUINOA CON FRESAS Y CÍTRICOS
PARA EL VIERNES

En esta ensalada se congregan numerosos alimentos rejuvenecedores pensados para equilibrar vata: quinoa, judías adzuki y aguacate. Añádele cítricos... y tendrás los vatas contentos ¡y sin gases que les molesten!

PARA 4-6 RACIONES

PARA EL ADEREZO

½ taza (120 ml) de zumo de naranja recién exprimido

1 ½ cucharadas (23 ml) de zumo de limón recién exprimido

2-3 cucharaditas (14-20 g) de miel

2 cucharaditas (30 ml) de aceite de oliva virgen extra

½ cucharadita de sal kosher

Un poco de pimienta negra recién molida

1 diente de ajo, picado

PARA LA ENSALADA

1 taza (180 g) de quinoa

2 tazas (480 ml) de agua o caldo de pescado o de pollo

½ pepino, pelado, sin semillas y cortado a dados

½ cebolla mediana roja, picada

¼ taza (10 g) de cilantro o perejil fresco picado

1 taza (140 g) de fresas, cortadas a trozos

1 lata (430 g) de judías adzuki, lavadas y escurridas

1-2 aguacates, cortados a dados

Sal y pimienta, en la cantidad que desees

Para preparar el aderezo, pon en un cuenco el zumo de naranja y el de limón, la miel, el aceite, la sal, la pimienta y el ajo, y bate con un tenedor o unas varillas todos los ingredientes. Resérvalos.

Para la ensalada, hierve la quinoa en el agua o el caldo, siguiendo las instrucciones del paquete para la cocción.

En una ensaladera grande, mezcla el pepino, la cebolla, el cilantro, las fresas y las judías adzuki. Mezcla bien estos ingredientes con la quinoa.

Ahora vierte el aderezo por encima de la ensalada y revuélvela bien para que quede todo bien impregnado de la salsa. Antes de servirla, añade los aguacates y sazónalos con sal y pimienta.

Adaptaciones para doshas

ESTA RECETA ESTÁ ESCRITA PARA VATA
PARA PITTA: prescinde del ajo y pon cilantro en vez de perejil.
PARA KAPHA: sustituye las judías adzuki por garbanzos. Prescinde del aguacate y utiliza aceite de girasol en vez de aceite de oliva.

PLAN DE ALIMENTACIÓN Y RECETAS PARA PITTA

Lista de la compra

Carne y mariscos

- 1 o 2 pechugas de pollo
- 4 cuartos de pollo (patas)
- 115 g de salchichas de pavo

Verduras y frutas

- 2 calabazas
- 2 g de albahaca
- 2 zanahorias
- 2 ramas de apio
- 6 dientes de ajo
- 1 patata
- 1 taza (20 g) de verduras variadas
- 1 ½ taza (224 g) de pimiento verde cortado a dados
- 1 ½ taza (100 g) de col kale
- 230 g de mango congelado
- 1 taza (30 g) de guisantes
- ½ taza (70 g) de pasas
- 1 patata russet
- 1 cebolla
- 1 taza (100 g) de calabaza del tiempo cortada a dados
- 1 boniato

Panes y otros

- 1 taza (125 g) de harina
- 2 cucharaditas (7 g) de fécula de arrurruz
- ½ taza (120 g) de crema de coco
- 2 puñados de eneldo
- 1 cucharada (3 g) de menta fresca
- 120 g de fideos de huevo
- ⅛ cucharadita de garam masala
- 1 cucharadita de pimentón rojo
- 1 cucharada (15 ml) de vinagre de vino tinto
- 2 cucharaditas (10 ml) de aceite de sésamo

Fondo de despensa

Todos los ingredientes de la siguiente lista puedes tenerlos en tu despensa, pero si no es así, son los que vas a necesitar semanalmente:

- Almendras
- Cebada
- Arroz basmati
- Frijoles
- Pimienta begra
- Cardamomo
- Caldo de pollo
- Copos de coco
- Leche de coco
- Aceite de coco
- Cilantro
- Comino
- Hinojo
- Ghee
- Jengibre
- Sal del Himalaya
- Lentejas
- Jarabe de arce
- Menta
- Aceite de oliva
- Aceite de girasol
- Pipas de girasol
- Cúrcuma
- Mantequilla sin sal
- Caldo vegetal

CALDO DE POLLO CON FIDEOS, ENELDO E HINOJO PARA EL LUNES

Nos gusta el poder desintoxicante del apio y las cualidades refrescantes del hinojo. Si los combinamos con la proteína del pollo, resulta un plato excelente para las naturalezas pitta, sobre todo en otoño.

PARA 2 RACIONES

2 cuartos de pollo (muslos) deshuesados

3 tazas (720 ml) de agua

2 zanahorias cortadas a rodajas

1 cebolla grande, cortada a dados

3 dientes de ajo, picados

2 ramas de apio, cortadas a dados

1 bulbo de hinojo, cortado a dados

2 cucharadas (30 ml) de caldo de pollo en pastilla

115 g de fideos de huevo

Sal y pimienta, en la cantidad que desees

1 puñadito de eneldo, picado

En una cazuela grande pon los cuartos de pollo y el agua. Tapa la cazuela y ponla a hervir a fuego intenso. Cuando rompa el hervor, agrega las zanahorias, la cebolla, el ajo, el apio, el hinojo y el caldo de pollo en pastilla y espera a que vuelva a romper el hervor. Entonces destapa la cazuela y deja que hierva a fuego mediano. Tiene que hervir unos 20 minutos, o hasta que el pollo esté completamente hecho. Con una espumadera, retira toda la espuma que se forme en la superficie.

Retira el pollo de la cazuela y, cuando se haya enfriado lo suficiente para no quemarte, separa la carne de los huesos y córtala en trocitos o desmenúzala. No guardes ni la piel ni los huesos.

Ahora echa los fideos a la cazuela y déjalos hervir 4 minutos y, a continuación, vuelve a introducir el pollo desmenuzado. Déjalo hervir 2-5 minutos, o hasta que los fideos estén listos. Sazona el caldo con sal y pimienta, a tu gusto. Justo antes de servir la sopa, echa la mayor parte del eneldo a la cazuela. Reparte la sopa en dos cuencos y decóralos con el resto de eneldo.

Adaptaciones para doshas

ESTA RECETA ESTÁ ESCRITA PARA VATA
PARA PITTA: este plato también es bueno para vatas. Sírvelo con un poco de pan tibio y ghee.
PARA KAPHA: en lugar de fideos de huevo, pon pasta de maíz o arroz.

SALTEADO DE VERDURAS CON POLLO
PARA EL MARTES

La col kale tiene propiedades amargas y astringentes que ayudan a desintoxicar y aligerar el cuerpo. Este plato es verdaderamente apropiado para pittas cuando tienen que reducir el exceso de calor.

PARA 4 RACIONES

1 cucharada (15 ml) de vinagre de vino tinto

1 cucharada (20 g) de jarabe de arce

2 cucharaditas (10 g) de aceite de coco

2 cucharaditas (7 g) de fécula de arrurruz

2 cucharadas (30 ml) de aceite de oliva virgen extra

1 taza (100 g) de calabaza de temporada, pelada y cortada a dados

1 ½ tazas (224 g) de pimiento verde, cortado a cuadrados

½ taza (34 g) de col kale, picada

2 dientes de ajo, picados

2 cucharaditas (6 g) de cardamomo

1 cucharada de jengibre fresco, rallado

3 tazas (420 g) de pollo asado, desmenuzado

½ taza (70 g) de pasas

arroz basmati hervido, en la cantidad que desees

En un bol, bate con un tenedor el vinagre, el jarabe de arce, el aceite de coco y el arrurruz. Resérvalo.

En una sartén grande y honda, calienta el aceite de oliva a fuego medio-alto y agrega la calabaza. Saltéala hasta que la calabaza empiece a adquirir un color dorado. Agrega el pimiento y saltéalo hasta que pierda la dureza, de 4 a 5 minutos. Agrega la col kale, el ajo, el cardamomo y el jengibre, y rehógalo todo hasta que la col pierda la rigidez, de 5 a 6 minutos. Agrega el pollo troceado y las pasas y caliéntalo todo 2 minutos más.

Agrega despacio la salsa a la sartén. Déjalo en el fuego 5 minutos, o hasta que todas las verduras estén tiernas. Retira la sartén del fuego y deja que el contenido se enfríe 5 minutos. Sirve el salteado acompañado de arroz, si te gusta.

Adaptaciones para doshas

ESTA RECETA ESTÁ ESCRITA PARA VATA
PARA PITTA: añade una pizca de nuez moscada rallada.
PARA KAPHA: pon arándanos en lugar de pasas. En vez de jarabe de arce, agrega ½ cucharada (8 g) de azúcar.

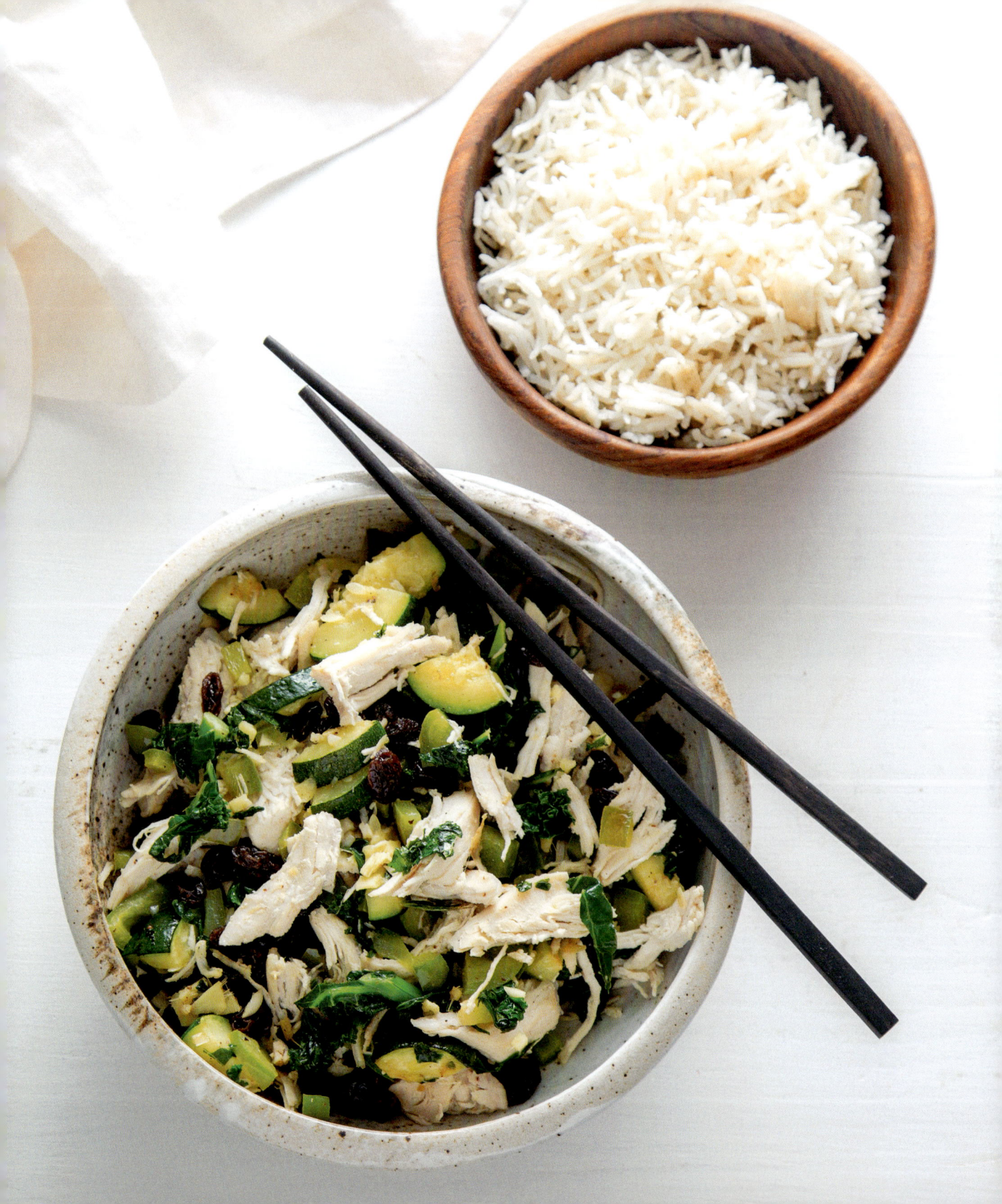

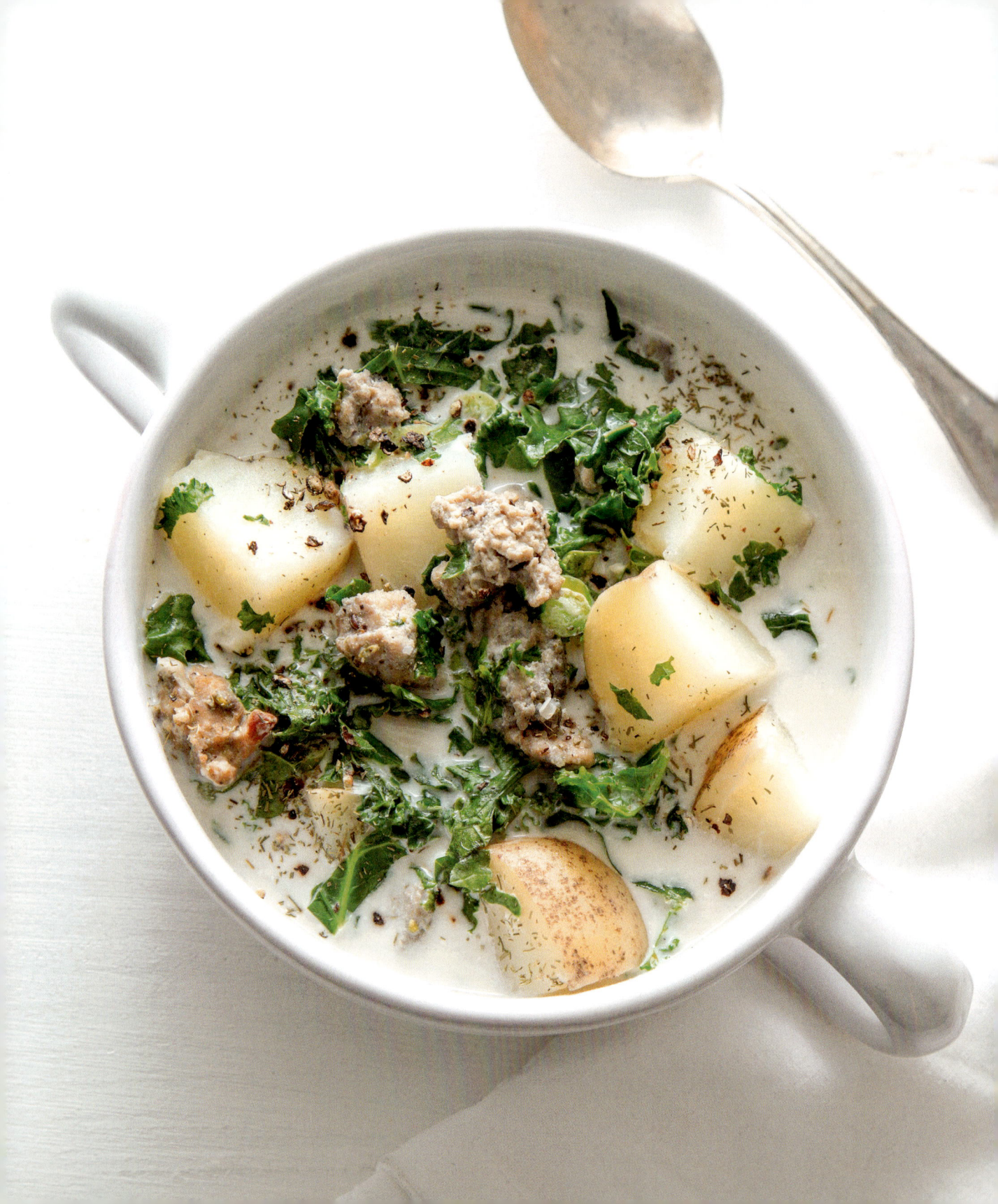

SOPA TOSCANA PARA EL MIÉRCOLES

Hace siglos que el eneldo se usa por sus cualidades culinarias y medicinales. Tiene excelentes propiedades carminativas, lo cual significa que suaviza el sistema digestivo; en ayurveda se usa para tratar úlceras, fiebre, problemas cardíacos, bronquitis, sífilis y trastornos menstruales.

PARA 3 RACIONES

2 cucharaditas (10 ml) de aceite de oliven virgen extra

115 g de salchichas de pavo

1 diente de ajo, picado

1 cucharadita de eneldo seco

3 tazas (720 ml) de caldo de pollo o caldo en pastillas

1 patata russet grande, cortada en trozos de 4 cm

½ taza (120 g) de crema de coco

Pimienta, en la cantidad que desees

1 taza (60 g) de col kale, espinacas, col silvestre o acelgas, picadas

En una cazuela grande pon el aceite a calentar. Agrega las salchichas y saltéalas a fuego mediano durante 5 minutos, o hasta que las salchichas estén hechas. Retíralas de la cazuela con una pala y resérvalas. Echa a la cazuela el ajo y el eneldo y saltéalos 3 minutos. Escurre el aceite sobrante.

Vierte el caldo en la cazuela y llévalo a ebullición. Cuando rompa el hervor, agrega la patata y hiérvela durante 15 minutos, o hasta que esté tierna. Agrega la leche de coco y las salchichas. Déjalo hervir suavemente 8 minutos, o hasta que esté caliente. Sazona con pimienta a tu gusto y, justo antes de servir, agrega las verduras picadas.

Adaptaciones para doshas

ESTA RECETA ESTÁ ESCRITA PARA VATA
PARA PITTA: pon leche de almendras en vez de crema de coco.
PARA KAPHA: pon leche de almendras en vez de crema de coco y añade una pizca de pimiento picante en copos.

BISQUE DE CALABAZA DE BELLOTA
PARA EL JUEVES

La calabaza de bellota es un vegetal nutritivo y enraizante con un ligero sabor dulzón que puede constituir la parte central de cualquier plato sustancioso. La calabaza de bellota seca la boca, por lo que también puede secar nuestro tracto digestivo. Es muy recomendable para pittas, cuyas heces tienden a ser más bien líquidas.

PARA 4 RACIONES

2 calabazas de bellota

1 cucharada (15 g) de ghee

Sal y pimienta, en la cantidad que desees

½ cucharadita de eneldo fresco, y un poco más para decorar

1 cartón (435 ml) de caldo vegetal

2 tazas (480 ml) de agua, y un poco más si hace falta

½ taza (120 ml) de leche de coco

Pon las calabazas sobre papel de cocina y ásalas en el microondas durante 8 o 10 minutos, o hasta que notes que la piel está tierna al pincharla con un cuchillo de cocina. Retíralas del microondas y córtalas por la mitad a lo largo. Cuando estén lo bastante frías para manipularlas, retira todas las semillas. Con una cuchara recoge toda la pulpa y ponla en un cuenco. Puedes tirar la piel y las semillas.

En una cazuela grande calienta el ghee a fuego mediano. Agrega la calabaza y sazónala con sal y pimienta. Saltéala, revolviéndola ocasionalmente, entre 3 y 5 minutos, o hasta que esté tierna. Agrega el eneldo, el caldo y el agua. Llévalo a ebullición a fuego intenso y, cuando rompa el hervor, baja el fuego y déjalo hervir despacio entre 10 y 12 minutos, o hasta que la calabaza esté muy tierna.

Ahora vierte la sopa, por tandas, en el recipiente de la batidora y tritúrala hasta que te quede una crema muy fina. Cuando termines esta operación, vuelve a poner la crema en la cazuela, agrega la leche de coco y sazónala generosamente con sal y pimienta. Si te gusta una textura más líquida añade un poco de agua. Sirve la crema decorada con una ramita de eneldo.

Adaptaciones para doshas

ESTA RECETA ESTÁ ESCRITA PARA VATA
PARA PITTA: pon nata descremada en lugar de leche de coco.
PARA KAPHA: pon leche de soja en lugar de leche de coco.

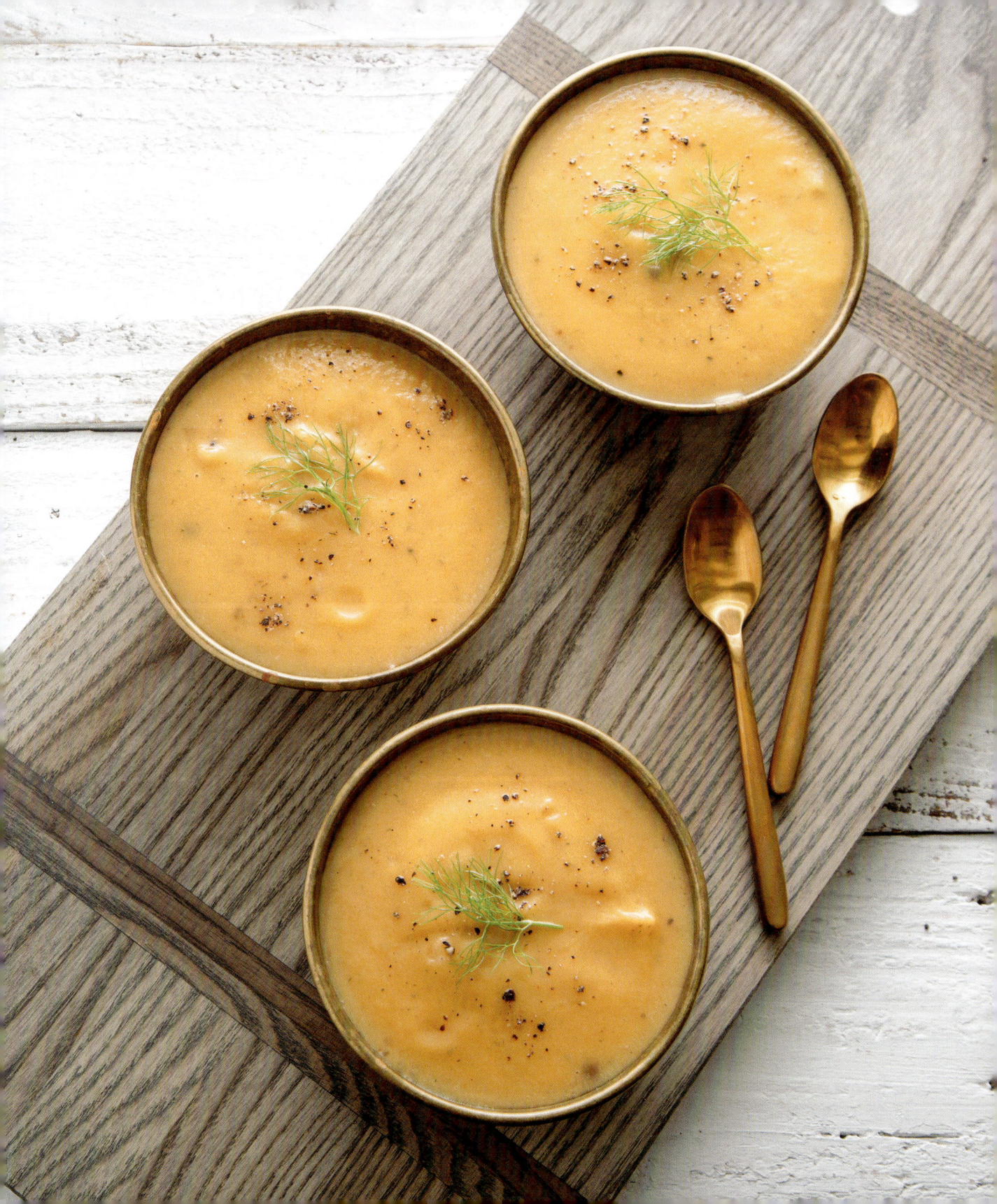

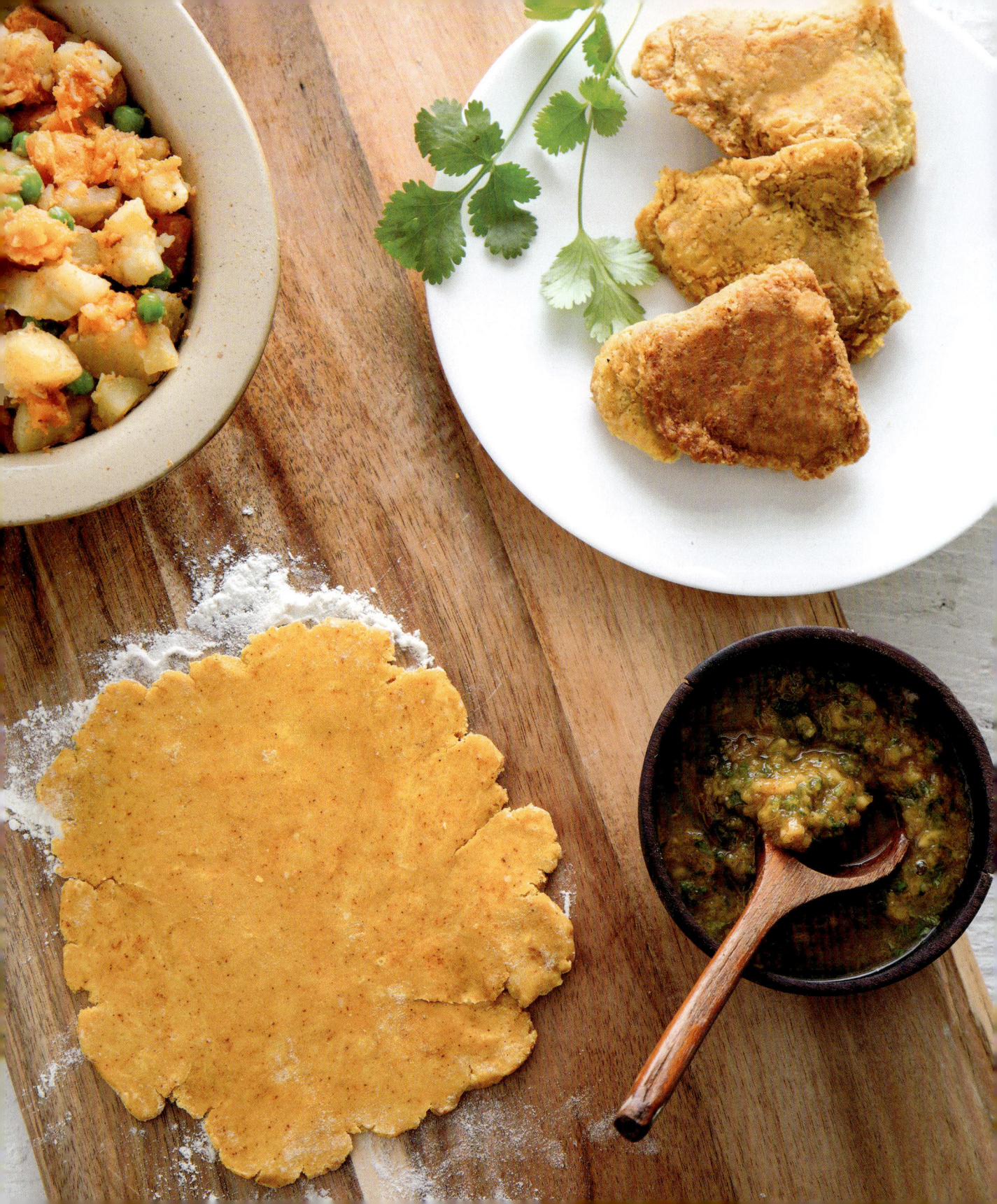

SAMOSA DE BONIATO Y CHUTNEY DE MANGO
PARA EL VIERNES

El boniato es uno de los alimentos más apreciados por su poder de pacificación. Tiene un alto contenido de betacaroteno y, además de pacificador para pittas, es precursor de la vitamina A.

PARA 4 RACIONES

PARA LA MASA

1 taza (125 g) de harina, y un poco más para amasar

¼ cucharadita de pimentón rojo dulce

¼ cucharadita de sal

¼ cucharadita de cúrcuma en polvo

1 ½ cucharadas (22 g) de aceite de coco

1 cucharada (15 ml) de agua, y un poco más si la necesitas

PARA EL CHUTNEY

230 g de mango congelado, descongelado

1 cucharada (3 g) de menta fresca, picada

½ cucharada de albahaca fresca, picada

Una pizca de pimentón rojo dulce

Sal, en la cantidad que desees

PARA EL RELLENO

1 boniato pequeño

1 patata pequeña

¼ de taza (30 g) de guisantes frescos o congelados, descongelados

½ cucharadita de comino en polvo

¼ cucharadita de cardamomo en polvo

18 cucharaditas de garam masala

Sal, en la cantidad que desees

PARA LAS SAMOSAS

1 taza (220 g) de aceite de coco, para freír

Para hacer la masa, mezcla en un cuenco la harina, el pimentón, la sal y la cúrcuma. Agrega el aceite de coco y el agua. Trabaja esta masa hasta que obtengas una bola. Ahora pon la bola sobre una superficie enharinada y trabájala amasándola hasta que sea homogénea. Tápala con film transparente y resérvala.

Para hacer el chutney, en el recipiente de la batidora pon el mango, la menta, la albahaca, el pimentón y la sal, y tritúralo todo hasta que te quede una mezcla fina. Resérvalo.

Para preparar el relleno, pon la patata y el boniato en el horno microondas durante 2 minutos por cada lado. Cuando se hayan enfriado, quítales la piel y trocéalos. Pon los trozos en un cuenco y agrega los guisantes, el comino, el cardamomo, el garam masala y la sal. Revuélvelo todo para que queden integrados todos los elementos.

Para las samosas, haz bolas de la medida de una pelota de golf con la masa. Luego aplánalas con un rodillo de modo que te queden círculos. Corta los círculos de masa por la mitad. Con cada mitad forma un cono y sella el borde mojándolo con un poco de agua. Sujeta el cono por la punta y rellénalo con una cucharada (20 g) de relleno. Humedece los bordes y dóblalos para cerrar el cono.

Repite la operación hasta que termines la masa y hayas preparado todas las samosas.

En una sartén grande, calienta el aceite de coco. Cuando esté caliente fríe las samosas, de cuatro en cuatro, durante 5 minutos, o hasta que se doren. Ponlas a secar sobre papel de cocina y sírvelas acompañadas del chutney de mango.

Adaptaciones para doshas

Este es un plato beneficioso para los tres doshas, o sea, ¡para toda la familia!

PLAN DE ALIMENTACIÓN Y RECETAS PARA KAPHA

Lista de la compra

Carne y mariscos

- 6 muslos de pollo deshuesados y sin piel
- 3 tazas (420 g) de pollo asado y cortado a trozos
- 1 carcasa de pollo

Verduras y frutas

- 4 calabazas
- 1 pimiento
- 2 zanahorias
- 1 coliflor
- 1 rama de apio
- 455 g de champiñones cremini
- 1 cabeza de ajo
- 1 raíz de jengibre pequeña
- 230 g de judías verdes
- 1 pimiento jalapeño
- 12 tazas (804 g) de col kale cortada finamente
- 2 puerros
- 1 limón
- 1 lima
- 1 puñado de menta
- 1 manojo de albahaca
- 1 puñado de cilantro
- 1 puñado de cebollino
- 4 cebollas amarillas
- 1 puñado de perejil
- 2 boniatos

Panes y otros

- 2 cucharadas (16 g) de fécula de arrurruz
- 1 lata (400 g) de corazones de alcachofa
- Pan de maíz
- ½ taza (65 g) de arándanos secos (sin azúcar añadido)
- 10 cucharaditas (10 g) de pesto sin lácticos añadidos
- ¼ taza (65 g) de semillas de calabaza o de almendras
- *Crackers* con pimienta
- ½ taza (70 g) de pipas de calabaza crudas
- 3 cucharadas (45 ml) de tamari
- 2 cucharadas (30 g) de tomate concentrado

Productos lácteos

- 12 huevos
- Queso de cabra

Fondo de despensa

Todos los ingredientes de la siguiente lista puedes tenerlos en tu despensa, pero si no es así, son los que vas a necesitar semanalmente:

- Semillas de carom (*ajwan*)
- Vinagre de manzana
- Cebada
- Arroz basmati
- Judías mung
- Trigo sarraceno
- Aceite de canola
- Garbanzos
- Aceite de maíz
- Tortillas de maíz
- Harina de maíz
- Ghee
- Miel sin refinar
- Porotos (alubias rojas)
- Lentejas
- Mijo
- Orégano
- Quinoa
- Pasas
- Azúcar moreno sin refinar
- Lentejas rojas
- Leche de arroz
- Especias: asafétida, hojas de laurel, pimienta negra, cardamomo, cayena, chile en polvo, canela, clavos, cilantro, comino, curri en polvo, hinojo, fenogreco, semillas de mostaza, nuez moscada, pimiento picante en copos, romero, azafrán, sal, tomillo, cúrcuma
- Aceite de girasol
- Tofu
- Caldo vegetal
- Judías blancas

CALABAZA RELLENA DE LENTEJAS Y SALSA VEGETAL PARA EL LUNES

La fibra insoluble que contienen las lentejas ayuda a aumentar el volumen de las heces y previene las digestiones difíciles y lentas, por lo que esta receta es estupenda para desintoxicar nuestro cuerpo.

PARA 4-6 RACIONES

PARA LA CALABAZA RELLENA

4 calabazas de bellota medianas

2 cucharadas (30 ml) de aceite de girasol

2 ½ tazas (600 ml) de caldo vegetal

1 taza (200 g) de lentejas, que habrán estado toda la noche en remojo, escurridas

1 cucharada (15 ml) de aceite de oliva virgen extra

2 dientes de ajo, triturados (opcional)

1 cebolla pequeña, picada (opcional)

1 pimiento verde, cortado a dados

2 zanahorias, cortadas finamente o ralladas

1 rama de apio, cortada a dados pequeños

1 cucharadita llena de tomillo seco

½ cucharadita llena de comino

Sal y pimienta, en la cantidad que desees

PARA LA SALSA VEGETAL

2 cucharadas (30 ml) de aceite de girasol

1 taza (160 ml) de cebolla amarilla picada

2 dientes de ajo, triturados

455 g de champiñones Baby bella, cortados a láminas muy finas

2 tazas (480 ml) de caldo vegetal o agua mineral

3 cucharadas (45 ml) de salsa tamari baja en sal

¾ cucharadita de tomillo fresco, picado

¾ cucharadita (16 g) de fécula de arrurruz o de tapioca

Sal y pimienta, en la cantidad que desees

Pon el horno a calentar a 200 ºC.

Para preparar las calabazas rellenas, corta las calabazas por la mitad y embadúrnalas con el aceite de girasol. Ponlas en la bandeja para el horno y deja que se asen durante 40 minutos, o hasta que las puedas pinchar con un tenedor.

En una olla grande, pon el caldo y las lentejas. Llévalas a ebullición, baja el fuego, tapa la olla y déjalas hervir a fuego bajo 40 minutos, o hasta que las lentejas estén cocidas. Destapa la olla y deja que se enfríen las lentejas, pero no las escurras. Las lentejas se espesarán un poco mientras reposan.

En una cazuela, calienta el aceite de oliva a fuego mediano y rehoga el ajo, la cebolla, el pimiento, las zanahorias y el apio, unos 5 minutos, o hasta que todas estas verduras se empiecen a ablandar. Agrega el tomillo, el comino, la sal y la pimienta, y revuélvelo bien para que todos los ingredientes queden bien integrados.

Mezcla las verduras rehogadas con las lentejas y revuélvelas bien. Pruébalas y corrige de sal y pimienta, o de cualquier otra especia que te parezca que falta.

Para hacer la salsa, calienta en un cazo el aceite de girasol a fuego mediano. Agrega la cebolla y el ajo y saltéalos, revolviéndolos a menudo, unos 4 minutos. Incorpora ahora los champiñones y saltéalos hasta que estén tiernos, de 5 a 6 minutos. Echa el caldo, la salsa tamari y el tomillo. Lleva la salsa a ebullición y, cuando rompa el hervor, baja el fuego y deja que hierva despacio, tapado, revolviéndolo de vez en cuando, 25 minutos, o hasta que veas que se espesa. Incorpora ahora la fécula de arrurruz o de tapioca y déjalo hervir 5 minutos. Vierte esta salsa en el recipiente de la batidora y tritúrala hasta que obtengas una consistencia suave. Sazona la salsa con sal y pimienta.

Rellena las calabazas partidas por la mitad con el relleno de lentejas y rocíalas por encima con la salsa vegetal.

Adaptaciones para doshas

Esta receta es muy recomendable para los tres tipos de dosha.

TORTILLA DE PUERROS SALVAJES AL HORNO PARA EL MARTES

Esta tortilla, a base de verduras, constituye un excelente y completo desayuno, comida o cena. Los puerros contienen quercetina, un bioflavonol que disminuye el estrés; el orégano, por su parte, es un antimicrobiano delicioso y las alcachofas contribuyen a mantener en buenas condiciones las funciones hepáticas.

PARA 6 RACIONES

1 cucharadita de aceite de oliva virgen extra

12 huevos

2 cucharaditas (10 g) de pesto

1 cucharadita de tomillo seco

1 cucharadita de orégano seco

½ cucharadita de sal marina

2 tazas (178 g) de puerros salvajes cortados finamente (también las hojas)

1 lata (500 g) de corazones de alcachofas (conservadas en agua), escurridas

1 taza (110 g) de judías tiernas, sin las puntas y cortadas en tres partes

Crackers para acompañar la tortilla

Pon a calentar el horno a 180 °C. Engrasa una cazuela de barro mediana con el aceite de oliva y resérvala.

En un cuenco grande, bate los huevos, el pesto, el tomillo, el orégano y la sal y viértelos en la cazuela. Pon encima de los huevos una capa de puerros, corazones de alcachofas y judías. Introdúcelo en el horno unos 30 minutos, o hasta que veas que los huevos están hechos. Sirve la tortilla con *crackers* calientes.

Adaptaciones para doshas

ESTA RECETA ESTÁ ESCRITA PARA VATA
PARA PITTA: en lugar de *crackers*, sirve la tortilla con chapatis (pan sin levadura) y ghee.
PARA KAPHA: en lugar de *crackers*, pon panecillos de trigo y ghee.

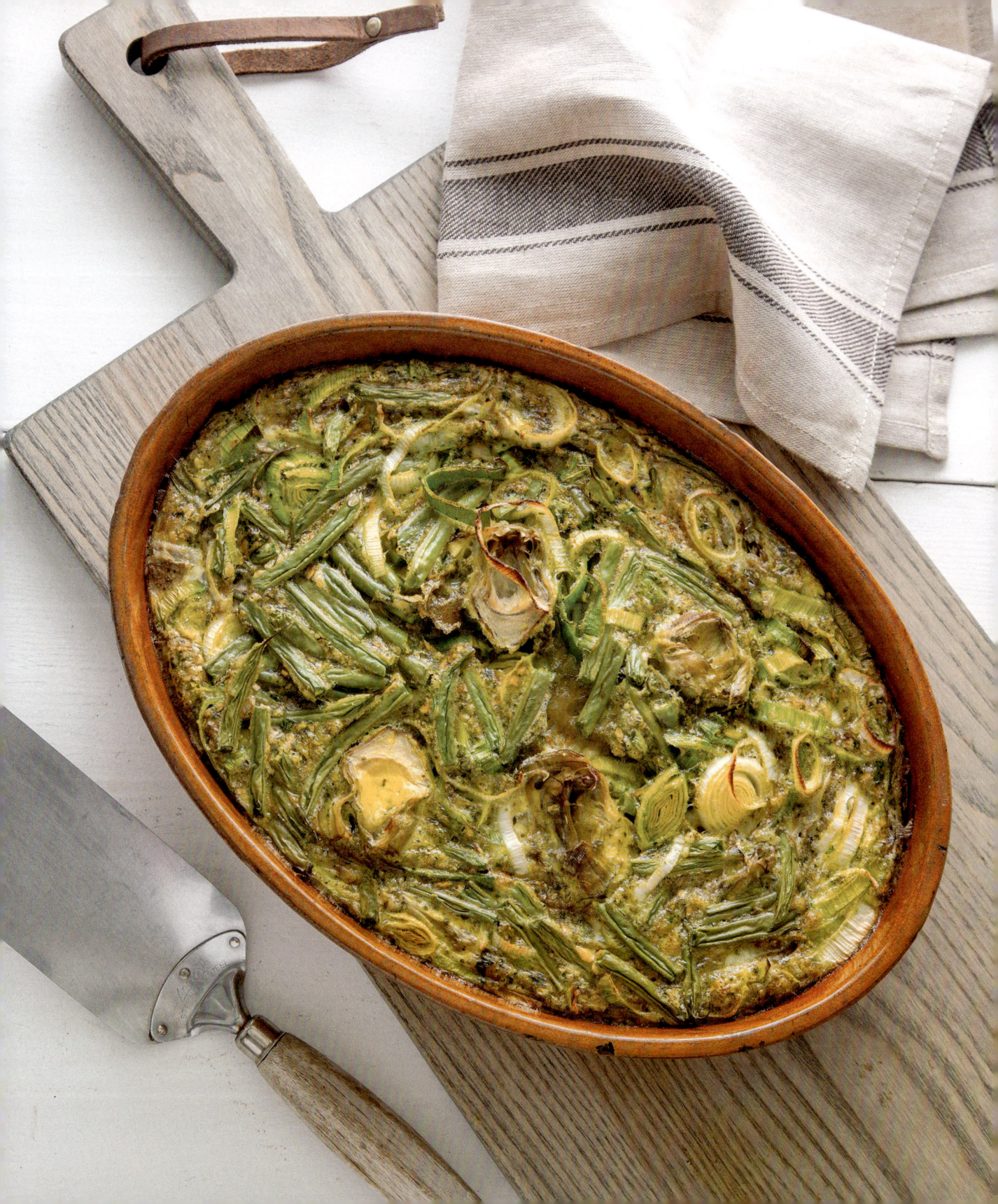

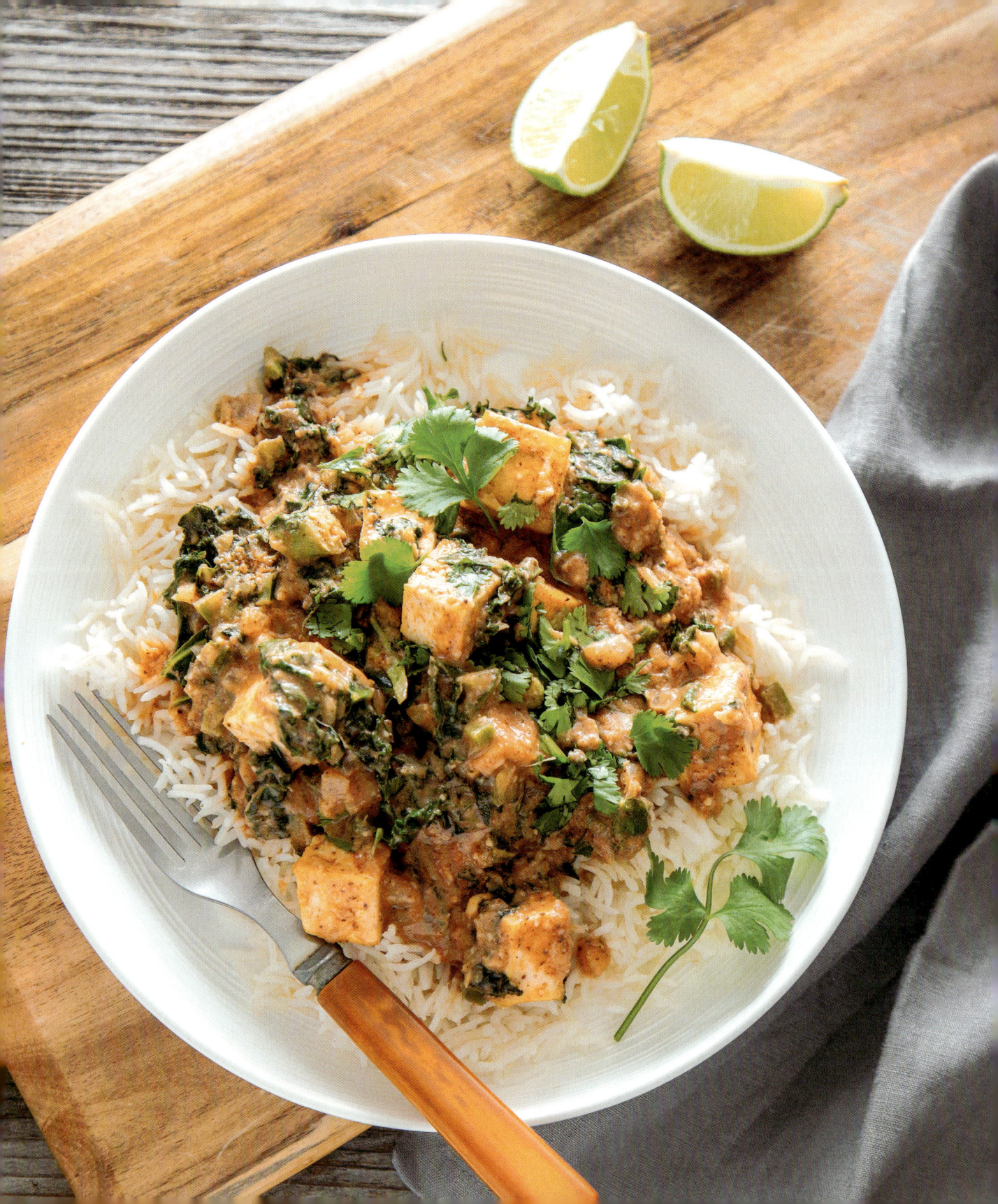

COL KALE ESTOFADA PICANTE AL ESTILO TAILANDÉS Y TOFU PARA EL MIÉRCOLES

El jengibre es conocido en todo el mundo por ser una medicina universal beneficiosa para todos y para todas las enfermedades. Especialmente bueno para los trastornos propios de la naturaleza kapha, es una de las especias favoritas de la medicina ayurvédica. Al ingerir jengibre mejoramos la digestión, los pulmones y la circulación, que son puntos débiles de las naturalezas kapha.

PARA 2 RACIONES

455 g de tofu extraduro, escurrido y cortado a dados

½ taza (70 g) de cebolla picada finamente

2 cucharadas (18 g) de jengibre fresco rallado

1 pimiento jalapeño, sin semillas y picado

2 cucharaditas (6 g) de comino en polvo

2 tazas (480 ml) de caldo vegetal

⅓ taza (85 g) de mantequilla de almendras sin sal

2 cucharadas (30 g) de pasta de tomate concentrado

Sal marina, en la cantidad que desees

1 puñado de hojas de col kale, sin los tallos y cortadas a trozos

1 cucharada (15 ml) de zumo de lima recién exprimido

1 puñado de cilantro fresco

2 tazas (372 g) de arroz hervido

Pon el horno a calentar a 180 ºC. Unta con aceite el fondo de una bandeja para horno.

Pon el tofu en la bandeja y hornéalo 15 minutos. Da la vuelta a los trozos de tofu y hornéalos 15 minutos más por el otro lado.

Calienta una cazuela con un poco de aceite y saltea la cebolla, el jengibre y el jalapeño, entre 5 y 8 minutos, o hasta que la cebolla esté tierna. Agrega el comino, dale unas vueltas a todo y, pasado 1 minuto, pon el caldo vegetal, la mantequilla de almendra, el tomate concentrado y la sal, y llévalo todo a ebullición. Cuando rompa el hervor, incorpora la col kale (húndela bien en el líquido con una cuchara para que quede cubierta y pierda la rigidez). Agrega los trozos de tofu, tapa la cazuela y baja el fuego. Déjalo hervir suavemente 15 minutos, o hasta que la col esté tierna. Ahora pon el zumo de lima y el cilantro. Sírvelo sobre una base de arroz hervido.

Adaptaciones para doshas

PARA PITTA: para refrescar este plato añádele una raita de yogur, que puedes preparar mezclando 1 cucharada (3 g) de menta fresca y 4 cucharadas (60 g) de yogur.

PARA VATA: es un plato excelente para las personas vata sobre todo si a las verduras se les añade 1 cucharadita de ghee.

SOPA DE POLLO Y COL KALE CON CÚRCUMA PARA EL JUEVES

¿Es verdad que un caldo de pollo cura los resfriados? No voy a afirmar que se trata de una curación milagrosa, pero lo que sí puedo asegurar es que un buen caldo de pollo es un estímulo para el sistema inmunitario y aumenta las posibilidades de superar un virus. La cúrcuma es buena para secar la humedad y estimula el movimiento de la circulación sanguínea. Además es una planta áspera, amarga y astringente de naturaleza caliente: disminuye el exceso de kapha y tiene una acción directa en los sistemas digestivo, circulatorio, respiratorio y reproductivo femenino.

PARA 5 RACIONES

1 carcasa entera de pollo, sin carne

12 tazas (3 l) de agua

1 ramita de romero

¼ taza (60 ml) de vinagre de manzana

Sal, en la cantidad que desees

2 cebollas grandes, cortadas a trozos

1 hoja de laurel

1 cucharada (9 g) de cúrcuma en polvo

3 tazas (200 g) de carne de pollo orgánica, cortada a trozos

3 tazas (200 g) de col kale, cortada pequeña

4 dientes de ajo, rallados

2 cucharadas (18 g) de jengibre, rallado

En una olla grande pon la carcasa de pollo, el agua, el romero, el vinagre de manzana y la sal, y llévalo a ebullición a fuego intenso. Cuando rompa el hervor, baja el fuego, dale unas vueltas y déjalo hervir suavemente, tapada la olla, durante 2 horas. Pasado este tiempo, cuela el caldo para separar los sólidos y vuelve a poner el caldo en la olla. Ahora agrega la cebolla, la hoja de laurel y la cúrcuma. Sube el fuego y, cuando rompa el hervor, vuélvelo a bajar para que hierva lentamente otros 10 minutos.

Agrega los trozos de pollo y déjalos hervir en el caldo 10 minutos, o hasta que todos los aromas se hayan integrado. Incorpora la col, el ajo y el jengibre. Déjalo hervir 2 minutos para que los aromas se mezclen y la col esté tierna. Retira del caldo la hoja de laurel y sírvelo.

Adaptaciones para doshas

PITTA: sirve la sopa con *crackers* de semillas de girasol y ghee.
VATA: sirve la sopa con panecillos de trigo y ghee.

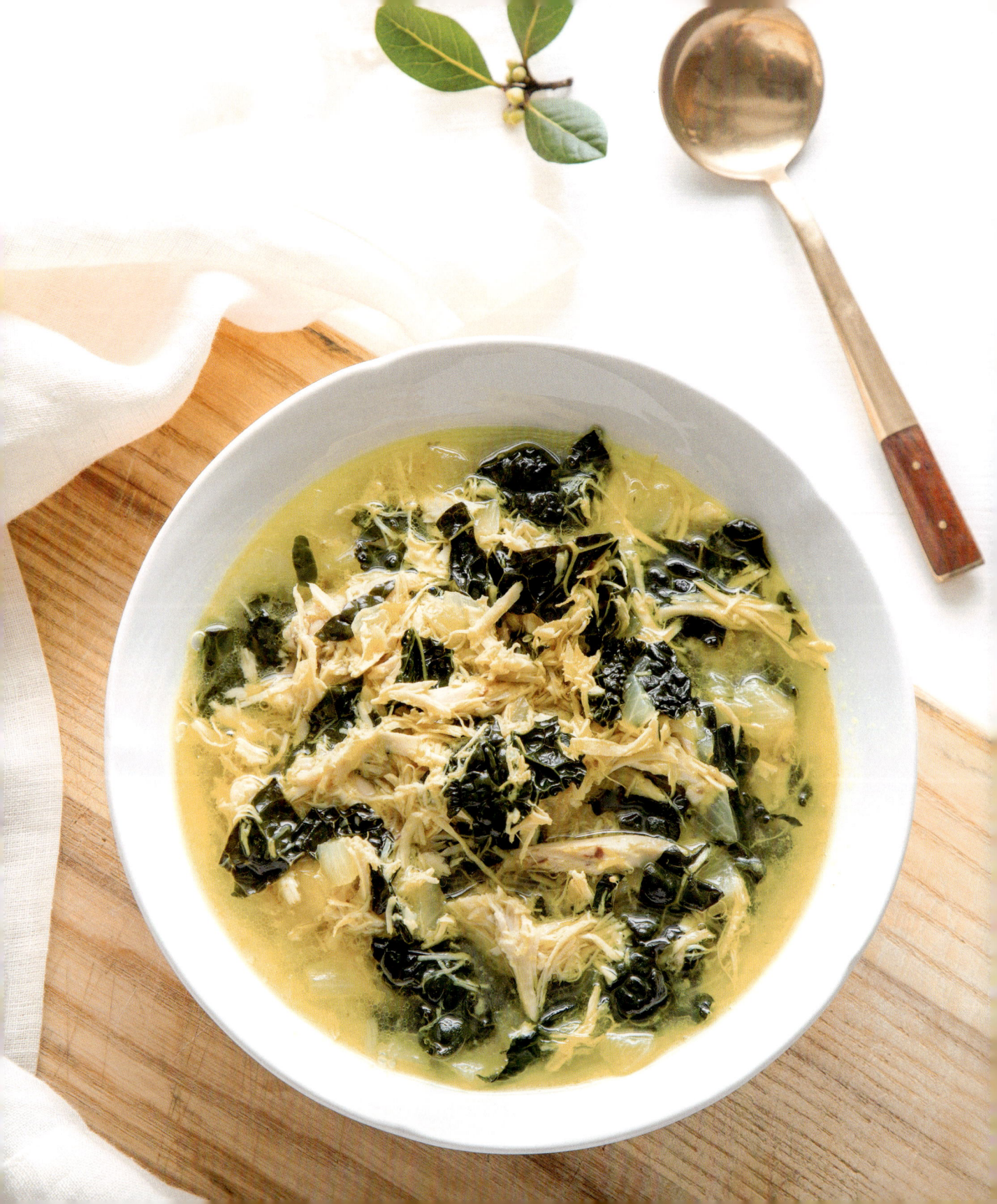

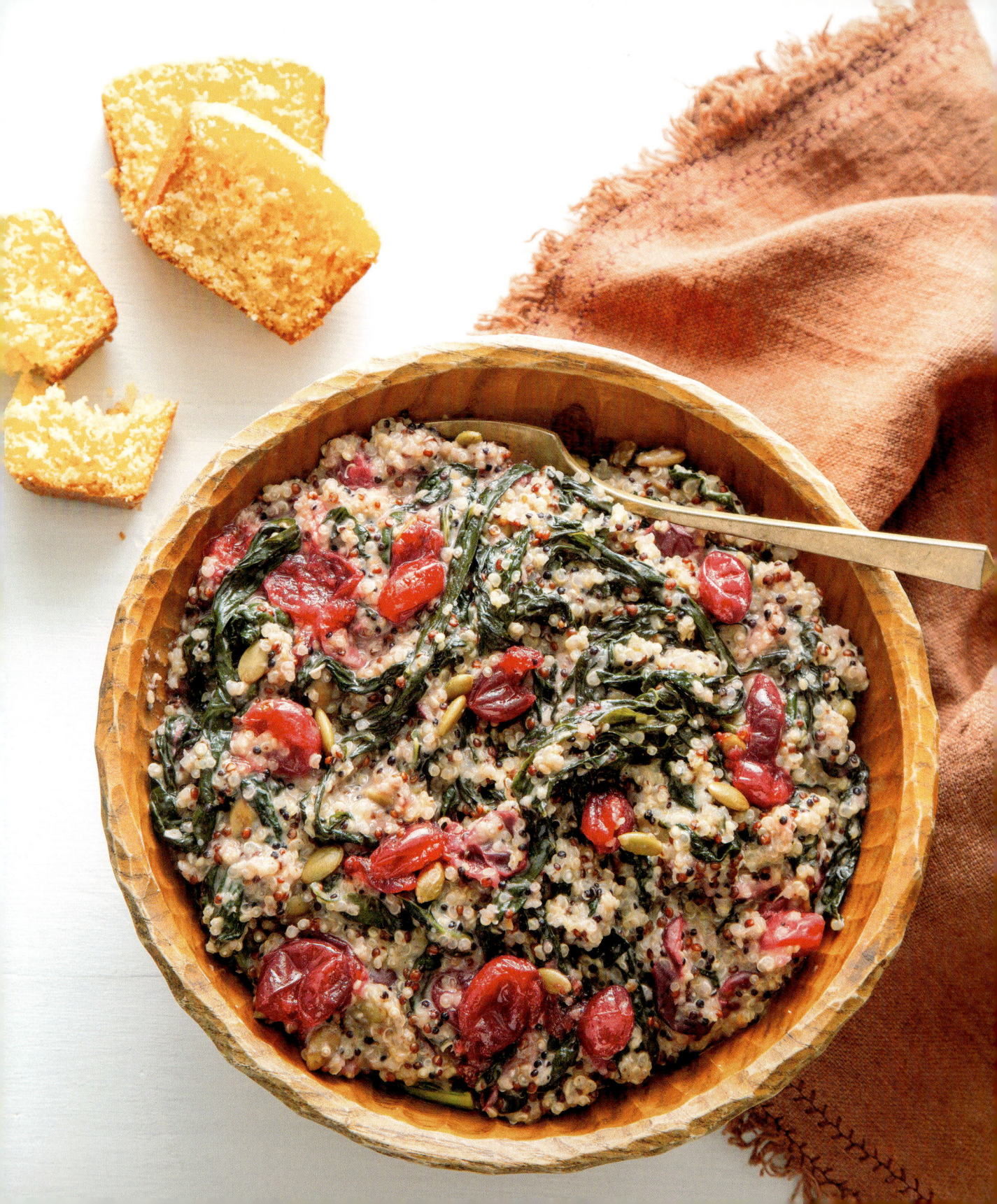

ENSALADA DE QUINOA, COL KALE Y ARÁNDANOS PARA EL VIERNES

Fácil de preparar, fácil de digerir y con abundantes nutrientes, la quinoa es un ingrediente simple, práctico y fácil, además de beneficioso para todo el mundo. Este superalimento se ha ganado su puesto en la lista de famosos junto a otros alimentos básicos como la col kale, el arroz integral y el brócoli. La quinoa es un buen aliado para mitigar el deseo de carbohidratos y mantener un peso corporal adecuado. Muchas veces, tras el antojo de carbohidratos o azúcar, se esconde un deseo de proteínas. Si es tu caso, algo que suele pasar a las naturalezas kapha, la quinoa debe ser tu primera opción.

PARA 4 RACIONES

PARA EL ADEREZO

¼ taza (65 g) de mantequilla de almendras

¼ taza (60 ml) de sidra de manzana

El zumo de ½ limón

¼ cucharadita de sal marina o sal rosa

PARA LA QUINOA

1 taza (180 g) de quinoa cruda

2 ½ tazas (600 ml) de agua, dividida en dos partes

8 tazas (536 g) de col kale, sin tallos, cortada en juliana

½ taza (70 g) de pipas de calabaza crudas

½ taza (65 g) de arándanos secos sin azúcar añadido

Pan de maíz, calentado, para acompañar la ensalada

Para preparar la salsa, mezcla en un cuenco la mantequilla de almendras, la sidra, el zumo de limón y la sal. Resérvala.

Para preparar la quinoa, pon en un cazo mediano la quinoa y 1 ½ tazas (360 ml) de agua. Llévalo a ebullición y, cuando rompa el hervor, baja el fuego y déjala hervir suavemente 15 minutos, tapada. Pasado este tiempo, retira el cazo del fuego y déjalo reposar 5 minutos. Luego airea la quinoa con la ayuda de un tenedor y deja que se enfríe.

En otro cazo grande, pon la col kale y el resto de agua (240 ml) y llévalo a ebullición. Cuando rompa el hervor, apaga el fuego, tapa el cazo y déjalo así 2 minutos, o hasta que la col esté blanda. Escúrrela bien. Mezcla en una ensaladera la quinoa, las pipas de calabaza y los arándanos y dales unas vueltas para que se integre todo bien. Sirve la ensalada tibia acompañada de pan de maíz.

Adaptaciones para doshas

ESTA RECETA ESTÁ ESCRITA PARA VATA

PARA PITTA: sirve este plato con chapatis calientes y ghee en lugar de pan de maíz, y sustituye los arándanos por pasas.

PARA KAPHA: sirve este plato con chapatis calientes en lugar de pan de maíz, y sustituye los arándanos por dátiles.

MANTÉN LOS BUENOS HÁBITOS QUE HAS INTRODUCIDO EN TU VIDA

Recuerda que la clave para gozar de vitalidad y de salud es el equilibrio. Trabajar para disminuir los hábitos perjudiciales, y a la vez para mejorar los cambios sostenibles, no tardará en darte buenos resultados.

Actualmente veo que muchas personas se sienten muy decepcionadas con el tipo de mentalidad del «esto lo arreglamos en un minuto» que encuentran en la medicina convencional. Y son millones las personas que recurren a formas de medicina complementaria y alternativa, con sistemas de curación holísticos más lentos y delicados. En el contexto en el que vivimos, hoy en día es muy raro encontrar un sistema de medicina con más de 5.000 años de antigüedad y que aún sigue siendo uno de los principales del planeta. Aunque el ayurveda vive su infancia en Estados Unidos, hay más de 300.000 médicos ayurvédicos en todo el mundo, lo que los convierte en la mayor organización médica del mundo.

Tal vez la razón que explica la longevidad de la medicina ayurvédica sea la definición, simple y clara, de salud: un estado de equilibrio mental, un cuerpo bien formado y una buena alimentación. Cuando los doshas están en equilibrio, cuando la mente y el cuerpo están en armonía, se alcanza el grado óptimo de salud.

Para alcanzar este objetivo, ayudo a las personas y también puedo ayudarte a ti. Únete a nosotros mediante el blog de The Holistic Highway e inscríbete para formar parte de nuestra comunidad. La interaccción con una comunidad que te da apoyo es muy importante para construir una vida nueva, más saludable. Queremos que sepas que puedes unirte a nosotros en línea o presencialmente.

Espero que este libro te sirva de guía hacia una vida nueva y saludable. Sigue fiel a estas nueve actitudes y verás que mantendrás los grandes cambios que has introducido en tu vida:

- Levántate antes de que salga el sol.
- Prepárate un desayuno nutritivo de acuerdo con tu dosha.
- La comida del mediodía ha de ser tu comida principal durante el día.
- Nunca comas y a continuación corras.
- Come alimentos frescos o recién preparados.
- Dedícate por los menos 20 minutos todos los días.
- Apaga todos los dispositivos eléctricos por lo menos una hora antes de acostarte.
- Acuéstate entre las 22.00 y las 23.00.
- Haz una limpieza por temporada.

SEGUIMIENTO DE SALUD Y REGISTRO ALIMENTARIO

El cuadro de seguimiento de salud y registro alimentario te ayudará a hacer un seguimiento de lo que comes, cómo te sientes, cuánto ejercicio haces y cuánto duermes. Haz copias de él para que puedas completar los cuadros y notar cualquier cambio antes de que este se vuelva problemático.

Seguimiento de salud

Puntuación de 1 (estado de salud más bajo) a 10 (estado de salud más alto)

		1-3	4-7	8-10	COMENTARIOS
EMOCIONES	L				
	M				
	MI				
	J				
	V				
	S				
	D				
SUEÑO	L				
	M				
	MI				
	J				
	V				
	S				
	D				
NIVELES DE ENERGÍA	L				
	M				
	MI				
	J				
	V				
	S				
	D				
EJERCICIO	L				
	M				
	MI				
	J				
	V				
	S				
	D				

Diario alimentario

DESAYUNO	COMIDA	CENA	TENTEMPIÉS
LUNES			
MARTES			
MIÉRCOLES			
JUEVES			
VIERNES			
SÁBADO			
DOMINGO			

PREGUNTAS MÁS FRECUENTES - FAQ

Para seguir ayudándote con los conceptos relativos a esta limpieza y también para contribuir a solucionar los problemas que puedas tener en adelante, quiero compartir contigo algunas preguntas que otras personas como tú se han planteado durante la limpieza.

P: Me preocupa el estreñimiento. ¿Puedo tomar algún laxante durante la limpieza?

R: En realidad, los laxantes hacen que tu sistema deje de trabajar naturalmente puesto que la sustancia laxante se encarga de hacer este trabajo. Los laxantes irritan el colon y, aunque te ayudan a evacuar, al final secan el tubo digestivo. Para que mejore la peristalsis, toma triphala (pág. 37).

P: Me preocupa tener hambre entre comidas. ¿Qué puedo comer entre una y otra?

R: Una de las estrategias fundamentales de la limpieza ayurvédica es avivar tu fuego digestivo (el metabolismo). El cuerpo no puede hacerlo si no ayuna intermitentemente; sin embargo, puedes beber agua tibia. A medida que tu azúcar en sangre se vaya estabilizando y que las digestiones sean más eficaces, verás cómo disminuye la necesidad de picar entre comidas.

P: Me inquieta abandonar la cafeína. ¿Qué hago si tengo dolor de cabeza como me suele pasar cuando prescindo del café?

R: Quizás tengas dolor de cabeza mientras tu cuerpo se desintoxica. Esto ocurrirá durante la fase de prelimpieza. Intenta reducir la ingestión de cafeína y de azúcar. Por ejemplo, si sueles tomar 3 tazas (720 ml) de café al día, redúcelas a dos durante un par de días y a solo una otro par de días, y finalmente bébete solo ½ taza antes de dejarlo por completo. Además, bebe mucha agua y la infusión purificadora correspondiente a tu dosha (pág. 31).

P: ¿Puedo tomar café descafeinado?

R: No está recomendado, puesto que el café descafeinado contiene algo de cafeína y, según cómo haya sido descafeinado, no harás más que añadir químicos a tu cuerpo.

P: Ahora bebo tanta agua que por la noche me tengo que levantar muchas veces para ir al baño. ¿Qué puedo hacer?

R: No bebas agua a partir de las 19.00. En otras palabras, bebe agua durante el día.

P: ¿Como las suficientes proteínas durante esta limpieza?

R: Nos parece que necesitamos más proteínas de las que en realidad necesitamos. En la limpieza ayurvédica ingerimos proteínas y fibra más que suficientes; pero siempre puedes añadir proteínas de cáñamo, arroz o guisantes si crees que las necesitas.

P: Durante la limpieza ayurvédica, ¿tengo que dejar de tomar mi medicación habitual?

R: No. Continúa tomando lo que te hayan prescrito. Si no tienes la seguridad de que la limpieza ayurvédica te convenga, consulta con tu médico antes de hacerla.

P: Prefiero compota de manzana que manzana cruda. ¿Hay algún problema con esta preferencia?

R: Intenta comer manzanas crudas porque la manzana es lo que ayudará a los conductos biliares y al hígado durante la prelimpieza. Pero si las manzanas no te gustan nada, puedes tomar ácido málico.

P: No me gusta el sabor del agua. ¿Puedo ponerle algún aroma?

R: No, es mejor beber agua mineral sin nada más.

P: Durante la prelimpieza se tiene que comer mucha cantidad y no puedo con todo. Me siento llena.

R: Come hasta que no sientas hambre. NO tiene sentido que engullas la comida solo porque la tienes delante. Come en la medida en que te sientas saciada, pero lo suficiente como para llegar sin desfallecer a la siguiente comida.

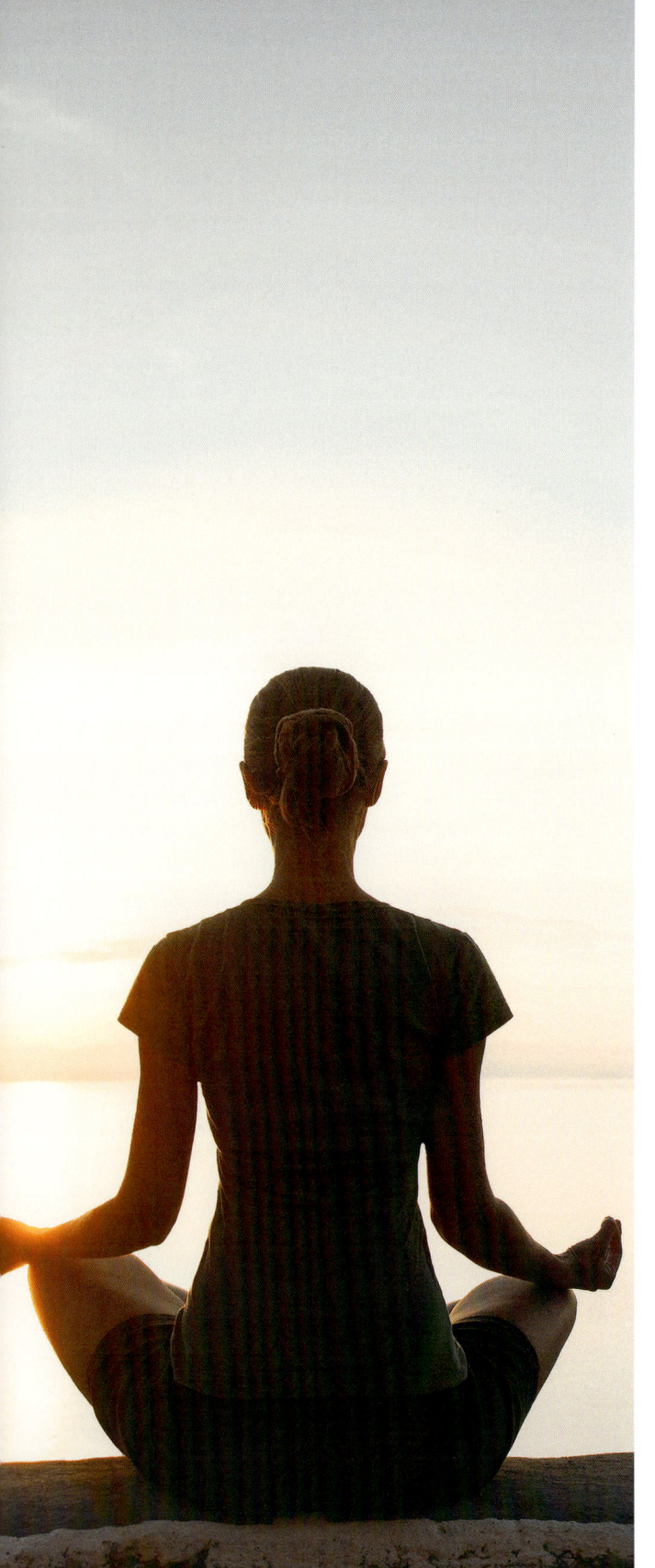

P: Sigo una dieta vegana y no quiero comer productos de origen animal. ¿Con qué puedo sustituir el ghee?

R: Utiliza aceite de sésamo.

P: Me gusta el agua con cubitos de hielo. ¿Hay algún problema al beber el agua tan fría?

R: El agua helada ralentiza las encimas digestivas y dificulta la digestión, lo cual significa que no contribuye a la desintoxicación. Insiste un poco, verás que con el tiempo te encantará beber agua tibia.

P: Soy una persona activa y estoy pensando en entrenarme para una maratón u otra competición deportiva. ¿Me conviene hacer esta limpieza?

R: En mi opinión, este no es un momento adecuado para ello. Toda limpieza implica cierta disminución de energía, por lo tanto es un momento en el que conviene dejar de practicar deportes intensos y las rutinas de entrenamiento. Te recomiendo paseos cortos y practicar las secuencias de yoga pensadas para cada fase.

P: Estoy embarazada. ¿Puedo hacer la limpieza?

R: No, esta limpieza no es conveniente durante el embarazo o mientras das de mamar. Durante el embarazo y la lactancia, las mujeres tienen unas necesidades nutritivas muy especiales. Si tienes preguntas al respecto, consulta con tu médico.

P: ¿Puedo usar estevia durante la limpieza?

R: Lo ideal es no utilizar ningún tipo de edulcorante hasta el final de la prelimpieza y durante la limpieza. En la fase de poslimpieza puedes empezar a reintroducir algún edulcorante.

Si deseas más información sobre mi actividad y quieres profundizar un poco en cómo un programa ayurvédico te puede ayudar a mejorar la salud el resto de tu vida, visita mi web en www.theholistichighway.com.

GLOSARIO

Abhyanga. Masaje con aceite por todo el cuerpo, de la cabeza a los pies.

Agni. El fuego digestivo que gobierna nuestro metabolismo.

Ama. Toxinas grasas solubles que se forman en el cuerpo debido a las malas digestiones y a desequilibrios.

Ayurveda. La ciencia de la vida o la ciencia de la longevidad; el sistema de medicina más antiguo del mundo, basado en equilibrar el cuerpo, la mente y el alma.

Dosha. Uno de los tres tipos metabólicos (vata, pitta y kapha), que están formados por los cinco grandes elementos.

Ghee. Mantequilla clarificada que se usa en la limpieza prebiótica por sus propiedades refrescantes y nutritivas.

Kapalabhati. Un tipo de respiración que consiste en espiraciones continuas.

Kapha. El dosha o tipo metabólico que aporta lubrificación, estructura y fuerza al cuerpo. Está formado por los elementos tierra y agua.

Kitchari. El superalimento ayurvédico. Un alimento simple y fácil de digerir que consiste en judías mung y arroz. Ayuda a la digestión y se usa durante la fase central de la limpieza.

Nadi shodhanam. Un tipo de pranayama en el que se alterna la respiración por las fosas nasales. Calma y enraiza el sistema nervioso.

Nasya. Aceite de hierbas que se aplica dentro de las fosas nasales (gotas) para limpiar y lubricar las membranas mucosas de los orificios nasales.

Ojas. La esencia de nuestra salud que conocemos como vitalidad y se traduce en inmunidad física.

Pitta. El dosha o tipo metabólico que aporta transformaciones y cambios al cuerpo. Formado por los elementos fuego y agua.

Pranayama. Un tipo de respiración terapéutica a menudo llamado trabajo de respiración yóguica.

Sánscrito. Una antigua lengua que incorpora vibraciones en sus sonidos y en la que están escritos los tratados de medicina ayurvédica.

Trikatu. Un medicamento a base de hierbas compuesto de tres tipos de pimientos. Ayuda al sistema digestivo.

Triphala. Un medicamento a base de hierbas compuesto de tres tipos de frutas. Tonifica el sistema digestivo.

Vata. El dosha o tipo metabólico que aporta movimiento al cuerpo. Formado por los elementos aire y espacio.

Yoga. Significa unión.

AGRADECIMIENTOS

El mundo es un lugar mejor gracias a las personas que guían y ayudan a otras personas. Lo que aún lo hace mejor son las personas que comparten el regalo del ayurveda para enseñar a futuros expertos en esta disciplina. Gracias a todos los que estuvieron antes que yo, en cuyo legado me baso para crecer y ayudar a crecer a otras personas. Ello no hubiera sido posible sin vosotros, mi familia ayurvédica: el doctor Vasant Lad, que con humildad me transmitió enseñanzas que aún resuenan en lo más profundo de mi ser; el doctor John Douillard, que me enseñó a mirar la ciencia; la doctora Claudia Welch, que me demostró que todos los sistemas médicos están conectados; Baba Ji, que me condujo a lo más profundo de la psicología ayurvédica; Hilary Garivaltis, a quien todavía recuerdo diciéndome amablemente el primer día de clase: «Si vas a estudiar ayurveda, tendrás que aprender a pronunciar esta palabra»; a mi primera tribu, Kripalu, y a mi segunda tribu, Om My Yoga. Este libro es una combinación de todo lo que me habéis enseñado.

Escribir un libro es más difícil de lo que pensaba y mucho más gratificante de lo que nunca imaginé. Nada de esto hubiera sido posible sin mi mejor amiga, y hermana, Sally. Ella ha sido mi más leal entusiasta y la he tenido a mi lado en todas las batallas y en todos los éxitos. Esto es auténtica amistad... y amor fraternal. Gracias.

A mi hijo y socio, Justin, por creer en que construiríamos una empresa ayurvédica basada en la integridad, la ciencia y el deseo genuino de guiar a las personas por el camino de la salud.

A mi amiga Michelle, que solía decirme: «¡Todavía no has comido!» y aparecía con un plato de sopa casera. Sin ti me hubiera muerto de hambre. A Melissa, cuyo apoyo ininterrumpido no tiene precio y que calladamente está ahí, siempre dispuesta a preguntar: «¿En qué puedo ayudarte?». Hemos recorrido un buen trecho juntas, ¿verdad, cariño?

A mis colegas del Centro de Medicina Integrativa de la Universidad de Pittsburgh. Formar parte de este formidable equipo es extraordinario.

Gracias a toda la gente de Page Street Publishing que me han ayudado tanto. Un agradecimiento muy especial a mis editoras Sarah Monroe y Karen Levy, quienes con inmensa paciencia me han ayudado a perfeccionar los aspectos más importantes de una limpieza ayurvédica y a convertirlos en este precioso libro. También quiero dar las gracias a gritos a Toni Zernik, que probó todas y cada una de mis recetas y las ha expuesto de tal manera que parecen todas exquisitas. Eres una verdadera artista.

Por último, quiero dar las gracias a Bailey, mi perro, que me obligaba a levantarme de la silla para salir a pasear y alborotarme un poco. Gracias por recordarme que el trabajo debe estar equilibrado con el juego y que a veces sentarnos al sol nos cura de todos los males.

NOTA SOBRE LA AUTORA

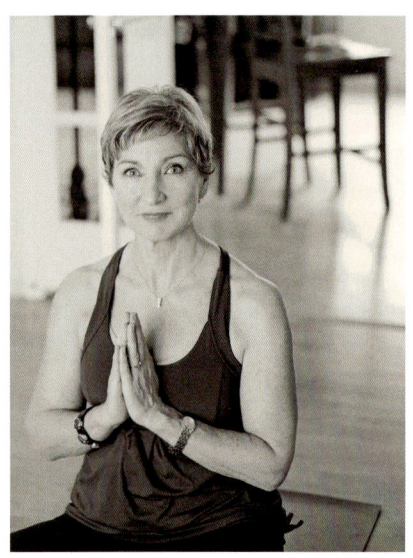

Como profesional de la salud, la filosofía de **KERRY HARLING** es que la salud no es una solución a la medida de todos. Cada persona es única y como seres únicos que somos necesitamos tratamientos individualizados. Su interés por la salud y la medicina empezó cuando durante sus estudios de grado observó los efectos que tenían las toxinas medioambientales en la salud humana, toxinas que dejaban a los pacientes con innumerables síntomas que carecían de diagnóstico específico. Desde entonces ha dedicado su vida a desarrollar un enfoque integrativo a la medicina que combina la aproximación individualizada del ayurveda con los beneficios de la tecnología moderna, por ejemplo la genética. Kerry trabaja en el campo de la epigenética y combina la sabiduría de la medicina oriental con los avances de la tecnología occidental, y así es como crea para sus pacientes programas personalizados hasta un nivel molecular.

Kerry es licenciada en Neurociencia y máster en Educación y ha estudiado en la Escuela de Ayurveda Kripalu, así como en el Instituto Ayurvédico, conocido en todo el mundo. Es consejera delegada de The Holistic Highway, donde ayuda a sus clientes a lograr el máximo grado de salud mediante servicios y programas de salud personalizados. También tiene una consulta en el Centro de Medicina Integrativa de la Universidad de Pittsburgh, es responsable del Ayurveda Sanctuary, facultativa registrada en la Asociación Nacional Médica Ayurvédica (NAMA) y profesora de yoga titulada; además ha participado en las TED Talks como autora de «Context is Everything».

ÍNDICE DE RECETAS

batidos: batido de coco y pepino, 56
bebidas
- Batido de coco y pepino, 56
- Infusión para estimular el agni, 66
- Infusión de diente de león, 65
- Infusión de jengibre, 63
- Infusión de menta, 62
- Infusión digestiva, 67
- Infusión estimulante kapha, 31
- Infusión purificante vata, 31
- Infusión refrescante pitta, 31
- Infusión tulsi, 64
- *Lassi* dulce, 162
- Leche para fabricar *ojas*, 161
- Limonada de azafrán, 69
- Tónico estimulante de potasio, 40

bocadillo
- bocadillo de verduras asadas con pesto de cilantro, 184

bol
- Bol de chía para desayunar, 124
- Bol de verduras asadas, 78

cenas
- *Bisque* de calabaza de bellota, 194
- Bocadillo de verduras asadas con pesto de cilantro, 184
- *Bruschetta* de tortillas de trigo con pollo y pesto, 183
- Calabaza rellena de lentejas y salsa vegetal, 199
- Caldo de pollo con fideos, eneldo e hinojo, 189
- Col kale estofada picante al estilo tailandés y tofu, 203
- Crema de espárragos, 166
- Ensalada de farro de invierno, 90
- Ensalada de jícama con salsa de tahina y menta, 94
- Ensalada de quinoa con fresas y cítricos, 187
- Ensalada de quinoa, col kale y arándanos, 207
- Ensalada de salmón con sésamo y jengibre, 179
- Espaguetis de calabacín con pesto, 98
- Kitchari, 132
- Pasta con calabaza, 106
- Pilaf de espárragos y quinoa, 180
- *Risotto* de lentejas con azafrán, 105
- Salteado de verduras con pollo, 190
- Samosa de boniato y chutney de mango, 197
- Sopa de champiñones deliciosa, 102
- Sopa de curri de coco refrescante, 101
- Sopa de espárragos y chirivía, 169
- Sopa de fenogreco y eneldo para adelgazar, 97
- Sopa de pollo y col kale con cúrcuma, 204
- Sopa toscana, 193
- Tacos con frijoles y salsa de mango, 89
- Tofu al horno con arroz y jengibre, 93
- Tortilla de puerros salvajes al horno, 200

comida
- Bol de verduras asadas, 78
- Chermoula y pasta, 82
- Col kale salteada y ensalada de arroz salvaje con hinojo, 81
- Curri de espinacas de lujo, 73
- Guiso de verduras fácil, 74
- Kitchari, 132
- Olla de shakshuka, 86
- Plato purificante de buda, 70
- Sopa de brócoli antiinflamatoria, 77
- Sopa de calabaza y azafrán, 85
- Tortilla de puerros salvajes al horno, 200

desayuno
- Arroz para desayunar, 52
- Batido de coco y pepino, 56
- Bol de chía para desayunar, 124
- Caldo beneficioso para un descanso, 68
- Cóctel de zumo estimulante, 57
- Compota de melocotones con dátiles, cardamomo y crema de almendras, 48
- Desayuno vegano: tacos con salsa, 44
- Guiso desintoxicante para desayunar, 61
- Huevos revueltos con microhierbas aromáticas, 153
- Manzanas al horno con dátiles, canela y cardamomo, 127
- *Muffins* de zanahoria con mantequilla de frutos secos, 154
- No es la papilla de avena de tu madre, 43
- Papilla de avena con coco y manzana al horno, 131
- Pastelillos de mijo con mantequilla de frutos secos, 51
- *Porridge* con especias, 157
- *Porridge* de amaranto con especias, 128
- Quinoa al horno con leche caliente aromatizada, 47
- Tortilla de puerros salvajes al horno, 200
- Tortitas para chuparse los dedos, 55
- Upma, 58

ensaladas
- Col kale salteada y ensalada de arroz salvaje con hinojo, 81
- Ensalada de farro de invierno, 90
- Ensalada de jícama con salsa de tahina y menta, 94
- Ensalada de quinoa con fresas y cítricos, 187
- Ensalada de quinoa, col kale y arándanos, 207
- Ensalada de salmón con sésamo y jengibre, 179

infusiones
- Infusión de diente de león, 65
- Infusión de jengibre, 63
- Infusión de menta, 62
- Infusión digestiva, 67
- Infusión estimulante agni, 66
- Infusión estimulante kapha, 31
- Infusión purificante vata, 31
- Infusión refrescante pitta, 31
- Infusión tulsi, 64

mezclas de especias
- Mezcla de especias kapha, 32
- Mezcla de especias pitta, 32
- Mezcla de especias vata, 32

recetas para los tres doshas
- Calabaza rellena de lentejas y salsa vegetal, 199
- Ensalada de remolacha, 39
- Kitchari, 132
- Samosa de boniato y chutney de mango, 197
- Sopa de champiñones deliciosa, 102
- Tónico estimulante de potasio, 40

salsa
- Desayuno vegano: tacos con salsa, 44
- Salsa de aguacate, 44
- Salsa de mango, 44
- Tacos con frijoles y salsa de mango, 89

salsas y aderezos
- Aderezo de sésamo y jengibre, 179
- Combinaciones de alimentos, 149
- Ensalada de quinoa con fresas y cítricos, 187
- Ensalada de quinoa, col kale y arándanos, 207
- Salsa de cúrcuma, 70
- Salsa de tahina verde, 70

sopas y guisos
- *Bisque* de calabaza de bellota, 194
- Caldo de pollo con fideos, eneldo e hinojo, 189
- Crema de espárragos, 166
- Guiso de verduras fácil, 74
- Guiso desintoxicante para desayunar, 61
- Sopa de brócoli antiinflamatoria, 77
- Sopa de calabaza y azafrán, 85
- Sopa de champiñones deliciosa, 102
- Sopa de curri de coco refrescante, 101
- Sopa de espárragos y chirivía, 169
- Sopa de fenogreco y eneldo para adelgazar, 97
- Sopa de pollo y col kale con cúrcuma, 204

tacos
- Desayuno vegano: tacos con salsa, 44
- Tacos con frijoles y salsa de mango, 89

tentempiés
- Bocaditos de energía de coco, 158
- Dátiles rellenos, 165
- Leche para fabricar *ojas*, 161

tónicos: tónico estimulante de potasio, 40
tortillas: *bruschetta* de tortillas de trigo con pollo y pesto, 183

ÍNDICE GENERAL

Abhyanga (automasaje) con aceite, 137
aceite nasya, 35
acelgas: sopa toscana, 193
ácido málico, 34-35
agua de coco: batido de coco y pepino, 56
agua de rosas
    Lassi dulce, 162
    Limpieza facial pitta, 120
aguacates
    Ensalada de quinoa con fresas y cítricos, 187
    Espaguetis de calabacín con pesto, 98
    Plato purificante de buda, 70
    Salsa de aguacate, 44
    Tacos con frijoles y salsa de mango, 89
    Tortitas para chuparse los dedos, 55
ajo
    Aderezo de sésamo y jengibre, 179
    Bocadillo de verduras asadas con pesto de cilantro, 184
    Bol de verduras asadas, 78
    Calabaza rellena de lentejas y salsa vegetal, 199
    Caldo de pollo con fideos, eneldo e hinojo, 189
    Chermoula y pasta, 82
    Col kale salteada y ensalada de arroz salvaje con hinojo, 81
    Crema de espárragos, 166
    Ensalada de jícama con salsa de tahina y menta, 94
    Ensalada de quinoa con fresas y cítricos, 187
    Ensalada de salmón con sésamo y jengibre, 179
    Espaguetis de calabacín con pesto, 98
    Guiso de verduras fácil, 74
    Guiso desintoxicante para desayunar, 61
    Olla de shakshuka, 86
    Pasta con calabaza, 106
    Pastelillos de mijo con mantequilla de frutos secos, 51
    Salsa de tahina verde, 70
    Salteado de verduras con pollo, 190
    Sopa de brócoli antiinflamatoria, 77
    Sopa de curri de coco refrescante, 101
    Sopa de pollo y col kale con cúrcuma, 204
    Sopa toscana, 193
    Tofu al horno con arroz y jengibre, 93
    Upma, 58
algarroba en polvo: bocaditos de energía de coco, 158
almendras
    Bocaditos de energía de coco, 158
    Compota de melocotones con dátiles, cardamomo y crema de almendras, 48
    Espaguetis de calabacín con pesto, 98
    Leche para fabricar *ojas*, 161
    No es la papilla de avena de tu madre, 43
    Quinoa al horno con leche caliente aromatizada, 47
    Pilaf de espárragos y quinoa, 180

ama (toxinas), 22
amaranto: *porridge* de amaranto con especias, 128
Amor por tu espalda, postura de, 109
Apertura de caderas feliz, postura de, 138
arándanos
    Ensalada de quinoa, col kale y arándanos, 207
    No es la papilla de avena de tu madre, 43
    Papilla de avena con coco y manzana al horno, 131
    Porridge de amaranto con especias, 128
    Quinoa al horno con leche caliente aromatizada, 47
    Salteado de verduras con pollo, 190
¡A remar!, postura de, 173
arroz
    Arroz para desayunar, 52
    Col kale estofada picante al estilo tailandés y tofu, 203
    Col kale salteada y ensalada de arroz salvaje con hinojo, 81
    Curri de espinacas de lujo, 73
    Kitchari, 132
    Olla de shakshuka, 86
    Risotto de lentejas en azafrán, 105
    Salteado de verduras con pollo, 190
    Sopa de curri de coco refrescante, 101
    Tofu al horno con arroz y jengibre, 93
arroz basmati
    Arroz para desayunar, 52
    Kitchari, 132
    Olla de shakshuka, 86
    Salteado de verduras con pollo, 190
    Sopa de curri de coco refrescante, 101
autocuidado
    masaje, 137
    meditación, 112
    yoga, 109-111, 137-142
avena
    No es la papilla de avena de tu madre, 43
    Papilla de avena con coco y manzana al horno, 131
    Porridge con especias, 157
azafrán
    Leche para fabricar *ojas*, 161
    Limonada con azafrán, 69
    Mantequilla de semillas de calabaza y azafrán tostado, 51
    Rissoto de lentejas con azafrán, 105
    Sopa de calabaza y azafrán, 85
azúcar, 24-25, 29
azúcar de coco
    Olla de shakshuka, 86
    Sopa de curri de coco refrescante, 101

Bebé, postura del, 110, 138, 139
berros: tacos con frijoles y salsa de mango, 89
boniatos

Guiso desintoxicante para desayunar, 61
    Kitchari, 132
    Samosa de boniato y chutney de mango, 197
botiquín, 23
brócoli
    Plato purificante de buda, 70
    Sopa de brócoli antiinflamatoria, 77
calabaza
    Pasta con calabaza, 106
    Sopa de calabaza y azafrán, 85
    Bisque de calabaza de bellota, 194
    Bol de verduras asadas, 78
    Calabaza rellena de lentejas y salsa vegetal, 199
    Guiso de verduras fácil, 74
    Salteado de verduras con pollo, 190
calabacín
    Espaguetis de calabacín con pesto, 98
    Guiso de verduras fácil, 74
    Kitchari, 132
    Tónico estimulante de potasio, 40
Catarata, relájate en la postura de la, 111, 142
cebollas
    Bruschetta de tortillas de trigo con pollo y pesto, 183
    Calabaza rellena de lentejas y salsa vegetal, 199
    Caldo de pollo con fideos, eneldo e hinojo, 189
    Col kale estofada picante al estilo tailandés y tofu, 203
    Crema de espárragos, 166
    Ensalada de quinoa con fresas y cítricos, 187
    Guiso de verduras fácil, 74
    Guiso desintoxicante para desayunar, 61
    Olla de shakshuka, 86
    Pasta con calabaza, 106
    Pilaf de espárragos y quinoa, 180
    Salsa de mango, 44
    Sopa de brócoli antiinflamatoria, 77
    Sopa de champiñones deliciosa, 102
    Sopa de espárragos y chirivía, 169
    Sopa de pollo y col kale con cúrcuma, 204
    Tacos con frijoles y salsa de mango, 89
    Upma, 58
coco
    Bocaditos de energía de coco, 158
    Compota de melocotones con dátiles, cardamomo y crema de almendras, 48
    Chutney de cilantro fresco, 135
    Leche para fabricar *ojas*, 161
    Papilla de avena con coco y manzana al horno, 131
    Sopa de curri de coco refrescante, 101
    Tacos con frijoles y salsa de mango, 89
col
    Desayuno vegano: tacos con salsa, 44
    Plato purificante de buda, 70

col kale
- Col kale estofada picante al estilo tailandés y tofu, 203
- Col kale salteada y ensalada de arroz salvaje con hinojo, 81
- Ensalada de quinoa, col kale y arándanos, 207
- Salteado de verduras con pollo, 190
- Sopa de brócoli antiinflamatoria, 77
- Sopa de pollo y col kale con cúrcuma, 204
- Sopa toscana, 193

col silvestre: sopa toscana, 193
coles de Bruselas: bol de verduras asadas, 78
coliflor: desayuno vegano: tacos con salsa, 44
combinación de alimentos, 149
consejos para que logres unos resultados excelentes, 23-25
corazones de alcachofas: tortilla de puerros salvajes al horno, 200

crackers
- Sopa de pollo y col kale con cúrcuma, 204
- Tortilla de puerros salvajes al horno, 200

crema de almendras
- *Bruschetta* de tortillas de trigo con pollo y pesto, 183
- Pasta con calabaza, 106

Cabeza a las rodillas, postura de, 139
crema ácida: *bruschetta* de tortillas de trigo con pollo y pesto, 183

crema de trigo: Upma, 58
¡Cuelga torso, cabeza y brazos!, 140

cuestionarios
- ama (toxinas), 22
- perfiles de dosha, 13-16

cuidado de la piel, 119-120

curri
- Curri de espinacas de lujo, 73
- Sopa de curri de coco refrescante, 101
- Sopa de espárragos y chirivía, 169

chapatis
- Ensalada de quinoa, col kale y arándanos, 207
- Tortilla de puerros salvajes al horno, 200

chiles
- Crema de espárragos, 166
- Guiso de verduras fácil, 74
- Upma, 58

chirivías
- Guiso desintoxicante para desayunar, 61
- Sopa de brócoli antiinflamatoria, 77
- Sopa de espárragos y chirivía, 169

chutney
- Chutney de cilantro fresco, 135
- Chutney de semillas de sésamo, 135
- Samosa de boniato y chutney de mango, 197

dátiles
- Bocaditos de energía de coco, 158
- Compota de melocotones con dátiles, cardamomo y crema de almendras, 48
- Dátiles rellenos, 165
- Ensalada de quinoa, col kale y arándanos, 207
- Leche para fabricar *ojas*, 161
- Manzanas al horno con dátiles, canela y cardamomo, 127
- No es la papilla de avena de tu madre, 43
- *Porridge* de amaranto con especias, 128

desconectarse, 119
despensa, 23-24
diente de león: infusión de diente de león, 65
dispositivos eléctricos, desconectar, 119
dormir, 23

dosha
- combinaciones de, 20, 22
- definición de, 12
- digestión y, 22
- cuestionario, 13

efecto posdigestivo, 149
ejercicios de respiración kapalabhati, 143

eneldo
- Bisque de calabaza de bellota, 194
- Caldo de pollo con fideos, eneldo e hinojo, 189
- Huevos revueltos con microhierbas aromáticas, 153
- Sopa de fenogreco y eneldo para adelgazar, 97
- Sopa toscana, 193

Equilibrio en triángulo, postura de, 110, 141, 171

escalonias
- Col kale salteada y ensalada de arroz salvaje con hinojo, 81
- Huevos revueltos con microhierbas aromáticas, 153
- Kitchari, 132
- *Porridge* con especias, 157
- Sopa de curri de coco refrescante, 101

Espaguetis de calabacín con pesto, 98

espárragos
- Crema de espárragos, 166
- Plato purificante de buda, 70
- Pilaf de espárragos y quinoa, 180
- Sopa de espárragos y chirivía, 169

Estiramiento del gato, postura del, 109, 138

espinacas
- *Bruschetta* de tortillas de trigo con pollo y pesto, 183
- Curri de espinacas de lujo, 73
- Huevos revueltos con microhierbas aromáticas, 153
- Plato purificante de buda, 70
- Sopa de brócoli antiinflamatoria, 77
- Sopa de curri de coco refrescante, 101
- Sopa toscana, 193
- Tónico estimulante de potasio, 40

Estiramiento para llegar al sol, 171
estrés, 23

Fase 1
- plan de alimentación, 36
- rutina de yoga, 108-112
- rutina diaria, 27-30

Fase 2
- plan de alimentación, 123
- rutina de yoga, 137-142
- rutina diaria, 115-119

Fase 3
- plan de alimentación, 149-151
- rutina de yoga, 170-174
- rutina diaria, 145-149

farro
- Bol de verduras asadas, 78
- Ensalada de farro de invierno, 90

fenogreco
- Mezcla de especias kapha, 32
- Sopa de fenogreco y eneldo para adelgazar, 97

fideos
- Caldo de pollo con fideos, eneldo e hinojo, 189

fideos de huevo: caldo de pollo con fideos, eneldo e hinojo, 189
Flexión hacia delante, 171
Flexión hacia delante con piernas abiertas, 173
freekeh: plato purificante de buda, 70
fresas: ensalada de quinoa con fresas y cítricos, 187

frijoles: tacos con frijoles y salsa de mango, 89
Fuerte como una montaña, postura, 141, 171

Gabriela, Raluca, 9

garbanzos
- Ensalada de quinoa con fresas y cítricos, 187
- Guiso de verduras fácil, 74
- Olla de shakshuka, 86

ghee
- Arroz para desayunar, 52
- *Bisque* de calabaza de bellota, 194
- Bol de verduras asadas, 78
- Caldo de pollo con fideos, eneldo e hinojo, 189
- Col kale estofada picante al estilo tailandés y tofu, 203
- Col kale salteada y ensalada de arroz salvaje con hinojo, 81
- Crema de espárragos, 166
- Curri de espinacas de lujo, 73
- Ensalada de quinoa, col kale y arándanos, 207
- Guiso de verduras fácil, 74
- Huevos revueltos con microhierbas aromáticas, 153
- Kitchari, 132
- Leche para fabricar *ojas*, 161
- No es la papilla de avena de tu madre, 43
- Pasta con calabaza, 106
- *Porridge* con especias, 157
- *Porridge* de amaranto con especias, 128
- *Risotto* de lentejas con azafrán, 105
- Sopa de brócoli antiinflamatoria, 77
- Sopa de calabaza y azafrán, 85
- Sopa de champiñones deliciosa, 102
- Sopa de espárragos y chirivía, 169
- Sopa de fenogreco y eneldo para adelgazar, 97

Sopa de pollo y col kale con cúrcuma, 204
Tortilla de puerros salvajes al horno, 200
Tortitas para chuparse los dedos, 55
Upma, 58
Guerrero, postura del, 172
Guerrero II, postura del, 172
guisantes
Curri de espinacas de lujo, 73
Samosa de boniato y chutney de mango, 197

harina de almendras
Limpieza facial pitta, 120
Limpieza facial vata, 120
harina de arroz: *muffins* de zanahoria con mantequilla de frutos secos, 154
hidratación, 34
hinojo
Caldo de pollo con fideos, eneldo e hinojo, 189
Col kale salteada y ensalada de arroz salvaje con hinojo, 81
Infusión digestiva, 67
Infusión purificante vata, 31
Infusión refrescante pitta, 31
Mezcla de especias kapha, 32
Mezcla de especias pitta, 32
hojas de remolacha: sopa de brócoli antiinflamatoria, 77
hojas de rúcula
Ensalada de farro de invierno, 90
Huevos revueltos con microhierbas aromáticas, 153
hojas de tulsi: infusión tulsi, 64
huevos
Muffins de zanahoria con mantequilla de frutos secos, 154
Tofu al horno con arroz y jengibre, 93
Tortilla de puerros salvajes al horno, 200

jalapeños: col kale estofada picante al estilo tailandés y tofu, 203
jarabe de arce
Aderezo de sésamo y jengibre, 179
Bocaditos de energía de coco, 158
Bol de chía para desayunar, 124
Compota de melocotones con dátiles, cardamomo y crema de almendras, 48
Ensalada de salmón con sésamo y jengibre, 179
Kitchari, 132
Mantequilla de almendras y anacardos, 51
Mantequilla de semillas de calabaza y azafrán tostado, 51
No es la papilla de avena de tu madre, 43
Olla de shakshuka, 86
Papilla de avena con coco y manzana al horno, 131
Quinoa al horno con leche caliente aromatizada, 47
Salteado de verduras con pollo, 190
jarabe de arroz
Compota de melocotones con dátiles, cardamomo y crema de almendras, 48

Mantequilla de semillas de calabaza y azafrán tostado, 51
jengibre
Aderezo de sésamo y jengibre, 179
Chutney de cilantro fresco, 135
Col kale estofada picante al estilo tailandés y tofu, 203
Col kale salteada y ensalada de arroz salvaje con hinojo, 81
Compota de melocotones con dátiles, cardamomo y crema de almendras, 48
Crema de espárragos, 166
Ensalada de remolacha, 39
Ensalada de salmón con sésamo y jengibre, 179
Guiso de verduras fácil, 74
Guiso desintoxicante para desayunar, 61
Infusión de jengibre, 63
Infusión digestiva, 67
Infusión purificante vata, 31
Infusión tulsi, 64
Manzanas al horno con dátiles, canela y cardamomo, 127
Mezcla de especias kapha, 32
Mezcla de especias vata, 32
No es la papilla de avena de tu madre, 43
Porridge con especias, 157
Porridge de amaranto con especias, 128
Quinoa al horno con leche caliente aromatizada, 47
Salteado de verduras con pollo, 190
Sopa de champiñones deliciosa, 102
Sopa de curri de coco refrescante, 101
Sopa de fenogreco y eneldo para adelgazar, 97
Sopa de pollo y col kale con cúrcuma, 204
Tofu al horno con arroz y jengibre, 93
Tónico estimulante de potasio, 40
jícama: ensalada de jícama con salsa de tahina y menta, 94
judías adzuki
Desayuno vegano: tacos con salsa, 44
Ensalada de quinoa con fresas y cítricos, 187
judías mung: Kitchari, 132
judías verdes
Tónico estimulante de potasio, 40
Tortilla de puerros salvajes al horno, 200

kapha
combinaciones con, 20, 22
Fase 1. Rutina diaria, 28–29
Fase 2. Rutina diaria, 116–117
Fase 3. Rutina diaria, 146–147
Infusión estimulante kapha, 31
Limpieza facial kapha, 120
Mezcla de especias kapha, 32
perfil comportamental, 14
perfil de forma física, 15
perfil emocional, 14
perfil físico, 15
perfil mental, 13
perfume aromático, 121
plan de alimentación, 198–207

síntomas de desequilibrio, 20
Suero facial kapha, 33
Kashalk, Roberta, 9

Langosta, postura de la, 139, 173
leche de almendras
Leche para fabricar *ojas*, 161
No es la papilla de avena de tu madre, 43
Papilla de avena con coco y manzana al horno, 131
Porridge de amaranto con especias, 128
Quinoa al horno con leche caliente aromatizada, 47
leche de arroz: pastelillos de mijo con mantequilla de frutos secos, 51
leche de coco
Bisque de calabaza de bellota, 194
Cóctel de zumo estimulante, 57
Crema de espárragos, 166
Guiso desintoxicante para desayunar, 61
Kitchari, 132
Leche para fabricar *ojas*, 161
No es la papilla de avena de tu madre, 43
Papilla de avena con coco y manzana al horno, 131
Porridge de amaranto con especias, 128
Quinoa al horno con leche caliente aromatizada, 47
Sopa de calabaza y azafrán, 85
leche de vaca: leche para fabricar *ojas*, 161
leche de soja
Bisque de calabaza de bellota, 194
Cóctel de zumo estimulante, 57
Crema de espárragos, 166
No es la papilla de avena de tu madre, 43
Papilla de avena con coco y manzana al horno, 131
Pastelillos de mijo con mantequilla de frutos secos, 51
Porridge de amaranto con especias, 128
Quinoa al horno con leche caliente aromatizada, 47
lechuga: *bruschetta* de tortillas de trigo con pollo y pesto, 183
legumbres
Desayuno vegano: tacos con salsa, 44
Ensalada de quinoa con fresas y cítricos, 187
Kitchari, 132
Tacos con frijoles y salsa de mango, 89
Tónico estimulante de potasio, 40
Tortilla de puerros salvajes al horno, 200
lentejas
Calabaza rellena de lentejas y salsa vegetal, 199
Guiso desintoxicante para desayunar, 61
Risotto de lentejas con azafrán, 105
Liberar aire, postura para, 109
limón
Bol de verduras asadas, 78
Bruschetta de tortillas de trigo con pollo y pesto, 183
Chermoula y pasta, 82
Chutney de cilantro fresco, 135

Col kale salteada y ensalada de arroz salvaje con hinojo, 81
Compota de melocotones con dátiles, cardamomo y crema de almendras, 48
Ensalada de farro de invierno, 90
Ensalada de quinoa con fresas y cítricos, 187
Ensalada de quinoa, col kale y arándanos, 207
Ensalada de remolacha, 39
Espaguetis de calabacín con pesto, 98
Infusión de diente de león, 65
Infusión de jengibre, 63
Infusión estimulante agni, 66
Kitchari, 132
Limonada con azafrán, 69
Pilaf de espárragos y quinoa, 180
Salsa de cúrcuma, 70
Salsa de tahina verde, 70
Sopa de brócoli antiinflamatoria, 77

lima
Col kale estofada picante al estilo tailandés y tofu, 203
Col kale salteada y ensalada de arroz salvaje con hinojo, 81
Ensalada de jícama con salsa de tahina y menta, 94
Salsa de aguacate, 44
Salsa de mango, 44
Tacos con frijoles y salsa de mango, 89

limpieza emocional, 23

mangos
Cóctel de zumo estimulante, 57
Salsa de mango, 44
Samosa de boniato y chutney de mango, 197
Tacos con frijoles y salsa de mango, 89

mantequilla de almendras
Batido de coco y pepino, 56
Bocaditos de energía de coco, 158
Dátiles rellenos, 165
Ensalada de quinoa, col kale y arándanos, 207
Mantequilla de almendras y anacardos, 51

mantequilla de anacardos
Mantequilla de almendras y anacardos, 51
Muffins de zanahoria con mantequilla de frutos secos, 154

mantequilla de frutos secos
Mantequilla de almendras y anacardos, 51
Mantequilla de semillas de calabaza y azafrán tostado, 51

manzanas
beneficios de, 34-35
Manzanas al horno con dátiles, canela y cardamomo, 127
Papilla de avena con coco y manzana al horno, 131

masaje: (automasaje), 137

masticar, 122

melocotones
Cóctel de zumo estimulante, 57
Compota de melocotones con dátiles, cardamomo y crema de almendras, 48

meditación
Conoce tu lugar para meditar, 174
Meditación de amor y bondad, 112
Meditación de la luz blanca, 143

menta
Col kale estofada picante al estilo tailandés y tofu, 203
Ensalada de farro de invierno, 90
Ensalada de jícama con salsa de tahina y menta, 94
Espaguetis de calabacín con pesto, 98
Infusión de menta, 62
Infusión digestiva, 67
Infusión refrescante pitta, 31
Infusión tulsi, 64
Limonada con azafrán, 69
Mezcla de especias pitta, 32
Pasta con calabaza, 106
Pilaf de espárragos y quinoa, 180
Porridge con especias, 157
Samosa de boniato y chutney de mango, 197

mijo
Pastelillos de mijo con mantequilla de frutos secos, 51
Porridge con especias, 157

microhierbas: huevos revueltos con microhierbas aromáticas, 153

miel
Bol de chía para desayunar, 124
Chutney de cilantro fresco, 135
Ensalada de quinoa con fresas y cítricos, 187
Infusión de diente de león, 65
Infusión de jengibre, 63
Infusión digestiva, 67
Infusión estimulante agni, 66
Infusión tulsi, 64
Mantequilla de semillas de calabaza y azafrán tostado, 51
Manzanas al horno con dátiles, canela y cardamomo, 127
No es la papilla de avena de tu madre, 43
Quinoa al horno con leche caliente aromatizada, 47

mozzarella: bocadillo de verduras asadas con pesto de cilantro, 184

muffins: *muffins* de zanahoria con mantequilla de frutos secos, 154

muslos de pollo: caldo de pollo con fideos, eneldo e hinojo, 189

naranja
Ensalada de quinoa con fresas y cítricos, 187
Limpieza facial pitta, 120

nueces: bocaditos de energía de coco, 158

obleas de wonton: ensalada de salmón con sésamo y jengibre, 179

Paloma completa, postura de la, 140

pan de maíz: ensalada de quinoa, col kale y arándanos, 207

panecillos: bocadillo de verduras asadas con pesto de cilantro, 184

Parmesano, queso
Ensalada de farro de invierno, 90
verduras asadas con pesto de cilantro, bocadillo de, 184

pasas
Compota de melocotones con dátiles, cardamomo y crema de almendras, 48
Ensalada de quinoa, col kale y arándanos, 207
Manzanas al horno con dátiles, canela y cardamomo, 127
No es la papilla de avena de tu madre, 43
Papilla de avena con coco y manzana al horno, 131
Porridge de amaranto con especias, 128
Quinoa al horno con leche caliente aromatizada, 47
Salteado de verduras con pollo, 190

pasta
Chermoula y pasta, 82
Pasta con calabaza, 106

pasta de tomate concentrado
Col kale estofada picante al estilo tailandés y tofu, 203
Olla de shakshuka, 86

patas de pollo: caldo de pollo con fideos, eneldo e hinojo, 189

patatas
Plato purificante de buda, 70
Samosa de boniato y chutney de mango, 197
Sopa toscana, 193

pechuga de pollo: *bruschetta* de tortillas de trigo con pollo y pesto, 183

pectina, 34

pepinos
Batido de coco y pepino, 56
Ensalada de jícama con salsa de tahina y menta, 94
Ensalada de quinoa con fresas y cítricos, 187

pérdida de peso y dietas, 23

perejil
Bol de verduras asadas, 78
Chermoula y pasta, 82
Cóctel de zumo estimulante, 57
Curri de espinacas de lujo, 73
Ensalada de farro de invierno, 90
Ensalada de quinoa con fresas y cítricos, 187
Verduras asadas con pesto de cilantro, 184
Guiso desintoxicante para desayunar, 61
Muffins de zanahoria con mantequilla de frutos secos, 154
Pilaf de espárragos y quinoa, 180
Risotto de lentejas con azafrán, 105
Salsa de tahina verde, 70
Tónico estimulante de potasio, 40

perfumes aromáticos, 121

Perro mirando hacia abajo, postura del, 140, 171

Piernas a la vertical, postura de, 138

pilaf: pilaf de espárragos y quinoa, 180

pimientos
Calabaza rellena de lentejas y salsa vegetal, 199
Ensalada de farro de invierno, 90

ÍNDICE 221

Olla de shakshuka, 86
Salteado de verduras con pollo, 190
pimientos rojos: bocadillo de verduras asadas con pesto de cilantro, 184
piñones
    Bruschetta de tortillas de trigo con pollo y pesto, 183
    verduras asadas con pesto de cilantro, bocadillo de, 184
pistachos: ensalada de farro de invierno, 90
Pitta
    combinaciones, 20, 22
    Fase 1. Rutina diaria, 28-29
    Fase 2. Rutina diaria, 116-117
    Fase 3. Rutina diaria, 146-147
    Infusión refrescante pitta, 31
    Limpieza facial pitta, 120
    Mezcla de especias pitta, 32
    perfil comportamental, 14
    perfil de forma física, 15
    perfil emocional, 14
    perfil físico, 15
    perfil mental, 13
    perfume aromático, 121
    plan de alimentación, 188-197
    síntomas de desequilibrio, 19
plan de alimentación
    Fase 1, 36
    Fase 2, 123
    Fase 3, 151
    Kapha, 198
    Pitta, 188
    Vata, 178
plátanos: no es la papilla de avena de tu madre, 43
porridge
    Porridge con especias, 157
    Porridge de amaranto con especias, 128
pollo entero: sopa de pollo y col kale con cúrcuma, 204
pollo, picado o desmenuzado
    Salteado de verduras con pollo, 190
    Sopa de pollo y col kale con cúrcuma, 204
puerros
    Risotto de lentejas con azafrán, 105
    Sopa de calabaza y azafrán, 85
    Tortilla de puerros salvajes al horno, 200

queso de cabra
    Ensalada de farro de invierno, 90
    verduras asadas con pesto de cilantro, bocadillo, 184
quinoa
    Ensalada de quinoa con fresas y cítricos, 187
    Ensalada de quinoa, col kale y arándanos, 207
    Pilaf de espárragos y quinoa, 180
    Quinoa al horno con leche caliente aromatizada, 47

rábanos: ensalada de farro de invierno, 90
raspado de lengua, 34
regaliz
    Infusión digestiva, 67
    Infusión estimulante kapha, 31

Rehold, Shawn Marie, 9
remolachas
    Cóctel de zumo estimulante, 57
    Ensalada de remolacha, 39
respiración
    kapalabhati, 143
    respiración alternante, 112
    respiración en tres partes con el abdomen, 174
respiración en tres partes con el abdomen, 174
risotto: *risotto* de lentejas con azafrán, 105
rutinas diarias
    Fase 1, 27-30
    Fase 2, 115-119
    Fase 3, 145-148

salchicha: sopa toscana, 193
salchicha de pavo: sopa toscana, 193
salmón: ensalada de salmón con sésamo y jengibre, 179
salteado
    Salteado de verduras con pollo, 190
    Tofu al horno con arroz y jengibre, 93
Seguimiento de salud, 24
semillas de calabaza
    Bol de verduras asadas, 78
    Ensalada de jícama con salsa de tahina y menta, 94
    Ensalada de quinoa, col kale y arándanos, 207
    Kitchari, 132
    Mantequilla de semillas de calabaza y azafrán tostado, 51
    Pilaf de espárragos y quinoa, 180
    Sopa de calabaza y azafrán, 85
    Sopa de espárragos y chirivía, 169
semillas de chía
    Bol de chía para desayunar, 124
    Papilla de avena con coco y manzana al horno, 131
    Sopa de brócoli antiinflamatoria, 77
semillas de girasol
    Bol de verduras asadas, 78
    Bruschetta de tortillas de trigo con pollo y pesto, 183
    Sopa de pollo y col kale con cúrcuma, 204
semilllas de linaza: pastelillos de mijo con mantequilla de frutos secos, 51
semillas de sésamo
    Aderezo de sésamo y jengibre, 179
    Bol de verduras asadas, 78
    Chutney de semillas de sésamo, 135
    Ensalada de jícama con salsa de tahina y menta, 94
    Ensalada de salmón con sésamo y jengibre, 179
serotonina, 115
setas
    Bol de verduras asadas, 78
    Calabaza rellena de lentejas y salsa vegetal, 199
    Huevos revueltos con microhierbas aromáticas, 153

Porridge con especias, 157
Sopa de champiñones deliciosa, 102
Verduras asadas con pesto de cilantro, bocadillo de, 184
¡Silencio! *Savasana*, postura de, 111, 142, 174
sistema inmulológico, 115
Sopa de curri de coco refrescante, 101
Spine, Fran, 9
suero facial
    Suero facial kapha, 33
    Suero facial pitta, 33
    Suero facial vata, 33

tahina
    Bol de verduras asadas, 78
    Ensalada de jícama con salsa de tahina y menta, 94
    Salsa de cúrcuma, 70
    Salsa de tahina verde, 70
tapioca: no es la papilla de avena de tu madre, 43
tempe: Plato purificante de buda, 70
tofu
    Col kale estofada picante al estilo tailandés y tofu, 203
    Tofu al horno con arroz y jengibre, 93
tomates
    Bruschetta de tortillas de trigo con pollo y pesto, 183
    Ensalada de farro de invierno, 90
    Olla de shakshuka, 86
Torsión del caimán, 173
Torsión en el suelo, 109
Torsión en triángulo, postura de, 141
Torsión sentada, postura de, 139
Tortillas: tortilla de puerros salvajes al horno, 200
tortillas
    Bruschetta de tortillas de trigo con pollo y pesto, 183
    Desayuno vegano: tacos con salsa, 44
    Tacos con frijoles y salsa de mango, 89
tortitas: tortitas para chuparse los dedos, 55
toxinas (ama), 22
toxinas a base de agua, 22
toxinas de base grasa, 22
Triángulo, postura del, 110, 141, 172
trikatu, 37
triphala, 37

Upma, 58

Vata
    combinaciones con, 20, 22
    Fase 1. Rutina diaria, 28-29
    Fase 2. Rutina diaria, 116-117
    Fase 3. Rutina diaria, 146-147
    Infusión purificante vata, 31
    Limpieza facial vata, 120
    Mezcla de especias vata, 32
    perfil comportamental, 14
    perfil de forma física, 15
    perfil emocional, 14
    perfil físico, 15

perfil mental, 13
perfume aromático, 121
plan de alimentación, 178-187
síntomas de desequilibrio, 16

vino
   Pasta con calabaza, 106
   Risotto de lentejas con azafrán, 105
vipaka (efecto posdigestivo), 149
¡Vuelve a estirarte!, postura, 140

yoga
   ¡A remar!, postura de, 173
   ¡Cuelga torso, cabeza y brazos!, 140
   ¡Silencio! *Savasana*, postura de, 111, 142, 174
   ¡Vuelve a estirarte!, postura de, 140
   Apertura de caderas feliz, postura de, 138
   Amor por tu espalda, postura de, 109
   Bebé, postura del, 110, 138, 139
   Cabeza a las rodillas, postura de, 139
   Catarata, relájate en la postura de la, 111, 142
   Equilibrio del árbol, postura de, 110, 141, 171
   Estiramiento del gato, postura del, 109, 138
   Flexión hacia delante con piernas abiertas, 173
   Flexión hacia delante, 171
   Fuerte como una montaña, postura, 141, 171
   Guerrero I, postura del, 172
   Guerrero II, postura del, 172
   Liberar aire, postura para, 109
   Llegar al sol, estiramiento para, 171
   Paloma completa, postura de la, 140
   Perro mirando hacia abajo, postura del, 140, 171
   Piernas a la vertical, postura de, 138
   Torsión del caimán, 173
   Torsión en triángulo, 141
   Torsión sentada, postura de, 139
   Torsión en el suelo, postura de, 109
   Triángulo, postura, 110, 141, 172
   Langosta, postura de la, 139, 173

yogur
   Bruschetta de tortillas de trigo con pollo y pesto, 183
   Col kale estofada picante al estilo tailandés y tofu, 203
   Ensalada de jícama con salsa de tahina y menta, 94
   Lassi dulce, 162
   Olla de shakshuka, 86

zanahorias
   Calabaza rellena de lentejas y salsa vegetal, 199
   Caldo de pollo con fideos, eneldo e hinojo, 189
   Cóctel de zumo estimulante, 57
   Ensalada de jícama con salsa de tahina y menta, 94
   Ensalada de salmón con sésamo y jengibre, 179
   Guiso desintoxicante para desayunar, 61
   Muffins de zanahoria con mantequilla de frutos secos, 154
   Plato purificante de buda, 70
   Sopa de brócoli antiinflamatoria, 77
   Sopa de calabaza y azafrán, 85
   Tónico estimulante de potasio, 40